Springer

Berlin
Heidelberg
New York
Barcelona
Hongkong
London
Mailand
Paris
Singapur
Tokio

Refresher Course

Aktuelles Wissen für Anästhesisten

Nr. 27   11. und 12. Juni 2001, Nürnberg

Herausgegeben von der
Deutschen Akademie für Anästhesiologische Fortbildung

Mit 35 Abbildungen und 30 Tabellen

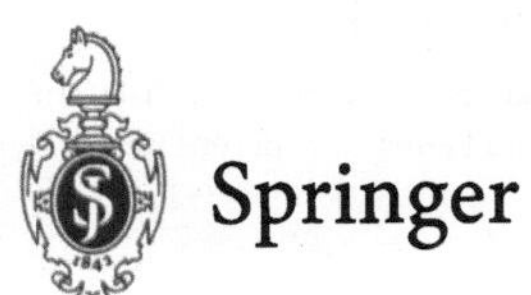

Springer

Professor Dr. R. Purschke
Wunnenbergstraße 23
44229 Dortmund

ISSN 1431-1437

Die Deutsche Bibliothek – CIP-Einheitsaufnahme
Aktuelles Wissen für Anästhesisten: refresher course / hrsg. von der Deutschen Akademie für Anästhesiologische
Fortbildung. - 11 [?]-. - Berlin; Heidelberg; New York; Barcelona; Hongkong; London; Mailand; Paris; Singapur; Tokio:
Springer, 1985 [?]- Erscheint jährl. - Früher im Verl. Stemmler, Kerpen. - Bibliographische Deskription nach Nr. 27
(2001)
  ISSN 1431-1427
  Nr. 27. Juni 2001, Nürnberg. - (2001)

Springer-Verlag Berlin Heidelberg New York
ein Unternehmen der BertelsmannSpringer Science+Business Media GmbH

http://www. springer.de

ISBN 978-3-540-41693-7   ISBN 978-3-642-56717-9 (eBook)
DOI 10.1007/978-3-642-56717-9

Satz: TBS, 69207 Sandhausen
Gedruckt auf säurefreiem Papier   SPIN 10786640   22/3130/as – 5 4 3 2 1 0

Geleitwort

Die Verpflichtung zur kontinuierlichen medizinischen Fortbildung war schon immer Teil des ärztlichen Berufsethos. Während die deutsche Berufsordnung bisher lediglich die Verpflichtung zur Fortbildung formulierte, wurd auf europäischer Ebene in den letzten Jahren die Zertifizierung der ärztlichen Fortbildung vorangetrieben. Auch der 102. Deutsche Ärztetag in Cottbus hat 1999 die Einführung von zunächst landeseigenen Zertifizierungsmodellen beschlossen. Nach Evaluation durch den Deutschen Senat für ärztliche Fortbildung wird zum 106. Deutschen Ärztetag im Jahre 2003 eine bundeseinheitliche Empfehlung eines Fortbildungszertifikats folgen.

Mit der Deutschen Akademie für Anästhesiologische Fortbildung (DAAF) haben die deutschen Anästhesisten sich schon 1977 ein Instrument geschaffen, um die Fortbildung in unserem Fachgebiet zu organisieren und zu optimieren. Die Förderung der anästhesiologischen Fortbildung durch die DAAF geschah immer in enger Kooperation mit dem BDA und DGAI.

Ein bewährtes Fortbildungsinstrument sind die während des jährlichen DAK stattfindenden Refresher-Kurse, deren Ziel es ist, zu aktuellen und wichtigen Themen des Fachgebietes das vorhandene Wissen aufzufrischen und auf den jeweils aktuellen Stand bringen. So werden auch in diesem Jahr 18 Themenschwerpunkte von kompententen Klinikern präsentiert und anschließen mit dem Auditorium diskutiert. Erstmalig in diesem Jahr werden jetzt auch Trainingsprogramme am Anästhesiesimulator angeboten.

Diejenigen von Ihnen, die an Zertifizierungsprogrammen oder derartigen Modellversuchen teilnehmen, können „Fortbildungspunkte" (CME-credits) erwerben.

In bewährter Weise werden die Referate des Refresher-Kurses auch in ausgearbeiteter Manuskriptform publiziert. Mit all dem hoffen wir, in diesem Jahr einen weiteren wichtigen Schritt in Richtung Fortbildungsförderung gemacht zu haben. Wir hoffen natürlich auch, dass Sie von den ihnen angebotenen Möglichkeiten reichlich Gebrauch machen und laden Sie ganz speziell zur Teilnahme an den diesjährigen Refresher-Kursen herzlich ein.

Prof. Dr. Hugo van Aken
Präsident der Deutschen Akademie
für Anästhesiologische Fortbildung

Die Fortsetzung folgt...

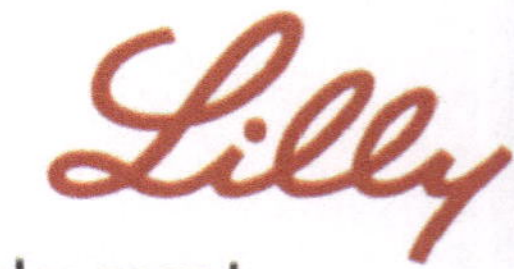

Antworten, auf die es ankommt.

Inhaltsverzeichnis

Verzeichnis der erstgenannten Autoren

BENAD, H.-M., DR. MED.
Klinik für Anästhesie und Intensivmedizin, Klinikum Südstadt Rostock,
Südring 81, 18059 Rostock

BRÜCKNER, J. B., PROF. DR. MED.
Klinik für Anästhesiologie und operative Intensivmedizin, Charité (CVK),
Augustenburgerplatz 1, 13353 Berlin

BUCHMANN, J., PROF. DR. MED. HABIL.
Orthopädische Klinik und Poliklinik, Universität Rostock,
Ulmenstr. 44/45, 18055 Rostock

BUHRE, W., DR. MED.
Klinik für Anästhesiologie der RWTH Aachen,
Pauwelstr. 30, 52074 Aachen

CALAMINUS, J. M., DR.
Städtische Kliniken Bielefeld-Mitte,
Teutoburger Straße 50, 33604 Bielefeld

FREITAG, B., PROF. DR. MED.
Klinik für Anästhesie und Intensivmedizin, Klinikum Südstadt Rostock,
Südring 81, 18059 Rostock

GEHRING, H., PRIV.-DOZ. DR. MED.
Klinik für Anästhesiologie, Universitätsklinikum Lübeck,
Ratzeburger Allee 160, 23538 Lübeck

GUTSCHER, G., DR. MED.
Herrngartengartenstr. 37, 64285 Darmstadt

HENTSCHEL, H., DR. MED.
Giftinformationszentrum, c/o Klinikum Erfurt,
Nordhäuser Str. 74, 99089 Erfurt

HINDER, F., PRIV.-DOZ. DR. MED.
Klinik und Poliklinik für Anästhesiologie und operative Intensivmedizin,
Westfälische Wilhelms-Universität Münster,
Albert-Schweitzer-Str. 33, 48149 Münster

HOBBHAHN, J., PROF. DR. MED.
    Universität Regensburg, Klinik für Anästhesiologie,
    Franz-Josef-Strauß-Allee 11, 93053 Regensburg

KEHNSCHERPER, H., DR.-ING.
    Abteilung Biomedizintechnik, Klinikum Südstadt Rostock, Südring 81,
    18059 Rostock

KINDGEN-MILLES, D., DR. MED.
    Klinik für Anästhesiologie, Heinrich-Heine-Universität Düsseldorf,
    Moorenstr. 5, 40225 Düsseldorf

KRAUSS, G., FRAU PROF. DR. MED.
    Klinik für Anästhesilogie und operative Intensivmedizin, Klinikum Hannover,
    Roesebeckstr. 15, 30449 Hannover

LEWANDOWSKI, K., PRIV.-DOZ. DR. MED.
    Klinik für Anästhesiologie und operative Intensivmedizin,
    Universitätsklinikum Charité, Campus Virchow-Klinikum,
    Augustenburger Platz 1, 13353 Berlin

SCHWILDEN, H., PROF. DR. MED. DR. RER. NAT.
    Universität Erlangen-Nürnberg,
    Experimentelle Anästhesiologie, Klinik für Anästhesiologie,
    Krankenhausstraße 12, 91054 Erlangen

TAUCHERT, S., DR. MED.
    Klinik für Innere Medizin I, Städtische Kliniken Frankfurt-Höchst,
    Gotenstr. 6–8, 65929 Frankfurt-Höchst

THIEVES, M., DR. MED.
    Akademisches Lehrkrankenhaus
    der Johann-Wolfgang-Goethe-Universität Frankfurt,
    Klinikum Darmstadt, Abt. Krankenhaus- und Umwelthygiene
    64276 Darmstadt

ZIELMANN, S., PRIV.-DOZ. DR. MED. HABIL.
    Klinik für Anästhesiologie und Intensivmedizin,
    Heinrich-Braun-Krankenhaus Zwickau,
    Karl-Keil-Str. 35 8060 Zwickau

Ambulante Anästhesie bei Kindern

G.-B. KRAUS

Ambulant durchzuführende Operationen sind bei Eltern, Patienten und Krankenkassen „in" - und in der Behandlung von Kindern haben sie schon seit Jahren ihren großen Stellenwert: In Europa werden schätzungsweise 20–50%, in USA sogar bis 60% aller Eingriffe in dieser Altersklasse ambulant in einer Tagesklinik oder in der Praxis durchgeführt mit weiterhin steigender Tendenz.

Kinder sind primär ideale Kandidaten für ambulante Eingriffe:
1. Das in diesem Alter *übliche Operationsspektrum* setzt sich größtenteils aus kleineren, auf die Körperoberfläche beschränkte Operationen zusammen: z. B. Nabel- und Leistenhernien, Orchidopexien, die urologische Diagnostik, Eingriffe im HNO-Bereich (Adenotomie, Einlage von Paukenröhrchen) und Augenmuskeloperationen.
2. Besonders Kinder im Vorschulalter profitieren von der *kurzen Trennung von zu Hause*, haben deutlich weniger Angst als bei einem stationären Aufenthalt: damit treten Verhaltensstörungen deutlich seltener auf.
3. Die meisten Kinder sind gesund und haben eine *geringe Komorbidität* – entsprechen also den Kriterien der ASA-Gruppen I und II.
4. Die *postoperative Versorgung* zu Hause ist in aller Regel gesichert und damit wesentlich einfacher als bei erwachsenen Patienten gegeben.
5. Die *krankenhausassoziierte Infektionsmöglichkeit* entfällt und
6. damit ist insgesamt eine entsprechende *Kostenersparnis* gegeben.

Ambulante Operationen müssen mindestens den gleichen Standard an Sicherheit und Erfolg bieten wie stationär durchgeführte Eingriffe. Dies impliziert eine von Operateuren und Anästhesisten gleichermaßen konsequent durchgeführte Planung des Eingriffs mit festgelegten Kriterien was die Patientenauswahl, die benötigten Voruntersuchungen, die Kriterien für eine Operationsverschiebung, die Standards der Operation und der angewandten Narkose und die Entlassungskriterien einschließt.

Patientenauswahl

Die Patientenauswahl orientiert sich primär an:
1. Zustand des Kindes,
2. Haltung der Eltern,
3. Art der Operation.

Patientenalter

Frühgeborenene kommen aufgrund der Unreife des Atemzentrums nicht für ambulante Narkosen in Betracht, da sie eine hohe Inzidenz von lebensbedrohlichen postoperativen Apnoen bis 48 h nach der Narkose aufweisen [4], und zwar nicht nur für Allgemeinanästhesien, sondern auch für Eingriffe in Regionalanästhesie, die mit einer Sedierung oder mit Applikation von Ketamin kombiniert werden.

Aus diesem Grund ist auch die ambulante Versorgung von *gesunden, ehemaligen Frühgeborenen* vor der 64. postkonzeptionellen Woche (postkonzeptionelles Alter entspricht Gestationsalter plus Alter nach der Geburt) ohne kontinuierliche 24-stündige pulsoxymetrische Überwachung nicht anzuraten.

Für normale, *gesunde Neugeborene* gilt als absolut untere Grenze für ambulante Eingriffe in den USA die 44. postkonzeptionelle Woche, solange nicht gehäuft Apnoen aufgetreten sind, hierzulande empfiehlt es sich Kinder im ersten Lebenshalbjahr stationär zu versorgen.

Kinder mit bronchpulmonaler Dysplasie, ehemals extreme Frühgeborene, Säuglinge mit einer relevanten Anämie (Hämatokrit <30%) oder mit anderen Problemen der Neonatalperiode müssen ebenso von ambulanten Eingriffen ausgeschlossen werden wie Geschwister von SIDS-Kindern.

Kinder mit einem Infekt der oberen Luftwege

Bei Vorhandensein von mindestens 2 Symptomen aus dem Komplex: Halsschmerzen, häufiges Niesen, „laufende" Nase, „verlegte" Nase, Krankheitsgefühl, nicht produktiver Husten, Temperatur <38,0°C, Laryngitis spricht man laut Tait et al. [12] von einem sog. banalen Infekt der oberen Luftwege. Kontakt mit infizierten Personen, Fieber- und Leukozytenanstieg in Verbindung mit Appetitlosigkeit, Müdigkeit und einem entsprechenden Auskultationsbefund sollten zu einem Aufschub der geplanten Operation um mindestens 4 Wochen führen, sofern nicht der Eingriff selbst Infekt-verbessernden Charakter hat wie die Belüftung des Mittelohrs durch Einlage von Paukenröhrchen oder eine Adenotomie bzw. Tonsillektomie [12].

Untersuchungen haben gezeigt, das bei Kindern unter 6 Jahren die Größenzunahme der peripheren Atemwege im Verhältnis zum übrigen Lungenwachstum stark zurückbleibt [6]. Dies dokumentiert sich u. a. in der Tatsache, dass der vorzeitige Verschluss kleiner Atemwege auch bei einer normalen funktionellen Residualkapazität auftritt und durch dieses „Airtrapping" die niedrigen p_aO_2-Werte in dieser Altersgruppe erklärt werden. Eine Entzündung der oberen Atemwege führt u. a. zu einer Überempfindlichkeit von Rezeptoren in Trachea und Bronchien und zu einer Konstriktion peripherer Atemwege, sodass es zusätzlich zu einer obstuktiven Ventilationsstörung kommen kann. Diese Veränderungen überdauern den akuten Infekt um 4–6 Wochen, sodass Narkosen in dieser Phase mit wesentlich mehr Komplikationen behaftet sind [2].

Die Gefährdung insbesondere durch Laryngo- und Bronchospasmus wird generell durch den Einsatz der Larygnxmaske bei diesen Kindern deutlich minimiert [10, 13].

Chronische Erkrankungen

Kinder mit *chronischen Erkrankungen* wie z. B. Asthma und Epilepsie können – falls sie mit ihren Medikamenten stabil eingestellt sind – ebenfalls Kandidaten für eine ambulante Anästhesie sein.

Impfungen

Bei Wahleingriffen sollte nach Gabe von *Totimpfstoffen* ein Mindestabstand von 3 Tagen eingehalten werden (Fieberreaktion innerhalb von 3 Tagen), bei *Lebendimpfstoffen* (Mumps, Röteln, Masern) sollte der Impftermin mindestens 14 Tage zurückliegen (Abwehrschwäche des Organismus durch Virämie). Impfungen nach einer Operation sollten wegen der eingeschränkten Immunabwehr erst nach mindestens 2 Wochen erfolgen, da sonst der normale Impferfolg nicht gegeben ist [7].

Prämedikationsvisite

Vorgespräch

Idealerweise sollte der mit der Narkose betraute Anästhesist das Vorgespräch mit dem Kind und seinen Eltern führen, eine ausführliche Anamnese erheben und das Kind gründlich untersuchen. Wo dies nicht möglich ist, muss an Hand eines standardisierten Protokolls vorgegangen werden, damit es nicht durch Informationsmängel zu unliebsamen Verzögerungen oder sogar dem Absetzen einer Operation kommt. In besonders gelagerten Ausnahmefällen ist – nach Absprache – das Narkoseeinverständnis auch von dem Operateur oder dem betreuenden Pädiater zu akzeptieren, wenn diese Kollegen nachweislich fach- und sachgerecht über die durchzuführende Narkose aufklären können (langjährige enge Zusammenarbeit/auf wenige Operationen beschränktes Spektrum/ASA-I-Kind/Entfernungsproblem).

Wichtigste Aufgabe des mit dem Vorgespräch betrauten Kollegen ist die Schaffung eines stabilen Vertrauensverhältnisses mit dem kleinen Patienten und den Eltern. Dabei muss er auf die spezifischen Alters-abhängigen Ängste der Kinder einerseits und das große Informationsbedürfnis aufseiten der Eltern besonders eingehen.

Überwiegen im Vorschulalter ganz wesentlich die Trennungsangst, so herrscht bei 6- bis 9-jährigen eine tiefe Angst vor Eingriffen in die körperliche Integrität vor (Mutilationsangst), während die 10–14-jährigen trotz ihrer nach außen zur Schau gestellten Haltung eine ausgeprägte Furcht vor dem Tod haben.

Die Eltern beeinflussen unbewusst ihr Kind ganz entscheidend: Unklarheiten über die Operation und Narkose, den Verlauf des Operationstages oder der ersten Phase zu Hause nach der Operation sowie selbstgemachte negative Erfahrungen bei Operation und Narkose übertragen sich massiv auf den kleinen Patienten.

Hier sollte der Vorteil des Wahleingriffs entsprechend ausgenützt werden, um das Kind mittels Mal- und Bilderbüchern, Geschichten und Rollenspielen, evt. auch durch einen präoperativen Besuch des Krankenhauses bzw. der Praxis mental auf den operativen Eingriff vorzubereiten. Als neue Alternative kann auch das Internet als Informationsbörse genutzt werden, wie dies beispielhaft seit Dezember 1999 in Österreich praktiziert wird (www.kidsdoc.at).

Der Ablauf und insbesondere das Einleitungsverfahren – Maskeneinleitung oder intravenöse Einleitung – müssen explizit angesprochen und schriftlich für den die Narkose letztlich durchführenden Anästhesisten festgelegt werden.

Juristisch ist bei allen durchzuführenden Narkosen – sie gehören in der einschlägigen Literatur zu Eingriffen schwererer Art – durch Rückfragen beim begleitenden Elternteil sicherzustellen, ob dieser im Einverständnis mit dem nicht erschienen Teil handelt.

Voruntersuchungen

Bei gründlicher Anamnese und Untersuchung des Kindes erübrigen sich routinemäßig durchgeführte Laboruntersuchungen, allerdings werden bei Verdachtsmomenten gezielt Blut- und Urinuntersuchungen veranlasst.

Operationstag

Präoperative Nüchternheit

Bis 2 h vor dem geplanten Eingriff kann und soll das Kind klare kohlensäurefreie Flüssigkeit trinken, für Muttermilch gilt die 4-h-Grenze, für feste Nahrung 6 h [3].

Vorbereitung des intravenösen Zugangs

Abhängig vom Organisationsablauf sind entweder direkt bei Aufnahme oder bereits durch die Eltern zu Hause (60–90 min vor dem Eingriff) 2 gekennzeichnete, alternative Bezirke an Hand/Unterarm mit Emla-Creme und Okklusivverband zu behandeln, um die Venenpunktion atraumatisch und schmerzfrei zu gestalten. Es empfiehlt sich, den Okklusivverband ca. 10 min vor der Punktion abzunehmen, dadurch verbessern sich die Punktionsbedingungen.

Prämedikation

In eher seltenen Fällen wird man in dem arbeitsintensiven Umfeld der ambulanten Operationen und in den für das Kind ungewohnten Abläufen gänzlich auf eine medikamentöse Prämedikation verzichten können. Das Mittel der Wahl ist aus pharmakologischer Sicht Midazolam: es kann oral 0,3–0,5 mg/kgKG (Wirkeintritt 10–30 min), 0,5 mg /kgKG rektal (Wirkeintritt 15–40 min) oder nasal 0,2 mg/kgKG (Wirkeintritt 2–5 min) appliziert werden und hat sich bei ambulanten Narkosen vor Trennung von den Eltern bewährt [9].

Anästhesie

Voraussetzungen

Ambulante Anästhesien erfordern generell
- kurze Aufwachzeiten, also eine kurze Halbwertszeit applizierter Medikamente,
- eine suffiziente postoperative Analgesie,
- kurze Aufenthalte auf der Aufwacheinheit,
- eine möglichst geringe Rate an Übelkeit und Erbrechen, die wiederum zu einem verlängerten Krankenhausaufenthalt führen würden und
- einen möglichst zügigen postoperativen Flüssigkeits- und Nahrungsaufbau.

Jedes derzeit gängige Anästhesieverfahren muss deshalb unter den oben genannten Kriterien auf seine Tauglichkeit für den ambulanten Bereich hin kritisch hinterfragt werden. Bezogen auf die kurze Halbwertszeit auch bei kontinuierlicher Infusion und die notwendige Überwachungszeit in Kombination mit der niedrigen Emesisrate hat Propofol eindeutige Vorteile vor allen Inhalationsnarkotika, Barbituraten und Ketamin und kann derzeit als das Mittel der Wahl für ambulante Eingriffe im Kindesalter gelten [5, 8].

Narkoseeinleitung

Mögliche Varianten sind
- intravenös,
- per inhalationem,
- rektal.

Eine intramuskuläre Narkoseeinleitung (Ketamin 4–8 mg/kgKG bzw. Methohexital 5 mg/kgKG) ist in jedem Fall mit erheblichen Schmerzen durch die Injektion selbst verbunden und bleibt sehr seltenen Umständen vorbehalten.

Intravenös. Die sicherste (und meist stressfreieste) Methode ist die intravenöse Narkoseeinleitung bei mit Emla-Creme vorbereiteten Patienten.

Propofol in einer Dosierung von 2–3 mg/kgKG bei Kindern unter 10 Jahren bzw. 1,5 mg/kgKG bei Kindern über 10 Jahren lässt das Kind ruhig einschlafen, sofern man 1–2 mg Lidocain oder ein Opiat vorab in die Vene appliziert hat, um den Venenschmerz durch Propofol zu unterdrücken.

Alternativ kommt *Methohexital* (1–2 mg/kgKG) oder *Thiopental* (3–6 mg/kgKG) als einmalige Injektion bei kurzen Eingriffen in Betracht.

Etomidate (0,2–0,3 mg/kgKG) als einmalige Injektion wäre durch seine Kreislaufstabilität sehr geeignet, störend ist jedoch der ausgeprägte Injektionsschmerz, besonders bei den dünnen Venen der Kinder, sowie die Myoklonien bei nicht prämedizierten Patienten.

Ketamin ist durch seine ausgeprägten psychotropen Eigenschaften und seine langen Nachwirkung, *Benzodiazepine* durch ihren sehr variablen individuellen Bedarf und der meist doppelt so langen Wirkdauer verglichen mit Erwachsenen im ambulanten Bereich bei Kindern nicht geeignet.

Per inhalationem. Ist kein intravenöser Zugang vorhanden und liegt keine Kontraindikation vor, so wird die Maskeneinleitung vom Kind noch am ehesten toleriert. Hier bietet sich als besonders schnelle und damit schonende Methode die Einleitung mit 6–8 Vol.-%

Sevofluran an. Gegenüber Halothan zeichnet es sich durch eine kürzere An- und Abflutungszeit – bedingt durch den niedrigeren Blut/Gasverteilungskoeffizienten – eine bessere Kreislaufstabilität und ein geringeres hepatisches Toxizitätspotential aus. Demgegenüber stehen eine erhöhte Inzidenz von zentralvenösen Komplikationen – lang anhaltende Exzitationsphasen in der postoperativen Phase, auch EEG-mäßig erfasste Krampfpotentiale, ein erhöhtes renales Toxizitätspotential und deutlich höhere Kosten. Besonderes Augenmerk muss bei allen halogenierten Narkotika außer auf die potentielle Maligne-Hyperthermie-Gefährdung auf die Vermeidung von trockenem Atemkalk gerichtet sein (starke exotherme Reaktion, Bildung toxischer Abbauprodukte).

Rektal. Die rektale Applikation von 1 mg/kgKG *Midazolam* bzw. von 25 mg/kgKG *Methohexital* können bei sehr ängstlichen Kindern eine schonende Alternative der vorgezogenen Narkoseeinleitung darstellen.

Analgesie

Zu jedem Zeitpunkt, also intra-, v. a. aber auch postoperativ ist eine suffiziente Analgesie unabdingbar, da Defizite in diesem Bereich u. a. zwangsläufig zu verlängerten Überwachungszeiten und zum Anstieg der Komplikationsrate führen.

Eine einfache, sichere und erfolgreiche Methode ist die Kombination mit einer Regional- oder Lokalanästhesie (z. B. Peniswurzelblock, Blockierung des N. ileoinguinalis und N. ileohypogastricus, Kaudalanästhesie, lokale Infiltration etc.).

Systemisch können bevorzugt *Remifentanil* als Dauerinfusion (offiziell zugelassen für Kinder ab 2. Lebensjahr) oder *Alfentanil* eingesetzt werden. Bei der ausschließlichen Verwendung von Remifentanil ohne kombinierte Regionalanästhesie muss 20 min vor Narkoseende ein langwirkendes Opiat (Piritramid 0,05–0,1 mg/kgKG) zur Vermeidung einer analgetischen Lücke supplementiert werden.

Die alleinige Applikation von *peripheren Analgetika* hat ihren Platz ausschließlich bei geringem oder mäßigem Schmerzniveau. Zudem muss die Pharmakokinetik der verabreichten Substanz entsprechende Berücksichtigung finden. Paracetamol, das am häufigsten in der Kinderanästhesie eingesetzte Analgetikum muss ausreichend hoch, d. h. 30–40 mg/kgKG (Tageshöchstdosis 100 mg/kgKG) und ausreichend früh – d. h. 120–180 min vor Operationsende, also bereits weit vor dem Operationszeitpunkt rektal verabreicht werden. Paracetamol ist demnach keinesfalls ein „Stand-by"-Analgetikum bei akuten postoperativen Schmerzen [1]. Eine gute Alternative stellt die Gabe von 15 mg/kgKG Metamizol i.v. dar.

Flüssigkeitszufuhr

Die Flüssigkeitszufuhr richtet sich nach den üblichen Kriterien hinsichtlich quantitativer und qualitativer Zusammensetzung. Für den ambulanten Bereich ist es sinnvoll, dem Kind im unmittelbar perioperativen Zeitraum eine Flüssigkeitsmenge für einen 8-stündigen Bedarf intravenös zuzuführen, um evtl. Verzögerungen bei der postoperativen Flüssigkeitsaufnahme bereits präventiv kompensieren zu können.

Auf der Aufwacheinheit kann das wache Kind – wenn vonseiten des Operateurs keine Kontraindikation vorliegt – sofort trinken, sollte aber nicht dazu gezwungen werden. Untersuchungen haben ergeben, das ein zu forciertes Trinken zu einer erhöhten Erbrechensrate und einer Verlängerung des Krankenhausaufenthaltes führen kann [11].

Entlassungskriterien

Aus der Aufwacheinheit

Stabile Kreislaufverhältnisse, eine ungehinderte Atmung mit intaktem Hustenreflex, das
Fehlen exzessiven Erbrechens und ein bewusstseinsklarer Patient sind die entscheidenden Kriterien für eine Entlassung aus dem unmittelbaren Aufwachbereich und nicht eine
definierte Zeitspanne. Der Aldrete-Score kann zur Objektivierung der Parameter hilfreich sein.

Aus dem Krankenhaus/Praxis

Ist der kleine Patient wach, koordiniert und schmerzfrei, die Körpertemperatur unter
38°C, hat der Operateur das Kind nochmals kontrolliert und freigegeben, kann der Patient
in Begleitung – am besten liegend – nach Hause entlassen werden. Voraussetzung ist dass
sich eine Person auf dem Transport ausschließlich um das Kind kümmern kann und dass
der Begleitung schriftliche Instruktionen mitgegeben werden, die folgendes beinhalten
sollten:

Verhalten bei Erbrechen, bei Auftreten von Schmerzen, Häufigkeit des Fiebermessens,
wann ist ein Arzt hinzuzuziehen, wann dem Kind kleine Mengen zu trinken angeboten
werden sollen, wann es wieder etwas essen und was es essen darf, wie lange Bettruhe
einzuhalten ist und wie lange es sich im häuslichen Bereich aufhalten soll. Außerdem
müssen Name und Telefonnummer des Arztes schriftlich niedergelegt sein, an den sich
die Eltern in den nächsten Stunden wenden können, wenn Fragen oder Probleme auftau-
chen.

Ein kurzer Routine-Telefonanruf der betreuenden Klinik/Praxis bei den Eltern kann
schon im Vorfeld sich anbahnende Schwierigkeiten aufdecken und haben den zusätzlichen großen psychologischen Effekt auf die Eltern, die sich und ihr Kind mit einer
professionellen Rundum-Versorgung gut aufgehoben wissen.

Literatur

1. Birmingham P, Tobin MJ, Henthorn TK et al. (1997) Twenty-four-hour pharmakokinetics of rectal
   acetaminophen in children. Anesthesiology 87: 244–252
2. Collier AM, Pimmel RL, Hasselblad V et al. (1978) Spirometric changes in normal children with upper
   respiratory infections. Am Rev Respir Dis 117: 47–53
3. Coté C (1990) NPO after midnight for children – a reappraisal. Anesthesiology 72: 589–592
4. Coté CJ, Zaslavsky A, Downes JJ et al. (1995) Postoperative apnea in former preterm infants after
   inguinal Herniorrhaphy. Anesthesiology 82: 809–822
5. Hannallah RS, Britton JT, Schafer PG et al. (1994) Propofol anaesthesia in paediatric ambulatory
   patients: a comparsion with thiopentone and halothane. Can J Anaesth 41: 12–18
6. Hogg JC, Williams J, Richardson JB et al. (1977) Age as a factor of lower-airway conductance and in
   the pathologic anatomy of obstructive lung disease. N Engl J Med 282: 1283–1287
7. Jöhr, M (1997) Erhöhen Impfungen die Risiken von Anästhesie und Operation? Pädiatr Prax 53:
   532–533
8. Kessler P (in Vorbereitung) Remifenanil /Propofol vs. Sevofuran/N$_2$O bei Kindern in der Allgemein-
   chirurgie – Ergebnisse einer Multicenter-Studie
9. Levine MF, Saphr-Schopfer IA, Hartley E et al. (1993) Oral midazolam premedication in children:
   the minimum interval for separation from parents. Can J Anaesth 40: 726–729
10. Martin TM, Nicolson SC, Bargas MS (1993) Propofol anesthesia reduces emesis and airway obstruc-
    tion in pediatric outpatients. Anesth Analg 76: 144–148

11. Schreiner MS, Nicolson SC, Martin T, Whitney L (1992) Should children drink before discharge from day surgery? Anesthesiology 76: 528
12. Tait A, Knight PR (1987) The effects of general anesthesia on upper respiratory tract infections in children. Anesthesiology 67: 930–935
13. Tait A, Pandit U, Voepel-Lewis T et al. (1998) Use of the laryngeal mask airway in children with upper respiratory tract infection – a comparison with endotracheal intubation. Anesth Analg 86: 706–711

Extrakorporale Eliminations- und Detoxikationsverfahren in der Intensivmedizin

H.-M. Benad, H. Kehnscherper

Die kontinuierliche Nierenersatztherapie findet eine weite Verbreitung in der Behandlung von Intensivpatienten. Das Indikationsspektrum für die Anwendung der Nierenersatztherapie wurde aber in der letzten Zeit deutlich erweitert. Neben dem Ersatz bzw. der Unterstützung der exkretorischen Nierenfunktion haben gerade die kontinuierlich durchgeführten Verfahren weitere positive Effekte, die man bei der Behandlung von Intensivpatienten nutzt. Mit anderen extrakorporalen Eliminationsverfahren, wie der Plasmapherese oder der Endotoxinadsorption, versucht man beispielsweise den Krankheitsverlauf septischer Patienten positiv zu beeinflussen.

Hämofiltration und Dialyse

P. Kramer et al. [14] beschrieben 1977 ein neues Verfahren zur Behandlung des akuten Nierenversagens, das sie *„kontinuierliche arterio-venöse Hämofiltration"* (CAVH) nannten. Ein hochpermeabler Hämofilter wird aufgrund der natürlichen arterio-venösen Druckdifferenz vom Blut durchströmt, und es wird eine langsame, kontinuierliche Gewinnung von Ultrafiltrat ohne Pumpeneinsatz erreicht. Dieses Verfahren wurde in den weiteren Jahren mehrfach modifiziert.

Arteriovenöse Hämofiltrationsverfahren sind bei kreislaufinstabilen Patienten mit vielen Schwierigkeiten verbunden, v. a. Flüssigkeitsbilanzierungsprobleme standen neben nicht ausreichenden Blutflussraten und damit geringer Effektivität im Vordergrund.

Neuere, pumpenbetriebene venovenöse Methoden sind bei fast allen Intensivpatienten unabhängig von der Kreislaufsituation durchführbar und haben dank technischer Weiterentwicklung der eingesetzten Geräte einen hohen Stand an Sicherheit und Bedienkomfort erlangt (Übersicht bei [17]).

In der Intensivmedizin stellt das akute Nierenversagen meistens nicht eine isolierte Vitalfunktionsstörung dar, sondern es ist vielmehr eingebunden in komplexe Krankheitsprozesse, wie Sepsis und Multiorganversagen. In letzter Zeit geht man schon häufiger dazu über, kontinuierliche Nierenersatzverfahren im Rahmen des Therapiekonzeptes von Intensivpatienten einzusetzen, auch wenn die exkretorische Nierenfunktion noch nicht zum Erliegen gekommen ist.

Grundlagen

Das Herzstück einer Hämofiltration oder Dialyse ist der Hämofilter bzw. Dialysator. Mit den heute in der Intensivmedizin hauptsächlich eingesetzten Dialysatoren ist sowohl eine Hämofiltration als auch eine Hämodialyse möglich, es können auch beide Verfahren miteinander kombiniert werden. Deshalb wird im Folgenden nur vom Dialysator gesprochen. Im Dialysator spielen sich die entscheidenden Vorgänge bei der Blutbehandlung ab. Man unterscheidet:

- Plattendialysator,
- Spulendialysator und
- Kapillardialysator.

Der Kapillardialysator wird heute am häufigsten eingesetzt. Sein Aufbau soll deshalb näher erläutert werden.

Funktionsweise des Kapillardialysators

In einem Dialysatorgehäuse sind eine Vielzahl (4000–6000) Kapillarröhren untergebracht, die jeweils am Bluteinlass und -auslauf miteinander verbunden sind. Durch eine Bluteinstromöffnung kann das Blut durch die Kapillaren zum Blutauslauf gelangen. Die Außenseiten der Kapillaren werden bei der Dialyse von einer Flüssigkeit, dem Dialysat umspült. Die Kapillarwände müssen für Flüssigkeiten und gelöste Stoffe durchlässig sein und bestehen deshalb aus Porenmembranen, deren Größe und Verteilung unterschiedlich ist. Die Leitfähigkeit der Membran hängt im Wesentlichen ab von:

- der Porengröße und -gestalt,
- der Porenanzahl pro Fläche,
- von hydrophoben bzw. hydrophilen Eigenschaften und
- der Membrandicke.

Die Membran soll möglichst dünn sein, aber es bestehen dabei auch Grenzen wegen der mechanischen Festigkeit.

Die Eliminationsrate eines Stoffes hängt von 2 objektiven Größen ab. Auf der einen Seite stehen die Parameter der verwendeten Membran und auf der anderen Seite die Molekülgröße der zu entfernenden Substanz. Um es ganz einfach zu formulieren, es kann nur hindurch, was auch hindurch passt.

Bei den heute verwendeten synthetischen biokompatiblen Polysulfonfiltern liegt diese Grenze – auch als „*Cut-Off-Point*" bezeichnet – bei einem Molekulargewicht (MG) von etwa 20.000–40.000. Hier lauert aber ein Trugschluss, denn mit zunehmender Größe der Substanz nimmt die Eliminationsrate ab, bis sie schließlich am Cut-Off-Point Null beträgt.

Aussagekräftiger ist deshalb der *Siebkoeffizient* einer Substanz, der sich aus dem Konzentrationsverhältnis der betrachteten Substanz im Plasma und im Filtrat ergibt und dieser ist nur bis etwa MG 5000 = 1. Man kann schon hieraus ersehen, dass höhermolekulare Substanzen auch unterhalb des Cut-Off-Points sehr viel schlechter eliminiert werden als kleinere Moleküle. Deshalb kann eine größere Effektivität der Hämofiltration in diesem Bereich nur durch hohe Flussvolumina erreicht werden.

Biokompatible High-Flux-Membranen, wie z. B. Polysulfon- und Polyacrylnitrilmembranen, scheinen hinsichtlich der Freisetzung inflammatorischer Mediatoren günstiger zu sein als aus Zellulose hergestellte Low-Flux-Membranen, wie z. B. Cuprophan- und Hemophanfilter. Deshalb werden zum kontinuierlichen Einsatz nur biokompatible Membranen angeboten [20].

Hämofiltration

Das Prinzip der Hämofiltration ist ähnlich dem der glomerulären Filtration in der Niere. Lösliche Substanzen werden gemeinsam mit einem Flüssigkeitsstrom konvektiv durch die Membran herausfiltriert. Eine Ultrafiltration setzt dann ein, wenn der hydrostatische Druck den kolloidosmotischen Druck überschreitet. Bei der Hämofiltration gelingt damit eine gute Elimination auch größerer Moleküle, die mit dem Flüssigkeitsstrom durch das Filter mitgerissen werden (*Konvektion* = durch die Strömung verursachter Stofftransport). Im Ultrafiltrat erscheinen aber auch niedermolekulare Substanzen. Die entfernte Flüssigkeitsmenge wird gemäß des Gesamtbilanzzieles durch eine Hämofiltrationslösung ersetzt.

Hämodialyse

Das Prinzip der Dialyse beruht im Wesentlichen auf der *Diffusion* löslicher Substanzen durch eine semipermeable Membran aufgrund der bestehenden Konzentrationsgefälle zwischen dem Blut und der Dialyseflüssigkeit, die im Gegenstrom an der Membran vorbeigeführt und abgeleitet wird. Osmotische Vorgänge – *Osmose* ist die Diffusion des Lösungsmittels durch eine semipermeable Membran die zu einem Konzentrationsausgleich führt – spielen ebenfalls eine wesentliche Rolle.

Wegen des Diffusionsprinzips durch die semipermeable Membran werden bei bestehendem Konzentrationsgradienten gelöste kleinmolekulare Substanzen wesentlich wirksamer ausgeschieden als höhermolekulare. Durch Variation der Zusammensetzung der Dialyseflüssigkeit (Natrium-, Kalium- und Kalziumgehalt, sowie (variabel) Azetat-, Laktat- oder Bikarbonatgehalt) lässt sich der Austausch- und Entgiftungsvorgang an den jeweiligen Bedarf anpassen. Wird dem Patienten gemäß dem Bilanzziel Flüssigkeit entzogen (Ultrafiltration) spielt auch der konvektive Stofftransport eine Rolle.

Die in der Intensivmedizin übliche Behandlungsform ist die *kontinuierliche venovenöse Hämodialyse (CVVHD)*. Diese stellt den Standard in der Therapie des akuten Nierenversagens auf Intensivtherapiestationen dar [24].

Bei der Dialyse und der Filtration ist auch die *Adsorption* von größeren Molekülen (Mediatoren, Endotoxin) an der Filteroberfläche als Eliminationsvorgang zu erwähnen. Eine relativ schnelle Absättigung des Filters nach etwa 2–8 h limitiert diese Eliminationsform aber deutlich. Ein Filterwechsel sollte deshalb nach 24 h – spätestens aber nach 48 h – durchgeführt werden, wenn man die adsorptiven Eigenschaften nutzen möchte [5].

Hämodiafiltration

Unter dem Begriff *Hämodiafiltration* versteht man die kombinierte Anwendung von Hämodialyse und Hämofiltration. Hierdurch wird die Effektivität der Behandlung gesteigert. Die *kontinuierliche venovenöse Hämodiafiltration (CVVHDF)* ist deshalb das gegenwärtig bevorzugt angewandte Behandlungsverfahren eines Intensivpatienten, der im Rahmen einer Sepsis oder eines Multiorganversagens mit einem kontinuierlichen Nierenersatzverfahren versorgt werden soll.

Peritonealdialyse

Die Peritonealdialyse hat sich nur beim akuten Nierenversagen von Kindern als Therapieform durchsetzen können [20]. Beim Intensivpatienten sind peritoneale Dialyseeffekte eher Nebenprodukte bei einer Spüldrainage (Ebbe-Flut-Spülung) des Abdomens im Rahmen einer Peritonitisbehandlung zur Detoxikation. Über laparoskopisch in das Abdomen eingeführte und genau plazierte Drainagen wird eine Peritonealspülflüssigkeit über einen Zeitraum von etwa 2 h intraperitoneal verabreicht, für 2 h werden alle Drainagen abgeklemmt und schließlich läuft die Flüssigkeit über weitere 2 h über alle gelegten Drainagen ab. Neben dem direkten Herausspülen von Exsudaten und nekrotischen Gewebsanteilen sind ebenfalls Dialyseprozesse (Diffusion und Osmose) bei dieser Behandlungsform zu verzeichnen.

Flussschemata

Anhand der PRISMA (Fa. Hospal) sollen nun die einzelnen Flussschemen (modifizierte Abbildungen nach K. Sommerfeldt/Hospal Medizintechnik) zur Behandlung kurz erläutert werden und gleichzeitig auf Probleme bei der Behandlung hingewiesen werden.

Kontinuierliche venovenöse Hämofiltration (CVVH)

Bei der kontinuierlichen venovenösen Hämofiltration – s. Abb. 1 – wird das Patientenblut durch eine Blutpumpe mit einer Flussgeschwindigkeit von 90–150 ml/min aus dem Patienten herausgepumpt. Der Zugangsdruck liegt während der Behandlung im negativen Bereich und wird über einen Druckaufnehmer überwacht. Die Antikoagulation des Blutes erfolgt pumpengesteuert. Da der Hämofilter im weiteren Blutstrom einen Widerstand darstellt, ist nach der Blutpumpe am Filtereinlauf immer ein positiver Druck – der *Filtereinlaufdruck* – messbar. Nach dem Hämofilter gelangt das Blut über einen Luftdetektor und eine Rückflussklemme zurück zum Patienten. Da der Katheter einen Widerstand im Blutfluss darstellt, misst man am Rückflussdruckaufnehmer auch immer einen positiven Druck.

Probleme bei der Blutentnahme am arteriellen Schenkel des Dialysekatheters äußern sich also in einem zu stark negativen Zugangsdruck. Bei katheterbedingten Problemen der Blutrückführung hingegen steigen die Drücke nach der Blutpumpe – also Rückfluss- und Filtereinlaufdruck – an. Clottingprozesse im Filter selbst führen zu einer isolierten Drucksteigerung am Filtereinlaufdruck, die eine zunehmende Druckdifferenz zwischen Filtereinlaufdruck und Filterrückflussdruck zur Folge hat.

Die Ablaufpumpe regelt den Abstrom des Ultrafiltrats. Im Normalfall reicht der hydrostatische Druck im Blutkompartiment aus, sodass die Ablaufpumpe ein zu schnelles Abfließen von Ultrafiltrat hemmt. Moderne High-Flux-Membranen weisen einen hohen Permeabilitätskoeffizienten auf, sodass der Ablaufdruck damit positiv ist.

Zu niedrige Blutflussraten bei einem sehr hoch gewählten Filtrationsfluss (starke Hämokonzentration im Filter) bzw. eine sich zusetzende Membran führen zu einem Abfall des Ablaufdruckes, der dann auch negativ werden kann, da über die Ablaufpumpe der hydrostatische Druckgradient vergrößert wird.

Das gewonnene Filtrat wird in einem Beutel aufgefangen und über eine Waage erfolgt eine Plausibilitätskontrolle der geflossenen Volumina. Um zu überwachen, dass kein Blut auf die Filtratseite übertritt (Filterdefekt) ist ein *Blutleckdetektor* (BLD) in diesem Teil

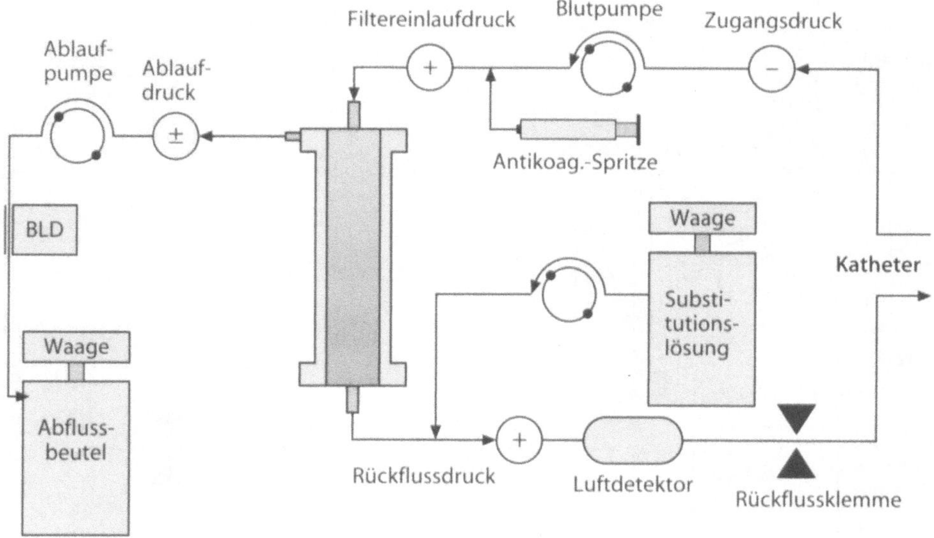

Abb. 1. Flussschema der kontinuierlichen venovenösen Hämofiltration (CVVH)

integriert. Gemäß des Bilanzierungszieles wird dem Patientenblut *nach* der Filterpassage ein bestimmtes Volumen an Filtrationslösung zugeführt (*Postdilution*).

Die Filtrationslösung kann dem Patientenblut aber auch *vor* der Filterpassage zugefügt werden, man spricht dann von einer *Prädilutionsbehandlung*. Das Blut gelangt verdünnt in den Hämofilter, hat damit eine bessere Fließeigenschaft und Filterwechsel sind seltener erforderlich. Zu beachten ist, dass bei einer Prädilutionsbehandlung ein Teil der gerade zugeführten Hämofiltrationslösung wieder filtriert wird.

Kontinuierliche venovenöse Hämodialyse (CVVHD)

Bei der kontinuierlichen venovenösen Hämodialyse – s. Abb. 2 – ist der Blutfluss mit dem bei der kontinuierlichen venovenösen Hämofiltration (CVVH) beschriebenen identisch. Durch eine Dialysatpumpe wird eine Dialyselösung im Gegenstromprinzip durch den Dialysator geführt. Die beiden Flüssigkeitsräume sind durch die Filtermembran getrennt, und es erfolgt gemäß dem Konzentrationsgradienten ein Stofftransport von der hohen zur niedrigen Teilchenkonzentration (*Diffusion*). Der Konzentrationsgradient wird durch das Gegenstromprinzip im gesamten Filter aufrecht erhalten. Zusätzlich kommt es durch bestehende osmotische Gradienten zu Flüssigkeitsverschiebungen zwischen beiden Kompartimenten (*Osmose*).

Durch den Einsatz der Ablaufpumpe kann die Flüssigkeitsbilanz pumpengesteuert und damit kontrolliert erfolgen. Eine Plausibilitätskontrolle geflossener Volumina wird über Dialysat- und Abflusswaage realisiert. Ist die Förderrate der Ablaufpumpe höher gewählt, als die der Dialysatpumpe, so fällt der hydrostatische Druck auf der Dialysatseite, und es kommt über eine Ultrafiltration zu einer negativen Flüssigkeitsbilanz des Patienten.

13

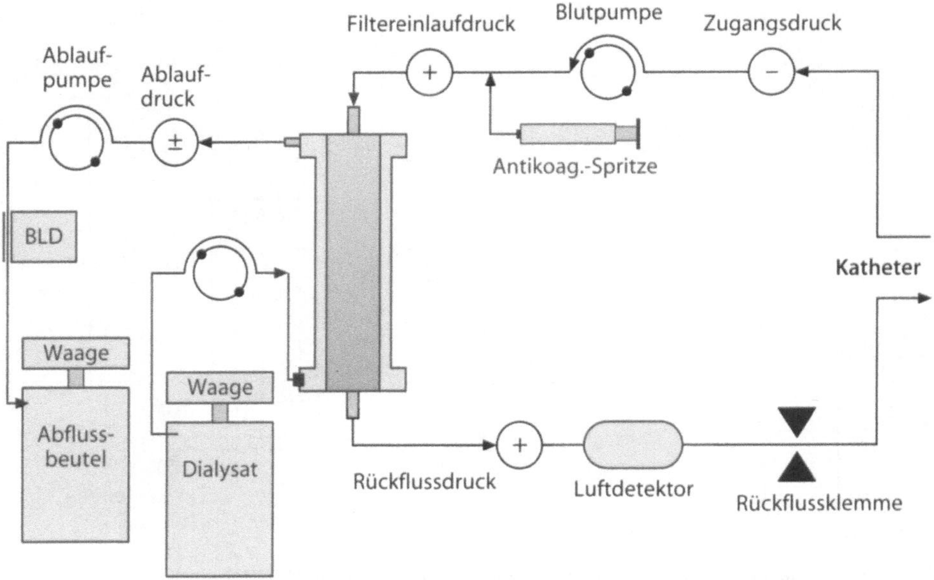

Abb. 2. Flussschema der kontinuierlichen venovenösen Hämodialyse (CVVHD)

Kontinuierliche venovenöse Hämodiafiltration (CVVHDF)

Die kontinuierliche venovenöse Hämodiafiltration – s. Abb. 3 – ist dadurch charakterisiert, dass die *kontinuierliche venovenöse Hämofiltration* mit der *kontinuierlichen venovenösen Hämodialyse* kombiniert angewendet werden. Voraussetzung für eine genaue Flüssigkeitsbilanzierung sind dann 4 Pumpensegmente und eine Spritzenpumpe zur Antikoagulation.

Die *kontinuierliche venovenöse Hämodiafiltration* beinhaltet alle 4 Transportvorgänge zur Entgiftung des Patienten:
- Diffusion,
- Osmose,
- Konvektion und
- Adsorption.

„Slow Continuous Ultrafiltration" (SCUF)

Die langsame kontinuierliche Ultrafiltration – s. Abb. 4 – wird dann empfohlen, wenn man bei einem Patienten eine schonende, kontinuierliche Entfernung von Flüssigkeit vornehmen möchte. Diese reine Ultrafiltrationsbehandlung wird aber im Rahmen der Nierenersatztherapie sehr selten eingesetzt. Ihr Hauptindikationsgebiet ist die Beseitigung einer Volumenüberladung bei Patienten mit einem Rechtsherzversagen.

Gefäßzugänge

Für die pumpengesteuerten venovenösen Verfahren müssen großvolumige Venen kanüliert werden. Möglich ist die Punktion mit 2 einlumigen Kathetern. Da Intensivpatienten aber in der Regel mehrere intravenöse Zugänge benötigen, empfiehlt sich die Verwen-

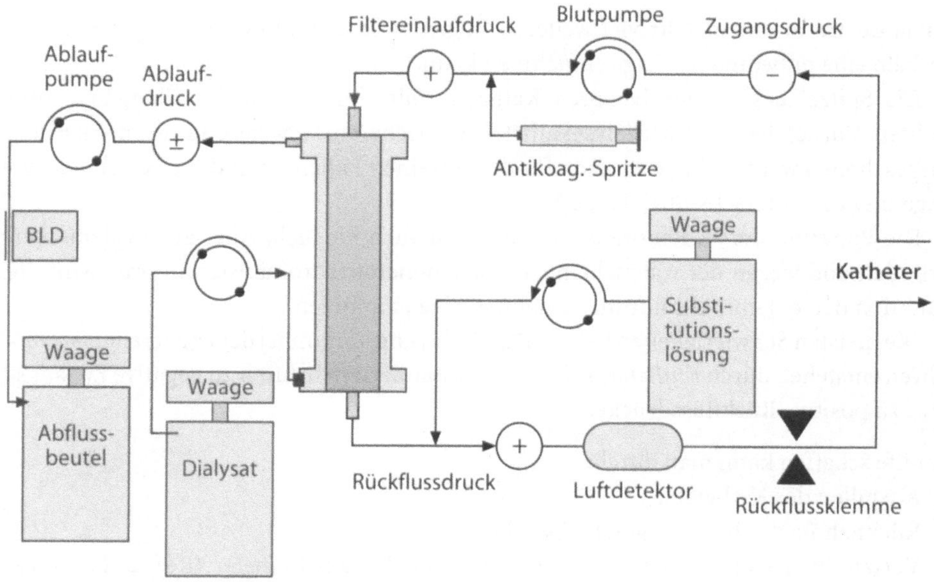

Abb. 3. Flussschema der kontinuierlichen venovenösen Hämodiafiltration (CVVHDF)

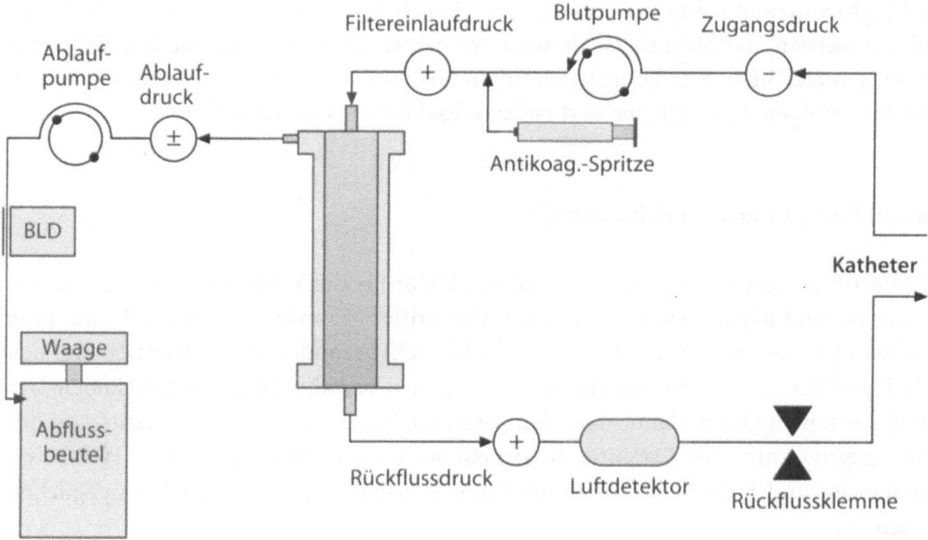

Abb. 4. Flussschema „Slow Continuous Ultrafiltration" (SCUF)

dung von Doppellumenkathetern, wie z. B. dem Sheldon-Katheter, bzw. dem Tripel-Lumen-Katheter mit zusätzlichem Infusionsschenkel, die in ihrem Verlauf seitliche und endständige Öffnungen haben. Sie lassen bei Verwendung der empfohlenen Größe von 11,5 F ebenfalls hohe Blutflüsse zu.

Als Punktionsort eignet sich insbesondere die V. jugularis interna dextra, weil der in diese Vene eingeführte Katheter infolge des anatomischen Verlaufs der V. jugularis interna dextra eine gerade Position einnimmt.

Wenn dieser Punktionsort bereits belegt ist, so sollte man auf die Punktion der V. subclavia sinistra ausweichen, weil diese Vene im Vergleich zum Verlauf der V. subclavia dextra in einem sehr viel weiteren Bogen verläuft und der eingelegte Katheter deshalb eine unbehinderte Lage einnehmen kann.

Die Spitze dieser zentralvenösen Katheter sollte im Bereich des Übergangs zum rechten Vorhof liegen. Da Dialysekatheter zur sicheren Fixierung bis zum Anschlag vorgeschoben werden, benötigt man für die einzelnen Patienten und die verschiedenen Zugangswege unterschiedlich lange Katheter.

Die Punktion der V. femoralis ist prinzipiell auch möglich. Aber aus hygienischen Gründen und wegen der wahrscheinlich etwas höheren Thrombosierungsrate wird die Punktion der V. femoralis nur in Ausnahmefällen empfohlen.

Die meisten Schwierigkeiten bei der Durchführung kontinuierlicher Nierenersatzverfahren entstehen durch *Katheterprobleme*. Diese äußern sich durch zu negative Zugangs- bzw. zu positive Rückflussdrücke.

Abhilfe schaffen kann man durch:
- Anspülen des Katheters,
- Rücknahme der Blutflussgeschwindigkeit,
- Vertauschen von Zugangs- und Rückflussschenkel am Katheter (Rezirkulation ca. 15%),
- Drehen des Katheters,
- Änderung der Patientenlagerung.

Bei Nichtbenutzung sollte der Katheter mit üblicher Heparin-Lösung von 5.000 E/ml geblockt werden, die Blockungsvolumina der beiden Schenkel sind auf den Kathetern meistens verzeichnet. Der Umgang mit dem Dialysekatheter muss stets unter sterilen Kautelen erfolgen. Ein täglicher Verbandswechsel ist selbstverständlich.

Warum kontinuierliche Behandlung?

Bei intermittierenden Nierenersatzverfahren bleibt für die Volumenreduktion nur die Zeit der Behandlung, also wenige Stunden. Von kritisch Kranken wird diese Behandlung bei hämodynamischer Instabilität oft nicht oder nicht besonders gut toleriert, sodass sich im Rahmen der Intensivtherapie die kontinuierlichen Verfahren durchgesetzt haben. Der Flüssigkeitsentzug kann damit über den gesamten Tag an den Volumenstatus und das Infusionsprogramm des Patienten angepasst werden. Außerdem können Elektrolytdysbalancen und Störungen des Säure-Basen-Haushaltes kontinuierlich ausgeglichen werden.

Bei noch vorhandener Urinausscheidung sollte die Flüssigkeitsbilanzierung über die Einfuhr und die Menge der Urinausscheidung erfolgen. Ist dies mit Diuretika in gängigen Dosen nicht mehr zu erreichen, so kann mit einem kontinuierlichen extrakorporalem Nierenerssatzverfahren die Situation oftmals leichter beherrscht werden.

Auch beim Einsatz von Nierenersatzverfahren im Rahmen des Sepsistherapie profitieren die Patienten gerade vom kontinuierlichen Einsatz des Verfahrens. Wahrscheinlich kommt es durch eine Entfernung vasoaktiver Mediatoren zu einer deutlichen Stabilisierung der pulmonalen und kardiovaskulären Situation (Tabelle 1).

Tabelle 1. Indikationen zur Anwendung kontinuierlicher und intermittierender Nierenersatzverfahren. (Mod. nach Schaffartzik u. Spies [20])

Kontinuierlich	Intermittierend
Peripheres Herz-Kreislauf-Versagen	Extremes Blutungsrisiko
Herzinsuffizienz	Hyperkaliämiebedingte Arrhythmien
Lungenödem	Hyperkaliämie >7 mmol/l
Diuretikaresistente Hypernatriämie	Mobiler Patient
Diuretikaresistente Hyperhydratation	
Sepsis, MODS	
Akute Pankreatitis	

Antikoagulation

Bei allen extrakorporalen Kreisläufen ist eine systemische Antikoagulation der Patienten erforderlich, da die Oberflächen der verwendeten Schläuche und Filter das plasmatische und das zelluläre Gerinnungssystem aktivieren, und es trotz hoher Blutflussgeschwindigkeiten zu Ablagerungen („coating") von plasmatischen Gerinnungsfaktoren, wie z. B. von Fibrinogen, und zur Bildung von Thrombozytenaggregaten kommen kann. Die Poren der Filtermembran werden verlegt, und es kommt zu einem Rückgang der effektiven Filteroberfläche und ein Filterverschluss ist letztlich die Folge. Diese Vorgänge führen außerdem zur kontinuierlichen Aktivierung des Hämostasesystems.

Hier liegt auch einer der Kritikpunkte zum Einsatz solcher Verfahren bei Patienten mit SIRS oder Sepsis. Schließlich ist es denkbar, dass die Mediatorenkaskade durch die Blut-Membran-Interaktion des Verfahrens selbst über eine Freisetzung von Zytokinen und Komplementfaktoren noch angeheizt werden kann [5].

Heparin

Zur Antikoagulation kommt am häufigsten Heparin zum Einsatz. Als Überwachungsparameter haben sich die PTT (partielle Thromboplastinzeit) und die ACT („activated clotting time") etabliert. Die Blutproben müssen venös am Patienten bzw. am arteriellen Schenkel des Systems vor der Zugabe der Antikoagulation entnommen werden. Zielwerte sind für die PTT etwa 60–80 s und für die ACT 250 s (Tabelle 2).

Bei kritisch Kranken mit Gerinnungsstörungen, Thrombozytopenie bzw. Blutungsgefährdung beispielsweise durch Etappenlavagen ist eine vorsichtiger Umgang mit Antikoagulanzien erforderlich. Bevor man diese Patienten durch eine zu großzügige Antikoagulation gefährdet, sollte man lieber häufigere Filterwechsel in Kauf nehmen. Die Filterwechselfrequenz bei septischen Patienten ist trotz Antikoagulation deutlich erhöht, da diese Patienten meist ein stark erhöhtes Fibrinogen aufweisen, das zu frühzeitigen Filterverschlüssen führen kann.

Vor dem Anlegen eines extrakorporalen Kreislaufes sollte dieser mit einer ausreichenden Menge heparinisierter Kochsalzlösung (5.000 IE Heparin/1.000 ml NaCl 0,9%ig) gespült werden (*Filterpriming*).

Tabelle 2. Heparinisierungsempfehlung für kontinuierliche Nierenersatzverfahren bei unterschiedlichem Blutungsrisiko

Patienten ohne Blutungsrisiko:	
Initial: 50 IE/kgKG	Kontinuierlich: 15 IE/kgKG/h
ACT-Ziel: 250 s	PTT-Ziel: 2-mal Normwert
Patienten mit potentiellen Blutungsquellen:	
Initial: 25 IE/kgKG	Kontinuierlich: 10 IE/kgKG/h
ACT-Ziel: 200 s	PTT-Ziel: 1,5-mal Normwert
Patienten mit akuter Blutungsgefahr:	
Initial: 10 IE/kgKG	Kontinuierlich: 5 IE/kgKG/h
ACT-Ziel: 150 s	PTT-Ziel: Normbereich

Bei der Erstanlage ist ein Heparinbolus in Höhe von etwa 50 IE/kgKG zu geben. Die weitere Antikoagulation ist dann nach den PTT- und ACT-Werten unter Berücksichtigung der Gesamtsituation und vorzunehmen.

Während der Anwendung von kontinuierlichen Nierenersatzverfahren sollten neben den Gerinnungswerten die arterielle Blutgasanalyse, die Elektrolyte, der Blutzucker und auch regelmäßig die Thrombozytenzahl, der Hämolysegrad, die Serumosmolarität, das Serumkreatinin und der Serumharnstoff bestimmt werden. Zu bedenken ist, dass die Stickstoffbilanz unter Einbeziehung des Filtrats bzw. Dialysats zu berechnen ist. Treten leichte Blutungen (z. B. aus Punktionsstellen, Schleimhautblutungen usw.) auf, so sollte die Heparindosis reduziert werden und eine Antagonisierung mit Protaminchlorid erwogen werden [2].

Prostazyklinderivate

Der Arachidonsäure-Metabolit Prostazyklin (PGI$_2$) hemmt die Aggregation und Adhäsion von Blutplättchen durch Stimulierung der Adenylatzyklase und durch eine Erhöhung der cAMP-Konzentration in den Blutplättchen. Während der Blutpassage im extrakorporalen Kreislauf kommt es zur Kontaktaktivierung der Blutplättchen und zur Freisetzung bzw. Bildung gerinnungsaktiver Substanzen (ADP, Thrombin, Thromboxan). Prostazyklin ist die potenteste bisher bekannte antithrombozytäre Substanz, die diese Vorgänge inhibieren kann [4].

PGI$_2$ wird schon länger bei der heparinfreien Hämodialyse eingesetzt (Übersicht bei [4]). Die Halbwertszeit ist <1 min, und es werden vom applizierten Prostazyklin 20–40% filtriert. [23]. Problematisch ist aber die blutdrucksenkende Nebenwirkung von PGI$_2$, die beim alleinigen Einsatz zur Antikoagulation und den dann erforderlich höheren Dosen (6–12 ng/kgKG/min) auftreten kann. Außerdem ist das Monitoring der Prostazyklinwirkung mittels ADP-stimulierter Aggregation derzeit noch unpraktikabel [2].

Positiv kann sich nach Vargas Hein [23] und eigenen Erfahrungen die niedrig dosierte Kombination von Heparin mit Prostavasin (0,7 ng/kgKG/min) oder mit dem Prostacyclin-Analogon Iloprost (0,5 ng/kgKG/min) auswirken, da die Thrombozytenaktivierung durch den extrakorporalen Kreislauf gehemmt werden kann [4, 20, 17]. Der Einsatz von Prostazyklinderivaten ist aber auch noch unter einem weiteren Aspekt ein interessanter Ansatz v. a. in der Therapie der Sepsis und des Multiorganversagens, da es erste Berichte über günstige Effekte von Prostazyklinderivaten auf die Organperfusion gibt [2].

Niedermolekulare Heparine

Als Vorteil der niedermolekularen Heparine (NMH) gegenüber dem unfraktionierten
Heparin wird im Rahmen der Antikoagulation bei extrakorporalen Kreisläufen darüber
berichtet, dass es weniger Gerinnselbildungen und weniger Fibrinablagerungen geben
soll [15] und dass Blutungskomplikationen seltener auftreten [19]. Bei der Verwendung
von niedermolekularem Heparin verliert man jedoch einerseits weitgehend die Möglichkeit einer vollständigen Antagonisierung mit Protaminchlorid und andererseits ist zur
Steuerung die aufwendigere Bestimmung der Anti-Faktor-Xa-Aktivität erforderlich,
denn ein Monitoring mittels PTT ist bei niedermolekularem Heparin nicht möglich.
Damit ergibt sich das Hauptproblem bei den kontinuierlichen Verfahren – ein fehlendes
praktikables Monitoring.

Die Halbwertszeit niedermolekularer Heparine ist im Vergleich zum konventionellen
Heparin etwa doppelt so lang und die Steuerbarkeit damit schwieriger. Der Einsatz von
niedermolekularem Heparin bietet außerdem keinen Schutz vor der Entwicklung einer
heparininduzierten Thrombozytopenie (HIT). Aus diesen Gründen setzen wir keine
niedermolekularen Heparine zur Antikoagulation bei kontinuierlichen Nierenersatzverfahren ein.

Regionale Heparinisierung

Eine weitere Methode zur Reduzierung von Blutungskomplikationen im extrakorporalen
Kreislauf wäre die Durchführung einer regionalen Heparinisierung mit anschließender
Inaktivierung des Antikoagulans mittels Protaminchlorid, bevor das Blut in den Kreislauf
des Patienten zurückkehrt. Nach Schwarz u. Port [21] liegen jedoch trotz langjähriger
Erfahrung dabei die Blutungskomplikationen höher als bei der technisch einfacheren
Minimalheparinisierung. Die tagelange Gabe von Heparin und Protamin im Rahmen
kontinuierlicher Dialyseverfahren könnte einerseits eine unkontrollierte *systemische
Rebound-Antikoagulation* 2–4 h nach dem Therapieende verursachen, und andererseits
hat Protamin selbst auch einen antikoagulatorischen Effekt [4]. Daher hat sich die
regionale Heparinisierung bei kontinuierlichen Nierenersatzverfahren nicht durchgesetzt [2].

Heparinfreie Verfahren

Sollte bei Patienten eine Antikoagulation nicht möglich sein, so kann nach Filterpriming
das überschüssige Heparin durch eine Spülung mit NaCl 0,9%ig wieder entfernt und
danach das Eliminationsverfahren mit möglichst hohen Blutflüssen und eventuell zwi-
schenzeitlichen Spülungen mit Kochsalzlösung betrieben werden, was jedoch mit einem
hohen Personalaufwand verbunden ist. Filterlaufzeiten von mehr als 3 h sind aber meistens nicht zu erreichen [4].

Natriumcitrat zur regionalen Antikoagulation

Citrat wurde in Kombination mit einer kalziumfreien Substitutions- und Dialysatlösung
bei kontinuierlicher Nierenersatztherapie mehrfach eingesetzt [23]. Die antikoagulatori-
sche Wirkung beruht auf der Chelatbildung mit Kalzium. Die Flussrate von 4%igem

Natriumcitrat beträgt etwa 3–8% des Blutflusses. Eine systemische Kalziumsubstitution ist je nach Serumwerten erforderlich, ansonsten drohen Parästhesien und Muskelkrämpfe.

Man erreicht mit Natriumcitrat eine regionale Antikoagulation, welche nach ACT-Werten gesteuert werden kann und die Blutungsinzidenz soll bei diesem Verfahren niedriger als beim Einsatz von Heparin sein [23].

Substitutions- und Dialysatlösungen

Als Substitutions- und/oder Dialysatlösungen werden bei kontinuierlichen Nierenersatzverfahren laktatgepufferte und bikarbonatgepufferte Elektrolytlösungen eingesetzt. Azetat wird als Puffersubstanz bei kontinuierlichen Nierenersatzverfahren nicht mehr verwendet, weil es u. a. zu peripherer Vasodilatation, myokardialer Depression und gesteigertem Sauerstoffverbrauch führt.

Dem Intensivpatienten wird bei Verwendung von laktatgepufferten Lösungen zum einen Bikarbonat bis zu 1000 mmol/Tag entzogen und zum anderen werden dem Patienten große Mengen Laktat zugeführt [3].

Kein Problem stellen laktatgepufferte Lösungen bei Patienten mit normaler Leberfunktion dar, da die Leber in der Lage ist, etwa 100 mmol Laktat/h zu metabolisieren und bei einer Hämofiltration mit 40 l/24 h ergibt sich nur eine Nettoaufnahme von etwa 65 mmol Laktat/Tag [18].

Der Abbau von Laktat ist aber beim kritisch Kranken durch Störungen der O_2-Aufnahme, des O_2-Transportes und der Leberfunktion häufig gestört. Die Patienten neigen deshalb dazu, eine *Laktazidose* zu entwickeln. Bei solchen Patienten ist die Verwendung von laktatgepufferten Substitutionslösungen und/oder Dialysat kontraindiziert. Bei einem Multiorganversagen mit gestörter Leberfunktion (γ-GT erhöht, verminderte Glukosetoleranz und metabolische Azidose) profitieren die Patienten von der Verwendung bikarbonatgepufferter Lösungen; denn neben dem Ausgleichen der Azidose kommt es auch zu einer Stabilisierung des Blutdruckverhaltens des Patienten [18].

Aus diesem Grunde werden bikarbonatgepufferte Elektrolytlösungen auf der Intensivstation, auch wenn deren Verwendung etwas schwieriger ist (gründliches Durchmischen der beiden Stammlösungen unmittelbar vor Gebrauch, um pH-Instabilitäten und das Ausfällen von Magnesium- und Kalziumkarbonaten zu vermeiden) die herkömmlichen laktatgepufferten Lösungen weiter verdrängen [3].

Wärmeverluste durch kontinuierliche Nierenersatzverfahren

Eine moderate Senkung der Körpertemperatur ist bei der Behandlung vieler Intensivpatienten ein erwünschter Nebeneffekt, da hierdurch der Sauerstoffverbrauch gesenkt werden kann, sich die Kreislaufsituation stabilisiert und möglicherweise auch eine Verminderung des Proteinkatabolismus zu verzeichnen ist [2]. Moderne Geräte sollten aber trotzdem die Möglichkeit der Anwärmung des Dialysats bzw. der Filtrationslösung oder der Blutschläuche aufweisen. Wenn dies nicht der Fall ist, kann man auch auf externe Durchflusserwärmer zurückgreifen, um einen zu starken Wärmeverlust des Patienten zu vermeiden.

Glukose-, Aminosäuren- und Spurenelementverluste

Substitutionslösungen sollten eine Glukosekonzentration von 100–180 mg/dl aufweisen, da sonst dem Körper je nach Filtrationsleistung bis zu 80 g Glukose/Tag entzogen werden können. Dies würde zu einer Aktivierung der Gluconeogenese führen und damit den Proteinkatabolismus unterstützen [2]. Nach Buchardie [2] beträgt der geschätzte Verlust an Aminosäuren etwa 6–15 g AS/Tag. Da die endogene Clearance für die Aminosäuren aber sehr viel höher als die exogene Clearance durch die Nierenersatztherapie ist, kann eine leichte Erhöhung der Aminosäurezufuhr um etwa 0,2 g AS/kgKG/Tag diesen therapiebedingten Verlust ausgleichen. Bei längerer Behandlung muss mit Sorgfalt ein Monitoring und die Substitution von Spurenelementen (Mg, PO_4, Fe, Cu und Se) erfolgen, da diese dem Patienten kontinuierlich entzogen werden.

Elimination von Mediatoren der Sepsis und von Toxinen?

Schon bald nach Einführung der kontinuierlichen Nierenersatzverfahren in die Klinik, insbesondere der kontinuierlichen Hämofiltration wurde vermutet, dass mit diesem Therapieverfahren nicht nur ein Ersatz der exkretorischen Nierenfunktion erfolgt, sondern dass auch andere, für die Pathophysiologie verschiedener anderer Erkrankungen bedeutsame Moleküle durch konvektiven Stofftransport aus der Zirkulation entfernt werden können. Hiermit könne der Krankheitsprozess günstig beeinflusst werden, und es bestehe sogar eine „nicht–renale" Indikation für kontinuierliche Nierenersatzverfahren [5].

Pathophysiologie

Bei einem „Systemic inflammatory response syndrome" (SIRS) bzw. bei einem sich daraus entwickelnden Multiorganversagen geht man davon aus, dass sich in der Zirkulation neben auslösenden Noxen, wie z. B. dem Endotoxin, zahlreiche andere Substanzen befinden, die man als Mediatoren oder Zytokine bezeichnet. Diese können zu einer überschießenden Reizbeantwortung führen, das Krankheitsgeschehen unterhalten oder gar verstärken und primär nicht beteiligte Organsysteme miteinbeziehen. Es entsteht ein komplexer, sich selbst verstärkender Mechanismus, der lawinenartig den gesamten Organismus überschwemmt, der eigentliche „Sinn" der Entzündungsreaktion ist verloren gegangen.

Klinisch sieht man Makro- und Mikrozirkulationsstörungen. Durch Vasodilatation und Permeabilitätserhöhung entwickeln sich Ödeme. Der Kreislauf bleibt trotz Volumensubstitution und des Einsatzes von Katecholaminen hypoton („Capillary leak syndrome", CLS). Desweiteren kommt es zur Ausbildung von Mikrothromben, indem aktivierte Thrombozyten am geschädigten Endothel anhaften und die Gerinnungskaskade weiter verstärken. Durch den Verschluss von kleineren und größeren Gefäßabschnitten kommt es hier zur Stase und damit zur O_2-Mangelversorgung ganzer Organsysteme (disseminierte intravasale Gerinnung, DIC). Die beiden wesentlichen Komplikationen CLS und DIC sind damit Wegbereiter des Multiorganversagens. Um dieses zu verhindern, versucht man in das komplexe Mediatorengeschehen regulierend einzugreifen.

Seit längerer Zeit besteht die Hypothese, dass die kontinuierliche Hämofiltration zu einer unspezifischen Elimination von Entzündungsmediatoren führt. Unter der Vorstellung, dass man aktive Substanzen eliminiert, könnte bei diesem komplexen Geschehen die kontinuierliche Nierenersatztherapie einen positiven Einfluss haben, indem sie *unspezifisch, kontinuierlich dämpfend und regulierend* in das Geschehen eingreift.

Besonders interessant erscheint dieser Aspekt auch deshalb, weil viele Ansätze zur spezifischen Anti-Mediator-Therapie bei der Sepsis bisher erfolglos blieben [12]. Nun gilt es die Frage zu klären, wird überhaupt etwas von diesen Substanzen eliminiert und wovon hängt eine eventuelle Elimination ab?

Es wurden Anfang der 90er Jahre Untersuchungen durchgeführt, in denen man das Filtrat von septischen Tieren bislang gesunden Tieren infundierte. Van Bommel et al. [22] konnten bereits 1992 nachweisen, dass sich die linksventrikuläre Funktion von bislang gesunden Tieren dadurch verschlechterte. Auch Lee et al. [16] zeigten, dass die intravenöse Infusion von Filtrat von septischen Tieren ein Sepsissyndrom bei gesunden Tieren induzieren kann.

In vielen weiteren Sepsismodellen, auf die Druml [5] in seiner Übersicht eingeht, konnten positive Effekte der Nierenersatzverfahren auf die Hämodynamik nachgewiesen werden. Vor allen Dingen ist eine Erhöhung des peripheren Gefäßwiderstandes beim Einsatz solcher Verfahren zu beobachten [19]. Die Lungenfunktion verbesserte sich, was nicht nur auf negative Flüssigkeitsbilanzen zurückzuführen sei und es gibt weitere Arbeiten [7, 8], in denen eine Erhöhung der Überlebensrate durch die Anwendung von Nierenersatzverfahren beschrieben wird, v. a. wenn die Hämofiltration mit hohen Volumina (24–36 l/Tag) erfolgt.

Für viele Mediatorsubstanzen ist eine Elimination durch kontinuierliche Nierenersatzverfahren beschrieben, dies gilt für die Komplementspaltprodukte C3a, C5a, TNF-α, verschiedene Interleukine, den „Cardiodepressing-faktor", verschiedene vasoaktive Peptide, aber z. T. mit sehr widersprüchlichen Ergebnissen. Allgemein anerkannt ist, dass verschiedene Substanzen aus der Mediatorenexplosion durch kontinuierliche Niereneratzverfahren eliminiert werden können.

Ob aber die Elimination eines Stoffes auch eine therapeutische Relevanz besitzt, hängt noch von vielen anderen Dingen ab, die es zu klären gilt, bevor man eine Erklärung für die positiven Effekte der Nierenersatztherapie geben kann.

Hierbei spielen substanzspezifische Dinge eine Rolle:
- Verteilungsvolumen,
- Produktionskinetik,
- endogene Clearance,
- Halbwertszeit,
- Plasmaeiweißbindung.

Die höchste Mediatorenkonzentration besteht im entzündlichen Gewebe. Im Plasma, also dem Kompartiment auf das wir zugreifen können, finden wir nur eine verhältnismäßig sehr geringe Konzentration dieser Stoffe, gewissermaßen nur die Spitze des Eisbergs [10]. Wird diese Substanz durch die Hämofiltration eliminiert, so kann ein ständiger Nachstrom aus dem entzündlichen Gewebe zu unveränderten Plasmaspiegeln führen.

Wichtig ist ebenfalls die Produktionskinetik und die endogene Clearance der betrachteten Substanz. Hat man beispielsweise ein Substanz mit hoher Produktionskinetik, sehr kurzer Halbwertszeit und die zudem noch ein großes Verteilungsvolumen besitzt, so ist auch eine noch so effektive extrakorporale Elimination ohne Effekte.

Hoffmann u. Inthorn [11] fanden 1997, dass besonders die Elimination der Anaphylatoxine effektiv ist (Tabelle 3). Bei mehreren und übereinstimmenden Untersuchungen konnte die Elimination und auch der Abfall der Plasmakonzentration der Anaphylatoxine unter kontinuierlicher Hämofiltration nachgewiesen werden. Interessant erscheint

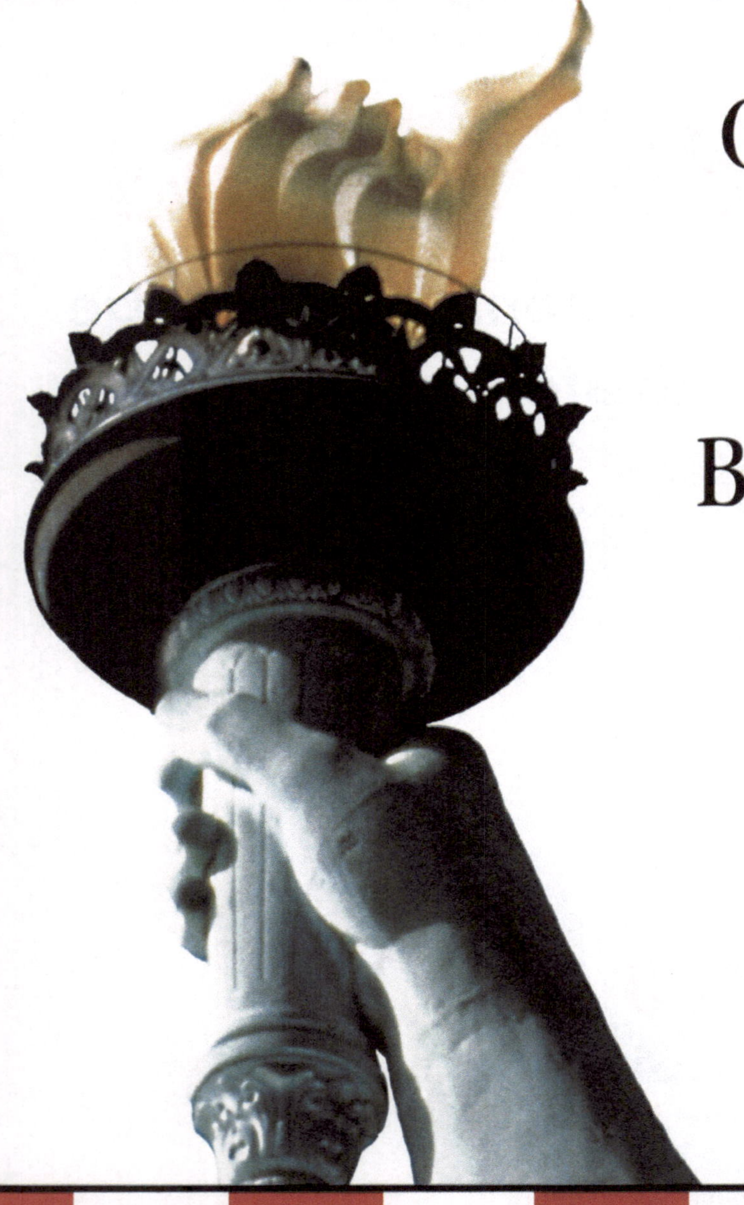

OXYGESIC® für mehr Freiheit bei starken Schmerzen des Bewegungsapparates.

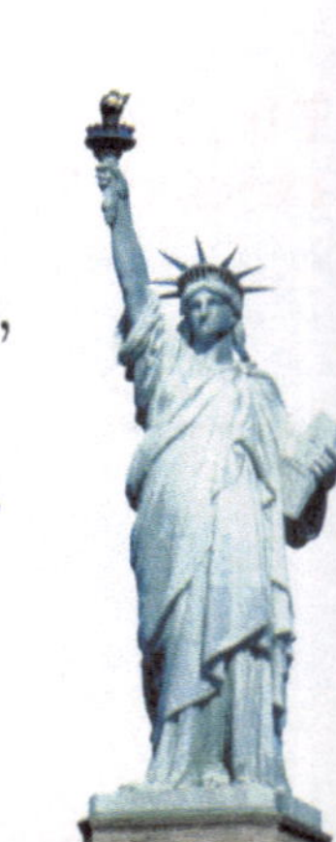

Für das breite Spektrum starker Schmerzen von Arthrose, Osteoporose, Arthritis bis Rheuma und Rückenschmerzen. Über 100.000 mit OXYGESIC® therapierte Patienten sind ein erster Schritt.

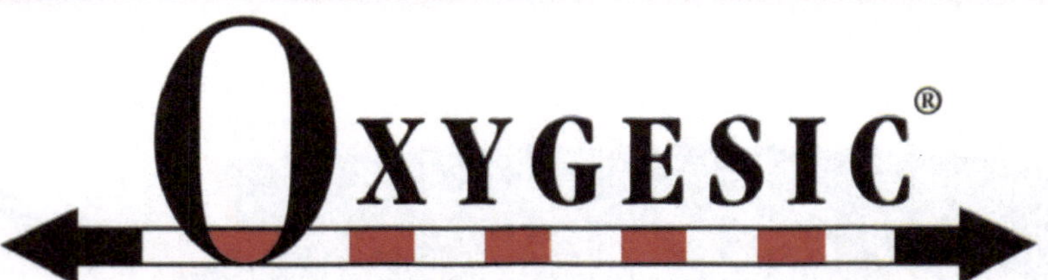

Tabelle 3. Elimination von Mediatoren in der Sepsis durch Hämofiltration. (Nach Inthorn u. Hoffmann [11])

Mediator	Elimination	Art der Veränderung des Plasmaspiegels	Untersuchung: ex vivo (*EV*), tierexperimentell (*T*), human (*H*)
Endotoxin	Adsorption	?	EV
Lipid A	Adsorption	?	EV
Anaphylatoxine			
C3a	Filtration	⇓	H
C5a	Adsorption?	⇓	H
Prostaglandine			
Thromboxan B_2	Filtration	⇓	T
6 keto-PGF 2α	Filtration	⇓	T, H
Zytokine			
TNF	Nein	=	H
IL-1β	Filtration	=	H
IL-6	Nein	=	H
IL-8	Filtration	=	H
Kardiodepressiver Faktor (MDF)			
	Filtration	?	T, H

dieses Ergebnis, da nach Untersuchungen von Hack et al. [9] hohe Plasmakonzentrationen dieser Substanzen mit der hohen Letalität der Sepsis korrelieren.

Zusammenfassend lässt sich sagen, dass eine Elimination einzelner Mediatoren durch kontinuierliche Nierenersatzverfahren nachgewiesen ist, dass deren quantitative Bedeutung aber noch weitgehend ungeklärt ist.

Spezielle Probleme, Risiken und Komplikationen (Auswahl)

Die kontinuierlichen Nierenersatzverfahren bieten neben allgemeinen Risiken wie beispielsweise der Antikoagulanzienblutung und katheterassoziierter Komplikationen noch ein paar typische Probleme, die kurz genannt sein sollen.

Dysäquilibriumsyndrom

Unter Hämodialyse kann es zu einer schnellen Erniedrigung einer primär erhöhten Plasmaosmolarität kommen, da der Substanzaustritt aus dem Gewebe in das Blut sehr viel langsamer verläuft als die Elimination dieser Substanzen in das Dialysat [20]. Bei noch erhöhter intrazellulärer Osmolarität führt der osmotisch bedingte Flüssigkeitseinstrom in die Gehirnzellen zu einem Hirnödem. Klinische Zeichen können Blutdruckanstieg, Tachykardie, Müdigkeit, Bewusstseinsstörungen, Kopfschmerzen, Übelkeit, Erbrechen und auch zerebrale Krampfanfälle sein.

Ein Dysäquilibriumsyndrom tritt bei Hämofiltration sehr viel seltener als bei Hämodialyse auf, da sich die Plasmaosmolarität unter Hämofiltration langsamer verändert [20]. Wird eine Hämodialyse mit geringeren Dialysat- und Blutflüssen kontinuierlich durchgeführt (CVVHD) verringert sich das Risiko des Auftretens eines Dysäquilibrium-syndroms.

Dosierungsprobleme bei kontinuierlichen Nierenersatzverfahren

Für viele Medikamente sind bereits Dosierungshilfen nicht nur für Patienten im chronischen Dialyseprogramm sondern auch beim Einsatz kontinuierlicher Nierenersatzverfahren angegeben. In der *„Freiburger Liste"* haben Keller u. Böhler [13] etwa 150 Medikamente in ihrem Eliminationsverhalten bei kontinuierlicher Dialyse abgeschätzt und bezogen auf eine Ultrafiltrations- bzw. Dialyserate von 1,5 l/h konkrete Dosierungsangaben vorgestellt. Die Autoren weisen darauf hin, dass für Pharmaka mit einem engen therapeutischen Bereich und möglicher Elimination durch das extrakorporale Verfahren (Aminoglykoside) Spiegelbestimmungen in regelmäßigen Abständen erfolgen sollten.

Allergische Reaktionen und Probleme bei ACE-Hemmer-Medikation

Bei Patienten, die mit Hemmern des „Angiotensin-converting enzyme" (ACE-Hemmer) behandelt werden gilt zu beachten, dass es durch die negativ geladene Membranoberfläche zu einer Induktion von Bradykinin kommen kann und der Abbau von Bradykinin ist bei diesen Patienten durch den ACE-Hemmer-Einsatz vermindert.

Die Patienten können innerhalb der ersten Minuten der Behandlung Symptome entwickeln, die akuten allergischen Reaktionen ähneln, wie z. B. Bronchospasmus, Glottisödem, Nesselsucht und ein erheblicher Blutdruckabfall mit Ausbildung eines hypovolämischen Schocks ist möglich. Die Gabe von Antihistaminika bringt häufig keine Linderung der Symptome, die Behandlung muss sofort abgebrochen und eine wirksame Akuttherapie für anaphylaktoide Reaktionen eingeleitet werden. Bei Patienten, die schwere allergische Reaktionen in der Anamnese gezeigt haben bzw. mit ACE-Hemmern behandelt werden, gilt deshalb besondere Vorsicht.

Zusammenfassung

Intensivpatienten (Sepsis, Multiorganversagen etc.) profitieren von der frühzeitigen Anlage eines extrakorporalen Nierenersatzverfahrens (CVVHDF) und zwar nicht erst dann, wenn ein im Rahmen der Grunderkrankung auftretendes akutes Nierenversagen zur Anlage zwingt.

Venovenöse und kontinuierlich durchgeführte Verfahren sind mit den heute zur Verfügung stehenden Geräten zu bevorzugen, die Flüssigkeitsbilanzierung muss bei den hohen Flussvolumina sehr genau erfolgen.

Bei der Behandlung von Patienten, bei denen ein akutes Nierenversagen im Zusammenhang mit einem Multiorganversagen auftritt bzw. von Patienten bei denen ein solches Verfahren im Rahmen des Gesamttherapiekonzeptes zur Detoxikation eingesetzt wird, ist die kontinuierliche venovenöse Hämodiafiltration (CVVHDF) mit einem hohen Filtrationsanteil zu empfehlen.

Grenzen für die vorgestellten Verfahren bestehen aufgrund der Porengröße der eingesetzten Membranen. Geht es um eine Elimination höhermolekularer Substanzen (Endotoxin, Immunkomplexe) bzw. um Stoffe, die in einem hohen Maß an Plasmaeiweiße gebunden sind, ist eine therapeutische Plasmapherese (TPE) indiziert. Als gesicherte Plasmapherese-Indikationen gelten nach Bambauer [1] in Deutschland folgende Krankheitsbilder: Goodpasture-Syndrom, Guillain-Barré-Syndrom, Hämophilie, Hyperglobulinämie, Makroglobulinämie, Myasthenia gravis, Pemphigus vulgaris, Polyneuropathie, systemischer Lupus erythematodes, thyreotoxische Krise, thrombozytopenische Purpura, Vaskulitis, schwere exogene Intoxikationen, cholestatische Leberzirrhose, familiäre Hypercholesterinämie und eine große Anzahl weiterer Indikationen sind in der Diskussion.

Im Rahmen der Sepsistherapie werden derzeitig neben den kontinuierlichen Nierenersatzverfahren auch die Plasmapherese und weitere extrakorporale Detoxikationsverfahren wie z. B. die Endotoxinadsorption in Einzelfällen eingesetzt. Auf diese Verfahren soll aber an dieser Stelle nicht weiter eingegangen werden, da gesicherte Ergebnisse derzeitig laufender kontrollierter Studien noch ausstehen.

Literatur

1. Bambauer R (1997) Therapeutischer Plasmaaustausch und verwandte Plasmaseparationsverfahren – Technische Grundlagen, Pathophysiologie und klinische Ergebnisse. Pabst Science Publishers, Lengerich Berlin
2. Burchardi H (1997) Kontinuierliche Nierenersatzverfahren – Bericht aus dem Expertenforum 1995 der Ständigen Kommission „Intensivmedizin" der DGAI. In: Wanner C, Riegel W (Hrsg) Kontinuierliche Eliminationsverfahren in der Intensivmedizin und Nephrologie. Pabst Science Publishers, Lengerich Berlin
3. Daul AE, Wenzel RR, Wagner K, Schäfers RF, Paar D, Philipp T (1993) Kontinuierliche Hämodialyse (CVVHD) unter Verwendung einer bikarbonatgepufferten Elektrolytlösung als Dialysat. Intensiv-Notfallbeh 18: 140–146
4. Dobos GJ, Gawaz MP, Böhler J (1993) Antikoagulation bei kontinuierlichen venovenösen Hämodialyseverfahren: Methoden und Probleme. Intensiv- Notfallbeh 18: 129–136
5. Druml W (1997) Kontinuierliche Nierenersatzverfahren: Gibt es eine quantitativ bedeutsame Mediatorenelimination? In: Wanner C, Riegel W (Hrsg) Kontinuierliche Eliminationsverfahren in der Intensivmedizin und Nephrologie. Pabst Science Publishers, Lengerich Berlin
6. Garcia F, Todor R, Scalea T (1991) Continuous arteriovenous hemofiltration countercurrent dialysis (CAVH-D) in acute respiratory failure (ARDS). JTrauma 31: 1277–1285
7. Gomez A, Wang R, Unruh H et al. (1990) Hemofiltration reverses left ventricular dysfunction during sepsis in dogs. Anesthesiology 73: 671–685
8. Gotloib L, Shostak A, Lev A, Fudin R, Jaichenko J (1995) Treatment of surgical and non-surgical septic multiorganfailure with bicarbonate hemodialysis and sequential hemofiltration. Intensive Care Med 21: 104–111
9. Hack CE, Nuijens JH, Felt-Bersma RJF et al.(1989) Elevated plasma levels of the anaphylatoxins C3a and C4a are associated with a fatal outcome in sepsis. Am J Med 86: 20–26
10. Heering P, Szentandrasi T, Morgera S, Schmidt F, Grabensee B (1997) Zytokinelimination mit CVVH bei Patienten mit akutem Nierenversagen. In: Wanner C, Riegel W (Hrsg) Kontinuierliche Eliminationsverfahren in der Intensivmedizin und Nephrologie. Pabst Science Publishers, Lengerich Berlin
11. Hoffmann JN, Inthorn D (1997) Hämofiltration bei Sepsis: Gibt es Hinweise für eine effektive Elimination inflammatorischer Mediatoren? In: Wanner C, Riegel W (Hrsg) Kontinuierliche Eliminationsverfahren in der Intensivmedizin und Nephrologie. Pabst Science Publishers, Lengerich Berlin
12. Inthorn D, Hoffmann JN (1995) Elimination von Mediatoren der Sepsis durch Hämofiltration? Anästh Intensivmed 11: 313–314
13. Keller E, Böhler J (1997) Kontinuierliche Dialyse/Filtration: Wie muss eine Anpassung der Pharmakotherapie erfolgen? In: Wanner C, Riegel W (Hrsg) Kontinuierliche Eliminationsverfahren in der Intensivmedizin und Nephrologie. Pabst Science Publishers, Lengerich Berlin
14. Kramer P, Wigger W, Rieger J, Matthaei D, Scheler F (1977) Arterio-venous hemofiltration: A new simple method for treatment of overhydrated patients resistant to diuretics. Klin Wochenschr 55: 1121–1122
15. Lebon H (1996) Anticoagulation in hemodialysis. The 2nd International Antithrombotic Therapy Symposium, Seoul. Medi Media Communications, pp 65–66

16. Lee PA, Matson JR, Pryor RW, Hinshaw LB (1993) Continuous arteriovenous hemofiltration therapy for Staphylococcus aureus-induced septicemia in immature swine. Crit Care Med 21: 914–924
17. Markert Gesine (1996) Übersicht der Gerätesysteme für die Behandlung des akuten Nierenversagens. J Anästh Intensivbeh: 72
18. Riegel W (1999) Bicarbonatlösungen – Vorteile bei CVVH. Vortrag auf dem 10. Internationalen Symposium Intensivmedizin und Intensivpflege, Bremen
19. Sander A, Armbruster W, Sander B (1996) Einsatz von Hämofiltration und -dialyse bei Sepsis/SIRS. J Anästh Intensivbeh z: 52–57
20. Schaffartzik W, Spies C (1996) Nierenersatzverfahren in der Intensivmedizin. Anästhesist 45: 473–491
21. Schwarz RD, Port FK (1988) Preventing hemorrhage in highrisk hemodialysis. Regional vs. low dose heparin. Kidney Int 16: 513–518
22. Van Bommel EFH. Grootendorst AF, Van Leengoed LAMG (1992) The influence of high volume hemofiltration on hemodynamics in porcine endotoxic shock. Blood Purif 10: 88–89
23. Vargas Hein OR (1999) Antikoagulation in der kontinuierlichen Nierenersatztherapie. J Anästh Intensivbeh z: 117–118
24. Wagner K, Wenzel R, Daul A (1993) Kontinuierliche Dialyseverfahren bei akutem Nierenversagen. Intensiv- Notfallbehandlg 3: 106–110

Diabetes mellitus – Eine Herausforderung für Anästhesie und Intensivmedizin

B. FREITAG

Der Diabetes mellitus ist die häufigste Stoffwechselerkrankung. Er repräsentiert als komplexe endokrine Regulationsstörung eine heterogene Gruppe von Krankheiten, welche durch einen absoluten oder relativen Mangel an Insulin und ein relatives (selten absolutes) Überwiegen hormonaler Insulinantagonisten gekennzeichnet sind.

Im klinischen Alltag spielen v. a. der Diabetes mellitus Typ 2 und – wenn auch weniger häufig – der Diabetes mellitus Typ 1 die herausragende Rolle (Übersicht 1 und 2). Beide Formen unterscheiden sich hinsichtlich ihrer Pathogenese; krankheitsspezifische Organveränderungen und Komplikationsmöglichkeiten sind dagegen in vieler Hinsicht vergleichbar.

Die *Zahl* der Diabetiker in Deutschland wird derzeit auf etwa 5 Mio. geschätzt (ca. 6% der Gesamtbevölkerung). Bereits im Jahr 2005 rechnen jedoch Experten mit mehr als 6 Mio. Erkrankten.

Zu dieser Entwicklung tragen eine mit zunehmender Lebenserwartung erhöhte Diabetes-Inzidenz (Gipfel von 21,6% in der Altersklasse der 70- bis 75-jährigen) [12], der altersunabhängige jährliche Zuwachs der Zahl von Typ-2-Diabetikern und nicht zuletzt die 1997 von der WHO und der American Diabetes Association (ADA) [24] neu formulierten Diagnosekriterien (Tabelle 1) bei.

Die *anästhesiologische Wertigkeit* des Diabetes mellitus ergibt sich u. a. aus der Tatsache, dass jeder zweite Diabetiker im Verlauf seines Lebens operative Hilfe in Anspruch nehmen muss [4]. Oft ist dabei die Erkrankung per se, d. h. eine der diabetesspezifischen Folgeerkrankungen, direkter Anlass für die chirurgische Intervention.

Bezüglich Anästhesien, Operationen oder intensivmedizinischer Behandlung stellt der diabetische Patient jedoch nicht allein wegen der Häufigkeit eine quantitative, sondern aus vielerlei Gründen eine qualitative Herausforderung dar:

- Diabetiker sind aufgrund leidenstypischer Organveränderungen zumeist multimorbid. Etwa 50% der sog. „frisch manifestierten" Typ-2-Diabetiker zeigen bereits diabetesspezifische Komplikationen [12].
- Perioperative und/oder intensivmedizinische Belastungen führen schon beim Stoffwechselgesunden zu metabolischen Regulationen, die der „diabetischen Tendenz" gleichgerichtet sind und deshalb beim Diabetiker Stoffwechseldekompensationen einschließlich Störungen im Säure-Basen-, Wasser- und Elektrolythaushalt zur Folge haben können.
- Operationsunabhängige metabolische Entgleisungen des Diabetikers, z. B. Ketoazidose, hyperglykämisches hyperosmolares Koma oder der hypoglykämische Schock, stellen stets eine Vitalbedrohung des Diabetikers dar.

Klassifikation des Diabetes mellitus

Nachdem etwa 2 Jahrzehnte zwischen den Diabetesklassifikationen der amerikanischen National Diabetes Group (NDDG, 1979) und der WHO (WHO Study Group, 1985, [25], Übersicht 1) unterschieden wurde, einigten sich Experten der WHO und American Diabetes Association (ADA) im Jahr 1997 auf eine gemeinsame Klassifikation und neue Diagnosekriterien des Diabetes mellitus ([24], Übersicht 2).

Die Neufassung verzichtet in ihrer vorwiegend ätiologischen Orientierung auf die therapierelevanten Prädikate *„insulinabhängig"* bzw. *„nicht-insulinabhängig"*.

Außerdem wird die *Differenzierung zwischen Typ-2a- und Typ-2b-Diabetes* verlassen, da in Einzelfällen übergewichtige, im späteren Erwachsenenalter Erkrankte möglicherweise keinen Typ-2-Diabetes, sondern eher eine dem Typ 1 entsprechende Störung zeigen (z. B. „latent autoimmune diabetes of adults", LADA).

Der Begriff der *gestörten Glukosetoleranz* („impaired glucose tolerance", IGT) ist nicht weiter als eigenständige Diagnose geführt. Er beschreibt lediglich das Ausmaß der Hyperglykämie oder das Erkrankungsstadium (gestörte Glukosehomöostase mit gestörter Nüchternblutglukose oder gestörter Glukosetoleranz; [9], Übersicht 2).

Für den *Gestationsdiabetes,* dem jede Störung der Glukosetoleranz zugerechnet wird, die während einer Schwangerschaft auftritt oder erstmals festgestellt wird, existieren weiterhin unterschiedliche Diagnosekriterien. Während die WHO auch außerhalb der Gravidität geltende Kriterien verwendet, hat die ADA schwangerschaftsspezifische Glukose-Grenzwerte definiert, die in ähnlicher Form von der Deutschen Diabetes Gesellschaft akzeptiert sind [9].

Übersicht 1. Klassifikation des Diabetes mellitus und der gestörten Glukosetoleranz. (Mod. nach der WHO-Einteilung 1985 [25])

Manifester Diabetes mellitus

Insulin-abhängiger Diabetes Typ 1
(insulin dependent diabetes mellitus, IDDM)

Nicht-insulinabhängiger Diabetes Typ 2
(non insulin dependent diabetes mellitus, NIDDM)
- ohne Übergewicht (Typ 2a)
- mit Übergewicht (Typ 2b)

Diabetes infolge Mangelernährung

Weitere Typen incl. Diabetes, der mit anderen Zuständen oder Syndromen assoziiert ist
- Pankreaserkrankungen;
- hormonell, medikamentös oder toxisch ausgelöste Störungen;
- Veränderungen am Insulinmolekül oder am Insulinrezeptor;
- genetische Syndrome u.a.

Gestörte Glukosetoleranz

- ohne Übergewicht
- mit Übergewicht
- gestörte Glukosetoleranz bei anderen Zuständen, Syndromen

Gestationsdiabetes

I. **Diabetes mellitus Typ 1**
   A. immunologisch bedingt
   B. idiopathisch (in Europa selten)

II. **Diabetes mellitus Typ 2**
   mit pathophysiologischer Spannbreite vom Vorwiegen der Insulinresistenz mit relativem Insulinmangel bis zur Dominanz des Sekretionsdefizits mit Insulinresistenz

III. **Andere Diabetestypen mit bekannter Ursache**
   u.a. genetische Defekte der β-Zellfunktion oder der Insulinwirkung;
   Erkrankungen des exokrinen Pankreas;
   diverse Endokrinopathien;
   medikamentös-toxisch induzierte Formen;
   infektiöse Auslösung;
   mit Diabetes assoziierte Syndrome

IV. **Gestationsdiabetes**

Diabetes mellitus Typ 1

Dem Erkrankungstyp liegt ein vollständiger Verlust der Eigeninsulinsekretion zugrunde. Dieser beruht auf einer selektiven Destruktion der β-Zellen des Pankreas-Inselapparates, für die nach heutigen Erkenntnissen zellvermittelte Immunreaktionen zusammen mit der Freisetzung von Zytokinen verantwortlich sind. Für Typ-1-Diabetiker ist deshalb die Zufuhr von exogenem Insulin akut überlebensnotwendig, bei inadäquater oder ausbleibender Insulintherapie drohen *Ketoazidosen*.

Das Hauptmanifestationsalter liegt in den ersten 4 Lebensjahrzehnten mit Schwerpunkt im 2. Lebensjahrzehnt. Manifestationen im Alter über 40 Jahre sind möglich („latent autoimmune diabetes of adults", LADA). Die differenzialdiagnostische Abgrenzung zum Typ-2-Diabetes bereitet u. U. Schwierigkeiten.

Diabetes mellitus Typ 2

Für den weitaus häufigsten Erkrankungstyp (ca. 90% aller Fälle) sind eine verminderte Insulinempfindlichkeit im peripheren Gewebe und eine quantitativ oder qualitativ gestörte Insulinsekretion kennzeichnend. Die Dominanz der einzelnen Störung variiert (Übersicht 2), stets liegt ein Missverhältnis zwischen der aktuellen plasmatischen Glukosekonzentration und der Konzentration und Effektivität von Insulin vor.

Der Begriff „*Altersdiabetes*" gilt nur mit Einschränkung, weil der Typ-2-Diabetiker mit zunehmender Häufigkeit ebenfalls bei Jüngeren diagnostiziert wird. Auch das in der neuen Klassifikation ohnehin getilgte Synonym „*nicht-insulinabhängiger Diabetes*" ist irreführend. Speziell Typ-2a-Diabetiker nach der WHO-Einteilung können frühzeitig insulinpflichtig werden. Wegen einer Restsekretion des endokrinen Pankreas besteht jedoch – im Gegensatz zum Typ-1-Diabetes – nicht die absolute Abhängigkeit von exogenem Insulin. Demzufolge neigt der Typ-2-Diabetiker zum *hyperglykämischen, hyperosmolaren*, aber *nichtketoazidotischen Koma*.

Häufig ist der Diabetes Typ 2 Teil des *metabolischen Syndroms* [8, 19], welches andererseits auch als „Prä-Typ-2-Diabetes" [8] betrachtet wird und durch Hyperinsulinismus, Hypertonie, Dyslipoproteinämie und Adipositas charakterisiert ist.

Diagnostische Kriterien

Diabetes mellitus wird anhand typischer klinischer Symptome in Verbindung mit unter verschiedenen Bedingungen gemessenen Blutglukosekonzentrationen diagnostiziert.

Dominierend sind Symptome im Zusammenhang mit Hyperglykämien (Polyurie, Polydipsie, Polyphagie). Gewichtsverlust, Muskelschwäche, Abgeschlagenheit, Neigung zu Hautinfektionen u. a. sind eher Ausdruck der involvierten Fett- und Proteinstoffwechselstörungen.

Diagnosekriterien

Die Diagnose „Diabetes mellitus" gilt nach folgenden Kriterien als gesichert (Konzentrationsangaben für Kapillarblut!) [19]:
- Gelegenheits-Blutglukose reproduzierbar $\geq$11,1 mmol/l (200 mg/dl)[1] bei Vorliegen typischer Symptome oder
- Nüchternblutglukose reproduzierbar $\geq$6,1 mmol/l (100 mg/dl) oder
- Blutglukose bei oralem Glukosetoleranztest (oGTT[2] $\geq$11,1 mmol/l) (200 mg/dl).

Die neuen Kriterien werden hier bewusst detaillierter dargestellt, weil sie zum eingangs erwähnten prozentualen Zuwachs an Diabetikern innerhalb der Gesamtbevölkerung und damit in der Anästhesiepatientenklientel beitragen.

Nach der WHO-Klassifikation von 1985 [25] lag der pathologische Grenzwert für die Nüchternblutglukose (unter Kapillarblutmessung) bei 7,0 mmol (126 mg/dl). Seine Absenkung in der WHO/ADA-Klassifikation auf nunmehr 6,1 mmol/l (110 mg/dl) trägt u. a. auch Erkenntnissen Rechnung, dass bisher als unproblematisch eingestufte Blutglukosekonzentrationen bereits mikrovaskuläre Komplikationen (z. B. Retinopathien) auslösen.

Die diagnostische Bewertung der Glukosekonzentrationen in Tabelle 1 stützt sich auf Kapillarvollblut. International üblicher und auch sicherer sind Bestimmungen im Plasma. Die Wertedifferenzen geben mitunter Anlass zu Irritationen. Konzentrationen von 5,3–6,1 mmol/l (95–110 mg/dl) im Kapillarvollblut entsprechen 6,1–7,0 mmol/l (110–126 mg/dl) im Plasma [9].

Insulinhomöostase und Folgen des Insulinmangels

Das Polypeptid-Hormon Insulin wird in den β-Zellen der Langerhans-Inseln des Pankreas produziert. Die α-Zellen des sog. Inselorgans sind für die Bildung von Glukagon zuständig. Die Bauchspeicheldrüse enthält insgesamt 80 Einheiten (E) Insulin, von denen täglich etwa 25–50 E sezerniert werden.

Der adäquate Reiz für die Insulinfreisetzung ist ein Anstieg der Glukosekonzentration im Blut. Weitere Stimuli sind erhöhte Plasmakonzentrationen verschiedener Aminosäuren, freier Fettsäuren und einzelner Hormone bzw. Peptide des Gastrointestinaltraktes wie Gastrin, Sekretin, Cholezystokinin (CCK) oder „gastric inhibitory peptide" (GIP). Auch Glukagon in hohen Konzentrationen steigert die Insulinausschüttung.

---

[1] Umrechnung: mmol/l = 18,016 mg/dl.

[2] Der oGTT wird in der klinischen Routine nur dann empfohlen, wenn Nüchtern- oder Gelegenheitsblutglukose die Diagnosekriterien des Diabetes mellitus nicht erfüllen.

Tabelle 1. Diagnostische Bewertung von Blutglukosekonzentrationen nach WHO/ADA-Kriterien 1997. (Aus [12, 19])

Nüchternblutglukose (im Kapillarblut!)	*2 h nach Glukosebelastung (oGTT)*	*Gelegenheits-Blutglukose*	*Diagnose*
Normal: <5,3 mmol/l (<95 mg/dl)	Normal: <7,8 mmol/l, (<140 mg/dl)		Kein Diabetes mellitus
Grenzwertig:	Grenzwertig:		***Gestörte Glukose-Homöostase***
5,3–6,1 mmol/l (95–<110 mg/dl)			Gestörte Nüchternblutglukose
	7,8–<11,1 mmol/l (140–<200 mg/dl)		Gestörte Glukosetoleranz
Pathologisch: >6,1 mmol/l (>110 mg/dl)	Pathologisch: >11,1 mmol/l (>200 mg/dl)	Pathologisch: >11,1 mmol/l (>200 mg/dl) mit Symptomen	**Manifester Diabetes mellitus**

Von klinischer Bedeutung ist außerdem der sekretionsmodulierende Einfluss des *vegetativen Nervensystems*:

- Ebenso wie parasympathische Impulse steigert eine Erregung sympathischer β_2-Adrenozeptoren die Insulinsekretion.
- Dagegen hemmt die Stimulation von α_2-Adrenozeptoren im Verlauf einer Sympathikusaktivierung die Freisetzung. Dieser Effekt dominiert über die β_2-rezeptorvermittelte Wirkung.

Physiologischerweise wird zwischen einer basalen und prandialen Insulinsekretion unterschieden.

Die *Basalsekretion* kompensiert unabhängig von der Nahrungsaufnahme die endogene, aus Glykolyse und Glukoneogenese resultierende Glukosezufuhr. Mit der vom Pankreas stündlich freigesetzten Menge (ca. 20 µg Insulin) werden im peripheren Blut Insulinkonzentrationen von etwa 15 Mikroeinheiten aufrechterhalten.

Die *prandiale Insulinsekretion* deckt den durch exogene Glukosezufuhr (Nahrungsaufnahme) ausgelösten Blutzuckeranstieg ab. Sie ist der Basalsekretion intermittierend aufgepfropft und quantitativ von der aufgenommenen Kohlenhydratmenge abhängig. Zur Korrektur erhöhter Blutzuckerspiegel werden Insulin-Plasmakonzentrationen im Bereich 30–40 Mikroeinheiten/ml erforderlich [1].

Insulin ist neben Glukagon der wichtigste Regulator in der äußerst komplexen Glukosehomöostase.

Seine offensichtlichste Wirkung, die Senkung der Blutglukosekonzentration, wird vornehmlich über Prozesse im Kohlenhydratmetabolismus unter Einbeziehung des Protein- und Fettstoffwechsels realisiert:

- Aufnahmeförderung von Glukose (und Aminosäuren) in Zellen insulinabhängiger Gewebe.
- Senkung der Glukoseproduktion durch Hemmung der Glykogenolyse (Leber-, sowie Fett- und Muskelzellen) und der hepatischen Glukoneogenese (im Antagonismus zu Glukagon).

- Stimulation der Glykogenbildung in Leber-, Fett- und Muskelzellen sowie der Proteinsynthese (Leber, Muskulatur) und Lipogenese aus Glukose.
- Steigerung der Aufnahme freier Fettsäuren in Leber- und Fettzellen (Speicherung in Form von Triglyzeriden).
- Hemmung der Lipolyse (Inhibierung der Triglyzeridlipase) mit konsekutiv verminderter Ketogenese.

Die genannten und weitere intrazelluläre Insulinwirkungen werden über sog. *einfachmembrangängige Rezeptoren* vermittelt. Die Folgeschritte der Rezeptorinteraktion sind noch nicht in allen Details bekannt.

Mit der Insulinbindung erlangt der Insulinrezeptor über eine Autophosphorylierung selbst Enzymcharakter (aktive Tyrosinkinase). Anschließende Phosphorylierungsreaktionen aktivieren eine Reihe zytoplasmatischer Enzymproteine, welche in Form einer Signalkette die intrazellulären Insulineffekte auslösen.

Die Rezeptorbesetzung an Muskel- und Fettzellen ist mit einer Translokation von präformierten sog. Glukosetransportern (z. B. GLUT 4 von 5 Isoformen) aus zytoplasmatischen Vesikeln in Richtung Zellmembran verbunden. Die Glukosetransporter fördern mit unterschiedlicher Zellspezifität die Glukoseaufnahme vom Extra- in den Intrazellulärraum [1].

Eine weitere Konsequenz des anhaltenden Kontaktes größerer Insulinmengen ist die Internalisierung des Insulin-Rezeptor-Komplexes ins Zellinnere, wodurch sich die Zahl der verfügbaren Rezeptoren verringert.

Diese „*down regulation*" ist möglicherweise nicht nur für die etappenförmige Entwicklung des Diabetes mellitus Typ 2 bedeutsam, sondern auch für die erschwerte Stoffwechselführung des diabetischen Intensivpatienten, dessen vielfältige Stressbelastungen oftmals höhere therapeutische Insulindosierungen unvermeidbar machen.

Die Auswirkungen des Insulinmangels differieren abhängig vom Grad des Defizits und vom Zielgewebe. Zum Kardinalsymptom „chronische Hyperglykämie" tragen zu unterschiedlichen Anteilen Störungen im Kohlenhydrat-, Protein- und Fettstoffwechsel bei.

Im Zentrum stehen die mangelhafte Glukoseverwertung in Zellen als Folge einer verminderten Glukoseaufnahme sowie die – trotz Hyperglykämie – gesteigerte hepatische Glykogenolyse und Glukoneogenese vorwiegend aus proteolytisch freigesetzten Aminosäuren.

Die infolge Insulinmangels angefachte Lipolyse hauptsächlich im Fettgewebe führt zum Konzentrationsanstieg freier Fettsäuren im Plasma. Ihr exzessiver Anfall bei absolutem Insulindefizit überfordert einerseits die lipogenetische Kapazität der Leber, andererseits kommt es bei gleichzeitiger Unterbrechung der Glukoseoxidation zur Akkumulation von Azetyl-Koenzym-A und Azetoazetyl-Koenzym-A. Aus letzterem entsteht Azetoazetat, das durch Reduktion oder Dekarboxylierung zu β-Hydroxybutyrat bzw. Azeton umgewandelt wird. Beide Metabolite und Azetoazetat werden chemisch unzutreffend als „Ketonkörper" bezeichnet.

Diabetestyp spezifische Komplikationen

- Dem *Typ-1-Diabetiker* droht bei fehlerhafter Insulintherapie oder bei Verlust der peripheren Insulinwirkung (u. a. im Postaggressionssyndrom, bei Infekten, Traumen, zerebralen Insulten) aufgrund der ungebremsten Lipolyse mit massiver Ketonkörperbildung das *ketoazidotische Koma*.

- Beim *Typ-2-Diabetiker* reicht eine – wenn auch kleine – Restsekretion von Insulin aus, die periphere Lipolyse und hepatische Ketogenese so zu limitieren, dass Ketoazidosen ausbleiben. Wenn die Insulinreserve jedoch zur Regulierung des Glukosestoffwechsels zu gering ist, entwickelt sich eine *hyperosmolares (hyperglykämisches) Koma.*

Organkomplikationen beim Diabetes mellitus

Bei der Risikobeurteilung des Diabetes im Zusammenhang mit Operationen und Anästhesien ist bedeutsam, inwieweit diabetesspezifische Folgeerkrankungen bzw. Komplikationen vorliegen.

Verschiedenen epidemiologischen Studien zufolge ist der Diabetes mellitus v. a. durch Organveränderungen auf der Basis der diabetischen Mikro- und Makroangiopathie als solitäres Leiden nahezu die Ausnahme [20, 21, 22].

Kardio- und zerebrovaskuläre Komplikationen zeichnen nicht nur für die höhere Morbidität und Mortalität der diabetischen Bevölkerung verantwortlich. Sie belasten außerdem zusammen mit anderen Folgeerscheinungen (z. B. Nephro- und Neuropathie, Hyperkoagulabilität, verminderte Infektabwehr; Übersicht 3) in vielerlei Hinsicht die perioperative Periode.

Kardiovaskuläre Komplikationen

Abhängig von der Dauer der chronischen Hyperglykämie dominieren *makrovaskuläre Komplikationen* wie koronare Herzkrankheit, Myokardinfarkt, Apoplexie und periphere

Übersicht 3. Charakteristische Begleiterkrankungen bzw. Folgen des Diabetes mellitus mit potentiellen Auswirkungen auf das perioperative Risiko

Folgen der Mikroangiopathie
- *Diabetische Kardiomyopathie*
- *Diabetische Nephropathie*
  mit arterieller Hypertonie und Funktionseinschränkung bis zur terminalen Niereninsuffizienz (zusätzlich: chronische Harnwegsinfektionen)
- *Diabetische Polyneuropathie* [26]
- *Symmetrische Polyneuropathien*
  (sensible oder sensomotorische sowie **autonome** Neuropathie)
- *Fokale und mulitfokale Neuropathien*
  (kraniale Neuropathie; Mononeuropathie des Stammes; proximale motorische Neuropathien)

Folgen der Makroangiopathie
- *Koronararteriensklerose*
  mit koronarer Herzkrankheit und Myokardinfarktrisiko
- *Sklerose arterieller zerebraler Gefäße*
  mit hohem Schlaganfallrisiko
- *arterielle Verschlußkrankheit*
- Multifaktorielle Hyperkoagulabilität
- Reduzierte Infektabwehr
- Verzögerte Wundheilung
- Allgemeine Labilität im Wasser-, Elektrolythaushalt
- „Stiff joint syndrom" (Diabetes mellitus Typ 1)

arterielle Verschlusskrankheit vorzugsweise das Krankheitsbild des Diabetes mellitus Typ 2.

Etwa 55% aller Typ-2-Diabetiker sterben an den Folgen der koronaren Herzkrankheit, 15–25% an zerebrovaskulären Komplikationen. Bei Typ-1-Diabetikern besteht oftmals bereits im Alter von 25–30 Jahren eine Koronarsklerose. Für etwa 15% dieser Kranken wird sie zur Todesursache.

Die höhere Inzidenz von Koronarerkrankungen, Myokardinfarkten und Schlaganfällen beim Diabetes mellitus Typ 2 resultiert aus zusätzlichen Risikofaktoren der Arteriosklerose, die beim metabolischen Syndrom ein komplexes pathogenetisches Prinzip abbilden: Hypertonien sind in 50–65%, Dyslipidämien in 40–55% und Hypercholesterinämien in 35% der Fälle mit dem Typ-2-Diabetes assoziiert [1].

Die Konstellation Hyperglykämie und arterielle Hypertonie („*Duo infernale*") wird zusätzlich durch Auswirkungen der autonomen (kardialen) Neuropathie und der multifaktoriellen Hyperkoagulabilität kompliziert.

Die gesteigerte Gerinnungsneigung beruht auf rheologischen und hämostaseologischen Störungen. Neben der hohen Blutviskosität, gestörten Erythrozytenverformbarkeit (durch Membranglykosylierung) und Endothelschäden tragen plasmatische Faktoren (Konzentrationszunahme der Faktoren VII und VIII sowie Fibrinogen; Abnahme von AT III und Protein C) und die gesteigerte Thrombozytenaggregation zur postoperativen *Thromboseneigung* bei.

Das Risikopotenzial in der perioperativen Periode wird noch durch die Tatsache gesteigert, dass Diabetiker gegenüber Stoffwechselgesunden 2-fach häufiger an *Kardiomyopathien* (kongestive Herzinsuffizienz) leiden. Dabei können Zeichen einer koronaren Verschlusskrankheit fehlen [2]. Ursächlich sind pathologische Veränderungen an kleinen Arterien bzw. Arteriolen des Myokards, wie sie auch für die renale Mikroangiopathie charakteristisch sind.

Aus der häufigen Kombination von *mikrovaskulären Veränderungen* und gestörter linksventrikulärer Funktion erklärt sich die hohe Inzidenz von kardiogenem Schock und hochgradiger Herzinsuffizienz, wenn Diabetiker vom Myokardinfarkt betroffen sind [2]. Sowohl beim Typ-1- als auch beim Typ-2-Diabetiker ist die Zahl intra- und postoperativer, nicht selten tödlich verlaufender, Myokardinfarkte überdurchschnittlich groß.

Nierenfunktionsstörungen

Hauptsächliche Zielorgane der *diabetischen Mikroangiopathie* sind Augen und Nieren.

Eine *Nephropathie* wird bei 30–40% der Typ-1-Diabetiker und 15–30% der Typ-2-Diabetiker beobachtet. Letztere weisen eine geringere Inzidenz *terminaler Niereninsuffizienzen* auf, da diese Patienten bei Erkrankungsbeginn bereits älter sind und nicht selten vor Ausbildung des Nierenversagens an den Folgen ihrer Koronarerkrankung oder Apoplexie versterben. Zukünftig wird jedoch, zumal mit konsequenter Therapie ein höheres Lebensalter erreichbar ist, häufiger mit terminalen Niereninsuffizienzen gerechnet werden müssen [15].

Grundsätzlich besteht bei allen Diabetikern im Zusammenhang mit ausgedehnten Operationen und Anästhesien die Gefahr des *akuten Nierenversagens*. Die vorbestehende renale Funktionsstörung mit Albuminurie und Hypalbuminämie bewirkt eine intra-extravaskuläre Flüssigkeitsverschiebung inklusive Elektrolytimbalancen. Daraus resultiert eine Hypovolämie, die durch eine hyperglykämieassoziierte Osmodiurese („Nierenschwelle" für Glukose: 10 mmol/l Plasma; 180 mg/dl) verstärkt sein kann.

34

Volumenmangel, zusätzliche intraoperative Flüssigkeitsverluste und die charakteristische Blutdrucklabilität des Diabetikers (u. U. auch durch Anästhetikaeinfluss) werden Auslöser glomerulärer Filtrationseinschränkungen und gleichzeitiger Tubulusläsionen, die im pathogenetischen Zentrum des Nierenversagens stehen.

Polyneuropathien

Nahezu 50% der Typ 1- und Typ-2-Diabetiker leiden nach 5- bis 10-jähriger Krankheitsdauer an einer diabetischen Polyneuropathie (Übersicht 3 und Tabelle 2). Die Störungen betreffen somatische und/oder autonome Anteile des peripheren Nervensystems [26]. Beide Manifestationen sind – wenn auch mit verschiedener Wertigkeit – für die Anästhesie und Intensivmedizin relevant.

- Die *sensible* oder *sensomotorische Neuropathie* beeinflusst beispielsweise die intraoperative Relaxometrie [11]. Sie muss bei der Patientenlagerung und u. U. in forensischer Hinsicht bei Regionalanästhesien respektiert werden.
- Die *autonome Neuropathie*, von der 20–40% aller Diabetiker betroffen sind, wirkt sich auf einzelne Organ- bzw. Funktionssysteme mitunter folgenschwer aus (Tabelle 2). Von herausragender Bedeutung ist die mangelhafte kardiovaskuläre Regulationsbreite. Diabetiker mit Dysautonomie zeigen deshalb gegenüber anderen Patientengruppen eine deutlich höhere intra- und postoperative Morbidität und Mortalität.

Chirurgischer Eingriff und diabetische Stoffwechsellage

Es gehört zu den Aufgaben der Anästhesie, bei der präoperativen Vorbereitung eines Diabetikers potenzielle Risikofaktoren einerseits zu erkennen und andererseits die sich

Tabelle 2. Wesentliche klinische Manifestationen der diabetischen autonomen Neuropathie mit anästhesiologischer (intensivmedizinischer) Relevanz. (Nach [26])

Organ- bzw. Funktionssystem	*Klinische Auswirkungen*
Kardiovaskuläres System	Ruhetachykardie, reduzierte Herzfrequenzvariabilität, „stumme" Myokardischämien (-infarkte), orthostatische Hypotonien, perioperative Blutdrucklabilität, maligne Arrhythmien (?), plötzlicher Tod (?)
Neuroendokrinum	Verminderte Katecholaminsekretion (z. B. unter orthostatischer Belastung), hypoglykämieassoziierte Dysfunktion (Störung der Hypoglykämiewahrnehmung und hormonellen Gegenregulation)
Respiratorisches System	Atemfehlregulation mit herabgesetztem Atemantrieb bei Hyperkapnie bzw. Hypoxämie, Atemstillstand (?)
Gastrointestinaltrakt	Gestörte Ösophagusmotilität und Gastroparese (s. Aspirationsgefahr), Enteropathien (mit Diarrhö), Hypomotilität des Kolons u. a.
Urogenitaltrakt	Zystopathie mit Blasenentleerungsstörung u. a.

aus ihnen ergebende Patientengefährdung durch geeignete Maßnahmen zu eliminieren bzw. wenigstens zu verringern.

Diabetesspezifische Risiken resultieren, wenn man das zwangsläufige Risiko der operativen Intervention hier unberücksichtigt lässt, aus den beschriebenen Organveränderungen bzw. Langzeitkomplikationen sowie aus der diabetischen Stoffwechsellage und deren Verschlechterung unter den gesteigerten perioperativen Anforderungen.

In der *Vorinsulinära* war das Leben des operierten Diabetikers durch postoperative metabolische Entgleisungen extrem bedroht. Die globale postoperative Letalität betrug 18–46%, sie sank nach Einführung des Insulins auf 3–10% [3]. Bei intensiver Operationsvorbereitung und entsprechender Behandlung der Erkrankung muss heute die Komplikationsrate von Diabetikern auch bei ausgedehnteren Operationen nicht über der von Nichtdiabetikern liegen [18].

Postaggressionssyndrom. Jeder operative Eingriff und ebenso der Großteil intensivmedizinischer Behandlungsmaßnahmen bedeutet eine als *Stress* zu bezeichnende Belastung. Sie führt beim Nichtdiabetiker wie beim Diabetiker zu einer Auslenkung der physiologischen Balance zwischen dem anabolen Hormon Insulin und den ergotropen Hormonen Glukagon, Katecholaminen, Glukokortikoiden, Somatotropin u. a. zugunsten der antiinsulinären Faktoren. Die daraus resultierende Stoffwechselantwort imponiert anfangs in der Akutphase des sog. Postaggressionssyndroms als *Hypermetabolismus*, dessen Ziel die Energiemobilisierung (Ergotropie) aus verschiedenen Quellen ist.

Infolge des erwähnten Übergewichtes der kontrainsulinären Stresshormone bzw. -faktoren entwickelt sich eine *„diabetogene“ Reaktionslage* mit ausgeprägter *Hyperglykämie*. Diese ist vornehmlich das Produkt aus forcierter Glukoneogenese und eingeschränkter Glukoseverwertung, zu der eine anhaltende periphere Insulinresistenz und zeitweilig verminderte Insulinsekretion beitragen. Der Sinn dieser Regulation liegt in der Glukosebereitstellung für insulinunabhängige, vital bedeutsame Gewebe.

Auch beim Stoffwechselgesunden kann in dieser Phase eine vorübergehende Insulinsubstitution zur Korrektur extremer Blutglukosekonzentrationen notwendig sein, zumeist wird er jedoch die metabolische Auslenkung mit einer um das Mehrfache der Norm gesteigerten Insulinausschüttung im angemessenen Zeitraum ausgleichen können. Dazu ist der Typ-1-Diabetiker infolge der erloschenen Insulinsekretion prinzipiell nicht fähig und auch beim Typ-2-Diabetiker ist die Kompensation eingeschränkt.

Diabetiker reagieren deshalb in derartigen Situationen grundsätzlich mit ausgeprägteren Hyperglykämien als Nichtdiabetiker, zumal bei ihnen – vergleichsweise zu übrigen Patienten – jedes insulingegenregulatorische Hormon für sich betrachtet einen stärkeren hyperglykämischen Effekt zeigt.

Aus der Interaktion zwischen diabetestypischer Stoffwechseltendenz und belastungsinduzierter Stoffwechselantwort ergibt sich ein erhöhter Insulinbedarf, so lange die vielgestaltigen Belastungen anhalten.

Die Globalaussage „erhöhter Insulinbedarf“ wird jedoch den komplexen Problemen bei der Stoffwechselführung des Diabetikers unter perioperativen bzw. intensivmedizinischen Bedingungen nur unzureichend gerecht. Die Therapie zur Korrektur des Blutzuckers und anderer Störungen muss sich nach einer Vielzahl von Patientendaten richten, beispielsweise nach Erkrankungsform und -dauer, Güte und Langzeitstabilität der Stoffwechselführung, Grad des Insulindefizits, Patientenalter. Dazu kommen *operationsabhängige Faktoren* (Art, Ausmaß, Dringlichkeit des Eingriffs, zu erwartende Schwere des Postaggressionsstoffwechsels, notwendige Nahrungskarenz u. a.).

Deshalb wird trotz gewisser Grundregeln und trotz angestrebter Therapiestandards nicht das allgemeingültige Schema, sondern das patientenindividuelle Vorgehen Priorität haben müssen.

Allgemeine prä- und postoperative Therapie- und Organisationsprinzipien

Bei der Vorbereitung von Diabetikern auf operative oder größere diagnostische Eingriffe ist eine enge interdisziplinäre Zusammenarbeit von Internisten, Chirurgen und Anästhesisten unverzichtbar.

Die aktuelle Forcierung sog. ambulanter Operationen und Verkürzungen der Krankenhausverweildauer dürfen begründeten stationären Aufenthalten von Diabetikern vor Elektiveingriffen nicht entgegenstehen, wenn damit eine angemessene Diagnostik, Kontrolle und evtl. Korrektur der Stoffwechselsituation der Patienten verbunden ist. Andererseits werden bei gut organisierten prästationären Behandlungsformen mit Anästhesiesprechstunde Klinikaufnahmen nicht für jeden Diabetiker und jeden Eingriff obligat.

Bei *planbaren Operationen* sind folgende Grundsätze zu respektieren [3, 4, 17]:
1. Präoperativ muss entschieden werden, inwieweit bei Diabetes ohne Insulinbehandlung die perioperative Therapieumstellung auf Insulin notwendig ist.

   Die Entscheidung wird – abgesehen von der geplanten Operation – ganz wesentlich von der Güte der Stoffwechselführung abhängen. Sie kann unter pragmatischen Gesichtspunkten der operativen Medizin grob orientierend wie folgt beurteilt werden [3]:
   – Gute Stoffwechseleinstellung: Nüchternblutglukose bis 7,8 mmol/l (140 mg/dl); Harnzucker negativ,
   – ausreichende Einstellung: Nüchternblutglukose bis 10 mmol/l (180 mg/dl); Harnzucker bis 5 g/24 h,
   – schlechte Einstellung: Nüchternblutglukose >10 mmol/l (180 mg/dl); Harnzucker >5 g/24 h.
2. Die präoperative Insulintherapie des Typ-1-Diabetikers wird mit situationsadaptierter Applikationsform und Dosierung beibehalten. Das gilt – unter Verzicht des oralen Antidiabetikums bei kombinierter Dauertherapie – ebenso für insulinpflichtige Typ-2-Diabetiker.
3. Das Ziel der vordringlichen Blutzucker- bzw. Stoffwechselregulierung vor Operationen kann sich nicht an „Idealkritierien" der zu recht strikten Langzeittherapie orientieren. Es gilt Blutglukosekonzentrationen im Bereich *milder Hyperglykämien* (z. B. 7–12 mmol/l; 125–215 mg/dl) anzustreben, um unkalkulierbare hypoglykämische Episoden, die speziell für älteren Patienten deletäre Folgen haben können, sicher zu vermeiden.

   Eher moderate Blutglukosekorrekturen in der perioperativen/intensivmedizinischen Periode stehen nicht im Widerspruch zur allgemeinen Auffassung, dass die Ausprägung diabetesspezifischer Folgeschäden von der Qualität der Langzeit-Glukoseregulierung abhängt. Nur permanente und nicht kurzzeitige Hyperglykämien führen zur pathologischen Glykosylierung von Struktur- und Funktionsproteinen.

   Indikator einer „Überzuckerung" von Geweben ist der prozentuale Anteil von *glykosyliertem Hämoglobin* (HbA 1c bzw. HbA 1) [21, 22, 23]. Dieser Parameter (Norm: 5–7%; pathologische Grenze: >7,5% für HbA 1c bzw. >9,0% für HbA 1) widerspiegelt den Glukosemetabolismus der vorangegangenen 4–6 Wochen und nicht die aktuelle Stoffwechselsituation bzw. -labilität.

   Hyperglykämien stören mit Sicherheit die *Wundheilung* und *Infektabwehr* [13], jedoch fehlen kontrollierte Studien, inwieweit erhöhte Blutzuckerkonzentrationen in der postoperativen/intensivmedizinischen Periode mit einer größeren Komplikationsdichte korrelieren.

4. Präoperativ bestehende hyperglykämische (ketoazidotische oder hyperosmolare) Komplikationen müssen ausgeschlossen sein oder wie die kombiniert vorliegenden Störungen des Säure-Basen-, Wasser- und Elektrolythaushaltes korrigiert werden. Diabetische Komaformen stellen absolute Kontraindikationen für operative Eingriffe dar, ausgenommen sind unmittelbar lebensrettende Interventionen.
5. Die Therapiebemühungen dürfen sich nicht auf die – wenn auch vordringliche – Stoffwechselregulierung beschränken. Sie müssen auch die vorbestehenden kardialen, pulmonalen, renalen Störungen berücksichtigen.
6. Aufgrund der potenziellen Hyperkoagulabilität ist der Entschluss zur Low-dose-Heparinisierung großzügig zu fassen (**Cave:** proliferative Retinopathie mit Einblutungsgefahr!).
7. Elektivoperationen sind zu Beginn des täglichen Operationsprogramms zu planen. Diese leicht realisierbare, aber oft missachtete Regel erleichtert das postoperative Monitoring (z. B. Laborkapazität), verkürzt die Nüchternheitsphase und reduziert die psychische Belastung des Patienten vor der Operation.

Perioperative Stoffwechselführung beim Typ-1-Diabetiker

Die medikamentöse Langzeittherapie beim Diabetes mellitus Typ 1 erfolgt in 2 Formen [19]:
1. *Intensivierte konventionelle Insulintherapie (ICT)*
   Getrennte Substitution des basalen Insulinbedarfs (mittellang wirksame Basal- bzw. Verzögerungsinsuline) und des mahlzeitabhängigen (präprandialen) Bedarfs (kurz wirksames Normal-, Regular- bzw. Korrekturinsulin) in verschiedenen Varianten mit Pen oder Einweg-Spritzen.
2. *Kontinuierliche subkutane Insulininfusion (CSII – Insulinpumpentherapie)*
   Über Mikrodosierpumpe (mit Normalinsulin-Reservoir) kontinuierliche Abgabe einer Insulinbasalrate für nahrungsunabhängigen Bedarf und (patientenausgelöste) Abgabe von Mahlzeiten- und Korrektur-Insulinboli; subkutane Katheterapplikation.

Wie erwähnt wird unabhängig vom Schweregrad der bevorstehenden Operation beim Typ-1-Diabetiker die Insulintherapie perioperativ grundsätzlich beibehalten. In der Frage der Dosierung und Applikationsweise (z. B. subkutane oder intravenöse bzw. Bolus- oder kontinuierliche Insulingabe) differieren die Meinungen, sodass auch die folgenden Schemata nur eine grobe Orientierung darstellen.

Beim Typ-1-Diabetiker mit intensivierter konventioneller Insulintherapie (ICT) kann beispielsweise Insulin (stets unter ausreichender Zufuhr des Substrats Glukose) bei „leichten" bis „mittleren" Elektiveingriffen weiter subkutan appliziert werden (Tabelle 3).

Für „mittlere" und „schwere" Operationen (mit evtl. nachfolgender parenteraler Ernährung) empfiehlt sich jedoch die intravenöse Insulinsubstitution in Form einer Bolus- oder Infusions- (Perfusor-)Technik.

Das folgende Vorgehen für Elektiveingriffe stützt sich auf die Perfusortechnik. Diese kontinuierliche Applikationsform ist auch bei Notfalloperationen gefordert und praktikabel.

Tabelle 3. Schematisierte perioperative Insulintherapie bei Typ-1-Diabetikern. (Nach [12])

Diagnostische Eingriffe	Kleine Operationen	Mittlere Operationen	Größere Operationen (und parenterale Ernährung)
Weglassen des Normalinsulins, nur *Basalinsulin*	50% der üblichen Insulindosis als *Basalinsulin*	50% der üblichen Insulindosis als *Basalinsulin*	Perfusortherapie: Insulin kontinuierlich i.v. über Perfusor (1 IE Normalinsulin/ml)
	Prä-, intra-, postoperative Infusion von Glukose 5% (100–200 g/d).	Prä-, intra-, postoperative Infusion von Glukose 5% (100–200 g/d).	Erhöhung der präoperativen Tagesdosis um 50%
	Vor 1. p.o. Nahrung: Wiederaufnahme der s.c.-Insulintherapie	Vor 1. p.o. Nahrung: Wiederaufnahme der s.c.-Insulintherapie	Umrechnung auf Infusion/24 h
		Vorzug: Perfusortherapie (s. größere Operationen)	*Cave:* Glukose- u. K^+-Kontrollen (evtl. Substitution)!

Perioperative Insulintherapie

Eine gute Stoffwechselsituation vorausgesetzt wird bis zum Mittag des präoperativen Tages die ermittelte Insulinmenge verabreicht.

Die abendliche Insulingabe muss wegen des Wegfalls der Spätmahlzeit um 25–50% reduziert werden.

Am Morgen des Operationstages wird nach frühzeitiger Bestimmung der Nüchternblutglukose mit der Infusion einer 5%igen Glukoselösung (Richtgröße: 5–10 g Glukose/h) begonnen, die Kaliumchlorid (30 mmol/l) bei grenzwertiger Serumkonzentration und guter Nierenfunktion enthalten kann.

Insulin wird parallel dazu über einen Perfusor intravenös appliziert. Im Allgemeinen sind 0,3–0,5 E Insulin/g Glukose/h notwendig. Die Insulininfusion orientiert sich jedoch an der jeweils aktuellen Blutglukosekonzentration (Bestimmung im 2-h-Intervall):

- *Initialdosis präoperativ*: 1,0–1,5 E Normalinsulin/h bei Blutglukosewerten zwischen 7,5–11 mmol/l (140–200 mg/dl).
- *Korrekturdosis präoperativ*: 2,0 E Normalinsulin/h bei Blutglukosewerten >11 mmol/l (200 mg/dl).

Die getrennte Zufuhr von Glukose und Insulin ermöglicht eine situative Titrierung, birgt aber andererseits die Gefahr akzidenteller Hypo- oder Hyperglykämien bei (versehentlicher) alleiniger Zufuhr nur einer Komponente.

Intraoperativ richtet sich die Insulindosierung bei identischer Glukosezufuhr (5–10 g/h) noch strikter nach den wenigstens stündlich gemessenen *Blutglukosekonzentrationen* [17]:

<4,4 mmol/l (80 mg/dl):	Stopp der Insulinzufuhr, Gabe von 10 g Glukose; Blutglukosebestimmung nach 15–30 min
4,4–11 mmol/l (80–200 mg/dl):	1,0 E Normalinsulin/h
11–14 mmol/l (200–250 mg/dl):	1,5 E Normalinsulin/h
14–17 mmol/l (250–300 mg/dl):	2,0 E Normalinsulin/h
17–22 mmol/l (300 – 400 mg/dl):	3,0 E Normalinsulin/h

Grundlage für die Ermittlung der adäquaten Insulindosis kann nur das Blutglukoseprofil sein, weil nicht selten der Insulinbedarf eines Kranken allgemeine „Richtgrößen" beträchtlich überschreitet. Das gilt für Patienten in der Herzchirurgie oder bei schweren Infektionen, Glukokortikoidbegleitmedikation oder Adipositas [17].

Das Applikationsregime aus Glukose und Insulin wird über die *Dauer der Operation* und während der *postoperativen Phase* bis nach Wiederaufnahme der ersten Mahlzeit eingehalten. Im Aufwachraum sollte die Blutglukosebestimmung stündlich, in nachfolgenden Behandlungseinheiten im Intervall von 2–4 h erfolgen. Die zusätzliche perioperative Volumen- und Elektrolytsubstitution bzw. Korrekturen im Säure-Basen-Status richten sich nach Bedarf.

Wenn die chirurgische Situation zur *Notoperation* zwingt, kann eine sorgfältige Stoffwechselregulierung nicht vorausgesetzt bzw. abgewartet werden. Auch hier wird Insulin nach dem Ergebnis stündlicher Kontrollen der Blutglukosekonzentration generell intravenös appliziert.

Kontinuierliche subkutane Insulininfusion (CSII) und Operation

Auch die *Insulinpumpentherapie* kann selbst bei ausgedehnteren Operationen unter der Voraussetzung weitergeführt werden, dass neben dem selbstverständlichen metabolischen Monitoring die Mitarbeit eines spezialisierten Internisten garantiert ist [3].

Perioperative Stoffwechselführung beim Typ-2-Diabetiker

Die medikamentöse Behandlung beim Diabetes mellitus Typ 2 ist im Gegensatz zum Typ-1-Diabetiker sehr vielgestaltig, zumal die Meinungen uneinheitlich sind, wann welche Medikamente eingesetzt werden sollen und wann der Zeitpunkt zum Beginn einer Insulinbehandlung gekommen ist [1].

Abgesehen von der obligaten Diät werden orale Antidiabetika (s. Abschn. „Anhang") einzeln eingesetzt bzw. in verschiedener Weise untereinander oder mit Insulin kombiniert.

Die für einen relativ hohen Prozentsatz der Typ-2-Diabetiker vorteilhafte Insulinbehandlung ist als konventionelle (CT) und aktuell bevorzugt als intensivierte konventionelle Insulintherapie (ICT) möglich.

Bei der *konventionellen Therapie* wird Insulin 2- (bis 3-)mal täglich injiziert, morgens und abends in Form von Kombinations- oder Mischinsulin (aus Normal- und Verzögerungsinsulin), mittags evtl. zusätzlich als Normalinsulin.

Die *intensivierte konventionelle Insulintherapie* ist im vorangehenden Abschnitt beschrieben.

Wie die medikamentöse Stoffwechseltherapie unterscheidet sich auch die Patientenvorbereitung für operative Eingriffe. Bei allen Typ-2-Diabetikern, die bis dahin nicht mit Insulin behandelt wurden, muss, wie bereits erwähnt, über eine präoperative Insulinsubstitution entschieden werden.

Kriterien zur Therapieumstellung auf Insulin

- Unzureichende Stoffwechselregulierung („schlechte Einstellung") mit Nüchternblutglukosewerten >10 mmol/l (180 mg/dl) und Harnzucker >5 g/24 h [3]
- Medikation mit Biguaniden oder hochdosierten Sulfonylharnstoffen
- Patienten mit Polytraumen, Schock, Verbrennungen, schweren Infektionen bzw. Sepsis
- Ausgedehnte Operationen mit potenziellen Komplikationen und sich anschließender Intensivtherapie

1. Mit *Diät* und *Acarbose* behandelte Diabetiker bedürfen keiner Therapieumstellung. Sie neigen selbst bei größeren Operationen nicht zur metabolischen Dekompensation. Seltene gravierende Anstiege der Blutglukosekonzentration werden – stets unter Blutzuckermonitoring und paralleler Infusion von Substratglukose – mit subkutanen Insulinboli korrigiert.
   Zu Substitutionen im Wasser- und Elektrolythaushalt bieten sich übliche Elektrolytlösungen einschließlich glukosehaltiger Präparate an.
2. Mit *Sulfonylharnstoffen* gut oder ausreichend therapierte Patienten müssen ebenfalls vor „kleinen" und „mittleren" Eingriffen nicht auf Insulin umgestellt werden, zumal der Therapiewechsel unter Zeitdruck mit Hypoglykämiegefahr und anderen Nachteilen verbunden sein kann.
   Grundsätzlich wird am Morgen des Operationstages bzw. am Vortag bei Beginn der Nahrungskarenz auf die Gabe des Antidiabetikums verzichtet. Auch hierbei sind kurzfristige Blutglukosebestimmungen (alle 2–4 h) und parallele Glukoseinfusionen vorausgesetzt.
   Hohe Blutzuckerkonzentrationen (z. B. >14 mmol/l; 250 mg/dl) werden mit subkutaner (auch intramuskulärer) Applikation von 4–6 E Normalinsulin korrigiert.

Faustregel für Blutzuckerkorrekturen [1]

- Blutglukoseabfall je E Normalinsulin: ca. 2,2 mmol/l (40 mg/dl) = „40er-Regel"
- Blutglukoseanstieg je 10 g applizierter Glukose: ca. 2,2 mmol/l (40 mg/dl)
- Blutglukosekonzentrationen >15 mmol/l (270 mg/dl) und Azetonnachweis: Insulin-Korrekturregel nicht anwendbar

3. Die Langzeitbehandlung mit *Biguanid-Antidiabetika* verlangt ein grundsätzlich anderes Vorgehen.
   Biguanide, von denen in Deutschland allein *Metformin* verfügbar ist, erleben nach den Ergebnissen der UKPD-Studie [22] entweder als Monotherapeutikum (stets durch Diät ergänzt) oder in Verbindung mit Acarbose und Sulfonylharnstoffen (nach UKPD-Studie nicht empfohlen) bzw. mit Insulin kombiniert eine therapeutische Renaissance.
   Wegen der Gefahr von *Laktazidosen* wird vor jeder Elektivoperation derzeit jedoch

eine 2-tägige Metforminkarenz [16] gefordert, sodass für einen Großteil der Patienten die Therapieumstellung auf Insulin unvermeidbar ist!

Biguanide der 1. Generation (z. B. Buformin) haben relativ häufig *Laktazidosen* ausgelöst, unter Metformin ist das Risiko extrem gering. Das Krankheitsbild mit unverändert schlechter Prognose wird charakterisiert durch hohe Blutlaktatkonzentrationen (>7 mmol/l), erniedrigte pH-Werte (<7,25) und Störungen im Elektrolythaushalt. Die Definitionskriterien variieren wie Angaben zur Häufigkeit. In Frankreich wurde nach einer langjährigen Beobachtungsperiode 1 Laktazidose pro 100.000 Patienten erfasst, auf eine Million Patienten kam ein Todesfall. Nach Angaben der Arzneimittelkommission der deutschen Ärzteschaft erlitten in der Zeit von 1990–1997 18 Patienten Laktazidosen mit z. T. tödlichen Ausgang als Folge einer Metformintherapie. Nahezu in allen Fällen war eine falsche Indikation oder die Missachtung von Kontraindikationen dafür verantwortlich zu machen [1].

Das Risiko zur Entwicklung einer metformininduzierten Laktazidose steigt u. a. bei Nieren- und Leberfunktionsstörungen, hochgradigen kardiovaskulären und pulmonalen Erkrankungen, Infektionen und verschiedenen renalen Belastungen (z. B. Röntgenkontrastmittel, aggressiver Diuretikagebrauch, intraoperative Flüssigkeitsverluste bzw. –verschiebungen, Dehydratation; [1]).

4. Ausgedehntere Operationen beim Typ-2-Diabetiker verlangen ein aktiveres Vorgehen mit Absetzen des oralen Antidiabetikums am Tag vor dem Eingriff bzw. am Morgen des Operationstages und Umstellung auf Insulintherapie wie sie für Typ-1-Diabetiker beschrieben ist.

Diese Forderung gilt ebenfalls:

- für Typ-2-Diabetiker, deren Stoffwechseleinstellung unter jeglicher Therapieform schlecht ist (Nüchternblutglukose >10 mmol/l und Harnzucker >5 g/24 h),
- für Typ-2-Diabetiker, die insulinpflichtig sind bzw. neben oralen Antidiabetika noch Insulin (>12 E/h) benötigen, bei jeder Operationsindikation.

Diabetische Notfallsituationen

Alle metabolischen Dekompensationen beim Diabetiker sind Indikationen der notfall- bzw. intensivmedizinischen Behandlung und gleichzeitig Kontraindikationen für operative Eingriffe.

Diabetische Notfallsituationen umfassen:

- die ketoazidotische Entgleisung unterschiedlichen Ausmaßes (Ketoazidose bis ketoazidotisches Koma),
- das hyperglykämische, hyperosmolare nichtketoazidotische Koma und
- schwere Hypoglykämien.
- Der Vollständigkeit halber muss die seltene biguanidinduzierte Laktazidose erwähnt werden.

Der für die verschiedenen Entgleisungen oft verwendete Begriff „*Koma*" hat eine beabsichtige Signalwirkung, ist aber nicht für jeden dieser Notfälle zutreffend. Nur etwa 10–20% aller Stoffwechselentgleisungen gehen mit Bewusstseinsverlust einher. Die zerebrale Beeinträchtigung korreliert allgemein nicht mit der Ausprägung metabolischer Störungen (Hyperglykämie, Ketonämie), sondern ist eher vom Grad der Plasmahyperosmolarität abhängig.

Auch die schwere Hypoglykämie („hypoglykämisches Koma") kann ohne Bewusstseinsstörung verlaufen.

Schwere diabetische Hypoglykämie

Definitionsgemäß wird von Notfallhypoglykämien bei Blutglukosekonzentrationen <2,8 mmol/l (50 mg/dl) mit Symptomen bzw. bei Werten <2,2 mmol/l (40 mg/dl) und Symptomfreiheit gesprochen [12].

Ursachen von Hypoglykämien bei Patienten, die mit Sulfonylharnstoffen oder Insulinen behandelt werden, sind u. a. Überdosierungen, falsche Indikationsstellung, Auslassen von Nahrung sowie Leberfunktionsstörungen und renale Insuffizienzen (besonders bei Sulfonylharnstoffen). Auslösende Faktoren können außerdem extreme körperliche Belastungen, falsche Applikationsform für Insulin, Arzneimittelinteraktionen und – speziell beim Typ-1-Diabetiker – auch Alkoholexzesse sein [1].

Die von den oben genannten Glukoseschwellenwerten relativ unabhängige Symptomatik vereint Zeichen der autonomen (vegetativen) Überaktivität und zerebraler Dysfunktion [7, 23].

Zur initialen Alarmreaktion gehören katecholamin- oder cholinergvermittelte Zeichen der Gegenregulation (*„vasomotorische Frühphase"*) mit Heißhunger, Übelkeit, Tremor, Schwitzen, Hautblässe, Tachykardie.

Die sich anschließende *„Phase der Neuroglukopenie"* zeigt eine große Symptomenvielfalt, die von Müdigkeit, Konzentrationsschwächen über Verhaltensauffälligkeiten (Verwirrtheit, Aggressivität u. a.), Seh- und Sprachstörungen bis zu vorübergehenden Hemi- und Paraplegien (Fehldiagnose „Schlaganfall"), Krämpfen und Bewusstlosigkeit reicht [1, 7].

Die neurologischen (apoplektiformen) Defizite von schweren, etwa 30 min anhaltenden Hypoglykämien sind sicher reversibel. Die Tatsache, dass fokale Schäden nach Hypoglykämien bei Überschreiten der 1-h-Grenze persistieren können, unterstreicht die Dringlichkeit der Behandlung [1].

Durch Sulfonylharnstoffe ausgelöste Hypoglykämien sind länger anhaltend und vielfach schwerwiegender als Insulinhypoglykämien. Daraus ergeben sich besondere Anforderungen an Überwachung und Therapie.

Therapie der Hypoglykämie

1. *Leichtere Hypoglykämien:* Orale Gabe rasch resorbierbarer Kohlenhydrate (1–2 KHE in Getränken oder als Traubenzucker).
2. *Ausgeprägte* evtl. *langanhaltende Hypoglykämien:* Sofortige s.c.- oder i.v.-Applikation von 1 mg Glukagon und Infusion von 60–100 ml Glukose 40% (ohne Nachteil bei diagnostischem Zweifel Hypo- *oder* Hyperglykämie) [7].
Gegenüber Glukose refraktäre Komata sprechen u. U. auf Hydrokortison-Infusionen an [1].

Diabetische Ketoazidose

Die diabetische Ketoazidose wird vorwiegend beim Typ-1-Diabetiker gesehen. Sie kann sich jedoch ebenfalls beim Typ-2-Diabetiker entwickeln, dessen Insulinsekretion bei langer Erkrankungsdauer völlig erschöpft ist. In etwa 25% der Fälle handelt es sich aber um die *Erstmanifestation* des Diabetes mellitus Typ 1.

Per definitionem liegt eine diabetische Azidose bei folgenden Kriterien vor [19]:
- Hyperglykämie mit Glukosekonzentrationen >16,8 mmol/l (300 mg/dl),
- positiver Nachweis sog. Ketonkörper im Urin und
- Blut-pH <7,35 (arteriell) bzw. <7,25 (venös).

Die Definitionen, besonders die Angaben zu grenzwertigen Blutglukosekonzentrationen oder pH-Werten, differieren in der Literatur.

Weitere Kriterien der Diagnose bzw. Differenzialdiagnose sind:
- Ketonämie (infolge Azetoazetat, β-Hydroxybutyrat, Azeton) >5 mmol/l,
- Anionenlücke ($Na^+ + K^+ - Cl^- + HCO_3^-$) >16 mmol/l (Norm: ca. 12 mmol/l),
- Standardbikarbonat <10 mmol/l sowie
- Serumosmolarität <350 mosmol/l.

Die *klinische Symptomatik* ist facettenreich. Zunächst nehmen typische Diabetessymptome wie Polyurie, Polydipsie, Innappetenz, Müdigkeit und Leistungsschwäche zu. Es folgen Exsikkosezeichen und vielfach Abdominalbeschwerden (Übelkeit, Brechreiz, Bauchschmerz, Subileussymptome), das Vollbild ist durch Atemstörungen (Kußmaul-Atmung mit Azetonfötor) und unterschiedliche Bewusstseinsstörungen geprägt.

Bei abdominellen Beschwerden muss eine diabetische Dekompensation in differenzialdiagnostische Überlegungen einbezogen werden, um eine Fehloperation bei Pseudoperitonitis diabetica zu vermeiden [3]. Andrerseits kann ein akutes Abdomen auch die Stoffwechselentgleisung verursachen [18].

Auslöser von Ketoazidosen sind u. a. Therapiefehler (unzureichende Insulinsubstitution) oder der Verlust der peripheren Insulinwirkung bei interkurrenten Erkrankungen (v. a. Infektionen der Atem- und Harnwege; Myokardinfarkt, zerebraler Insult) oder nach Traumen und Operationen (Postaggressionssyndrom) sowie endokrinologische Faktoren (z. B. Hyperthyreose, Gravidität; [3, 18]).

Die *Pathophysiologie* wird von 2 grundsätzlichen Störungen geprägt:
- eine übermäßige Bereitstellung von Glukose mit Hyperglykämie und konsekutiver osmotischer Diurese, Exsikkose und Elektrolytverlusten und
- eine Anhäufung von Ketonkörpern mit Ausbildung einer metabolischen Azidose.

Das zentrale Merkmal der ketoazidotischen Dekompensation liegt im Wegfall der physiologischen selbstregulierenden Interaktion zwischen dem Kohlenhydrat- (Glukose-) und Fettstoffwechsel infolge eines *absoluten Insulinmangels.*

Die Störung beginnt mit einem „Irrtum" des Stoffwechsels! Der Insulinmangel des Diabetikers wird mit einem Glukosedefizit verwechselt, wie es z. B. im Hungerzustand vorliegt („zellulärer Hunger").

Zur Kompensierung dieses Zustandes wird fälschlicherweise u. a. die Lipolyse als Ersatz-Energielieferant angefacht. Gleichzeitig wird Glukose gespart. Zum einen über eine Hemmung der Glukoseoxidation, zum anderen durch die Stimulation der Glukoneogenese aus glukoplastischen Aminosäuren. Die für Hungerzustände plausiblen Regulationen wirken sich in der diabetischen Situation fatal aus:
- Die bereits bestehende Hyperglykämie wird dramatisch verstärkt.
- Exzessiv lipolytisch anfallende freie Fettsäuren führen bei genannter Unterbrechung der Glukoseoxidation zur Akkumulation von Azetyl-Koenzym A und Azetoazetyl-Koenzym A.

- Letzteres wird Ausgangspunkt für die Bildung von Azetoazetat, dieses wiederum für β-Hydroxybutyrat und Azeton.
- Diese 3 chemisch nicht korrekt als *Ketonkörper* bezeichneten Verbindungen lassen das Säure-Basen-Gleichgewicht zusammenbrechen. Zur Eliminierung der vermehrt anfallenden Säuren werden Kationen herangezogen.
  Im Ergebnis dieser „Korrektur" verliert der Organismus Kalium, Natrium und andere Elektrolyte, eine zusätzliche Folge ist eine Transmineralisation von Zellen.

Therapie der diabetischen Ketoazidose

Die vordringlichen Therapiesäulen bei ketoazidotischen Dekompensationen sind wegen der fast immer vorhandenen Dehydratation die Flüssigkeitssubstitution sowie die Insulintherapie und der Elektrolytersatz. Azidosekorrekturen mit Natriumhydrogenkarbonat spielen dagegen eine untergeordnete Rolle.

Alle diese Maßnahmen müssen sich auf engmaschige (z. B. alle 1–2 h) und v. a. sichere Laborkontrollen für Blutglukose, Kalium, Blutgase (bzw. Säure-Basen-Status) stützen.

Obligat ist zudem eine umfassende intensivmedizinische Betreuung der Patienten, auf die hier nicht näher eingegangen werden soll. Hervorzuheben ist allerdings die mitunter vernachlässigte Thromboseprophylaxe (z. B. 15.000 IE Heparin/Tag).

Moderne Therapiekonzepte basieren auf einem *langsamen* Ausgleich selbst dramatischer Entgleisungen. Mit der „Low-dose"-Insulinierung und „Slow-motion"-Reequilibrierung lassen sich die lebensbedrohlichen Folgen einer zu schnellen „Akutkorrektur" plasmatischer Glukosekonzentrationen bzw. der Serumosmolarität vermeiden. Die Forderung, keine zu steilen Gradienten zwischen Extra- und Intrazellulärraum bzw. extraund intrazerebralem Kompartiment zu bilden, bestimmt die Auswahl der Infusionslösungen und Insulindosen.

Flüssigkeitssubstitution. Der Flüssigkeitsverlust beim Erwachsenen mit Ketoazidose liegt bei 4–8 l (ca. 10% des Körpergewichts). Menge und Geschwindigkeit der Flüssigkeitszufuhr hängen nicht allein vom Ausmaß der Dehydratation, sondern auch vom Lebensalter und der kardiovaskulären bzw. renalen Leistung ab.

Der Ausgleich des Verlustes erfolgt mit isotoner Elektrolytlösung, wobei die 0,9%ige NaCl-Lösung anderen isotonen (und isoionen) Vollelektrolytlösungen vorgezogen wird.

Nach anfänglicher rascher Zufuhr von etwa 1000 ml in der 1. Stunde werden in den nächsten 5–6 h etwa 300–500 ml/h infundiert. Das Gesamtvolumen für die initiale 12-h-Behandlungsphase beträgt etwa 5 l, richtet sich dabei aber nach der Dynamik des zentralen Venendruckes [3, 14].

Hypotone Infusionslösungen sind aus osmotischen Gründen (z. B. Hirnödemförderung) nicht angezeigt. Sie sollen allenfalls bei reproduzierbar erhöhten Serum-Natriumkonzentrationen oberhalb 155 mmol/l Anwendung finden (z. B. 0,45%ige NaCl-Lösung) [6, 10].

Insulintherapie. Aktuell hat die in den 70er Jahren wiederentdeckte niedrigdosierte Insulintherapie Vorrang. Mit ihr werden Risiken einer aggressiven Insulinierung vermieden, beispielsweise Hypoglykämie, Hypokaliämie, Laktatüberproduktion (mit Azidoseverstärkung) oder das sog. Disequilibriumsyndrom mit Hirnödemneigung [6].

Prästationär wird nach allgemeinen Empfehlungen als Sofortmaßnahme bereits 10 E Normalinsulin i.v. injiziert, falls die Blutglukosekonzentration 22 mmol/l (400 mg/dl) übersteigt [10, 19].

Die Höhe der vom Notarzt applizierten Insulindosen muss bei der stationären Behandlung kalkuliert werden. In der klinischen Praxis hat sich die *„Low-dose"-Insulinierung* etabliert.

- Nach initialer i.v. Bolusinjektion von 0,2 E Normalinsulin/kgKG (etwa 10 E beim Erwachsenen) werden über den Perfusor kontinuierlich 0,1 E Normalinsulin/kgKG/h (etwa 5 E/h beim Erwachsenen) appliziert.
  Die Erfahrungen zeigen, dass Richtdosen von 5 (4–6) E Normalinsulin/h therapeutisch effektive Insulinplasmaspiegel garantieren und pathogenetische Faktoren der Entgleisung im angemessenen Zeitraum korrigieren können [6].
- Ab der 6. Stunde kann zumeist die Insulindosis um 2–3 E/h reduziert werden. Therapieziel der ersten 6–8 h ist ein Abfall der Blutglukosekonzentrationen um nicht mehr als 50% des Anfangswertes und eine Anhebung des Blut-pH in Richtung unterer Normgrenze. „Sollgrößen" für die stündliche Blutzuckersenkung sind problematisch. Dennoch kann beim ketoazidotischen Koma eine Absenkung der Glukosekonzentration um maximal 3 mmol/l/h (etwa 50 mg/dl/h) bis zur unteren Grenze von 14–16 mmol/l (250 – 290 mg/dl) empfohlen werden [6].
- Das Erreichen dieses Limits berechtigt nicht zum Abbruch der Insulinierung, macht aber eine weitere Dosisreduktion und die Parallelinfusion einer 5%igen Glukoselösung notwendig [3, 10].
  Andere Therapierichtlinien verzichten ganz auf den oben genannten Insulin-Initialbolus oder orientieren sich an einer *„Very-low-dose"-Insulinierung* mit i.v. Initialboli von 2–6 E Normalinsulin und stündlicher kontinuierlicher Zufuhr von 0,5–4 E Normalinsulin.

Elektrolytersatz. „Problemelektrolyt" bei der Ketoazidose ist v. a. *Kalium*. Trotz oftmals hoher oder normaler Serumkonzentrationen besteht aufgrund großer Verluste ein Kaliumdefizit, das unbedingt auszugleichen ist.

Die Kaliumzufuhr muss nach Ergebnissen schneller (!) und zuverlässiger Laborkontrollen und unter Beachtung extra-intrazellulärer Kationenverschiebungen (Folge der Insulinierung, pH- und Verdünnungseffekte) erfolgen.

Richtgrößen für die Kaliumzufuhr bei intakter Diurese und Blut-pH-Werten >7,2 sind [17]:

Serum-K^+ >6,0 mmol/l:	Substitution abwarten
5,0–5,9 mmol/l:	10 mmol/h
4,0–4,9 mmol/l:	10–20 mmol/h
3,0–3,9 mmol/l:	20–30 mmol/h
2,0–2,9 mmol/l:	30–40 mmol/h und zunächst Insulinstopp!

Der Gesamtkaliumverlust beläuft sich auf 300–700 mmol. Er kann nicht an einem Tag ausgeglichen werden.

Bei Patienten mit diabetischer Ketoazidose besteht außerdem ein hohes *Phosphatdefizit* (0,5–1,5 mmol/kgKG) [14]. Die Substitution ist umstritten, eine gewisse Zurückhaltung ergibt sich aus der Beobachtung, dass Phosphatinfusionen den Verlauf der Ketoazidose nicht wesentlich beeinflussen, oftmals aber zu Hypokalzämien führen [6, 14]. Eine Indikation zur Substitution besteht bei stark erniedrigtem anorganischen Phosphat im Serum (<2,0 mg/dl). Dabei werden, beginnend mit etwa 10 mmol Phosphat/h, innerhalb 8–12 h 40–60 mmol Phosphat verabreicht [14].

Azidosekorrektur. Da mit der Insulintherapie und v. a. durch die Rehydrierung eine Korrektur der Azidose erfolgt, ist die unkritische Pufferung mit Hydrogenkarbonat eher mit Nachteilen verbunden. Trotz unterschiedlicher Auffassungen sprechen gewichtige Argumente auch bei der ketoazidotischen Störung gegen Hydrogenkarbonat, beispielsweise Reboundalkalosen nach Korrektur der Ketonkörperazidose unter Insulineinfluss, plötzlicher Abfall der Serumkaliumkonzentration, Linksverschiebung der Hämoglobin-O_2-Dissoziationskurve [14].

Die Pufferung mit Natriumhydrogenkarbonat ist allenfalls in reduzierter Dosierung (ein Drittel des errechneten Basendefizits) bei sog. kritischer Azidose angezeigt, d. h. im Bereich erschöpfter kompensatorischer Regulation. Dieser Bereich liegt unterhalb eines pH-Wertes von 7,1 [14, 17].

Hyperglykämisches, hyperosmolares nichtketoazidotisches Koma

Das erst seit 1957 beschriebene hyperglykämische hyperosmolare Koma ohne Ketoazidose macht etwa 25% aller hyperglykämischen Komplikationen aus. Es ist charakteristisch für ältere Diabetiker, die zumeist an einer nur „leichten" Typ-2-Erkrankungsform leiden [10].

Das hyperosmolare Koma zeigt eine unverändert hohe Letalität, die v. a. zu Lasten des höheren Lebensalters und der Multimorbidität der Betroffenen geht.

Die schlechte Prognose steht im scheinbaren Widerspruch zur verzögerten Entwicklung der Störung über einen längeren Zeitraum (im Mittel etwa 2 Wochen). Verhängnisvoll wirkt sich aus, dass es sich nicht um eine markante akute Entgleisung handelt. Dem anfänglichen Verlauf fehlt die Dramatik der Ketoazidose. Demzufolge sind die Patienten zum Zeitpunkt der Diagnose oft in einem bereits vital bedrohten Allgemeinzustand.

Kennzeichen des hyperglykämischen, hyperosmolaren nichtketoazidotischen Komas sind [6, 10, 23]:

- Blutglukosekonzentrationen >33 mmol/l (600 mg/dl),
- Serumosmolarität >350 mosmol/l,
- Blut-pH >7,3 (arteriell),
- Standardbikarbonat >15 mmol/l sowie
- fehlender Nachweis von Ketonkörpern im Urin und Serum (bzw. Ketonämie <3 mmol/l).

Die *klinische Symptomatik* ist uncharakteristisch, zumal viele Beschwerden des älteren Patienten nicht zur Diagnose beitragen. Besondere Probleme ergeben sich bei bis dahin nicht bekanntem Diabetes mellitus (20% der Fälle).

Bei folgenden *Symptomen* bzw. *Umständen* sollte an eine hyperosmolare Dekompensation gedacht werden [10]:

- Diabetes mellitus beim Patienten im höheren Lebensalter,
- Exsikkosezeichen (Hypertonie, Tachykardie, trockene Haut und Schleimhäute u. a.),
- Infektionskrankheiten der Atem- oder Harnwege,
- Bewusstseinsstörungen (80%) und neurologische Defizite (Apoplexie, Hemiparese, Aphasie),
- abdominelle Beschwerden (bei 50% der Komata) mit Übelkeit, Erbrechen, Subileus- oder Ileuszeichen.

Es fehlen die für Ketoazidosen typischen Atemstörungen und der Azetonfötor.

Die *Ursachen* des diabetischen hyperosmolaren Komas liegen zu einem hohen Prozentsatz (ca. 30%) in Diät- und Behandlungsfehlern, vielfach sind Infektionskrankheiten und mitunter eine Diuretikatherapie verantwortlich zu machen.

Im *Zentrum der Pathogenese* steht zunächst der extreme Blutglukoseanstieg infolge eines relativen Insulinmangels durch verminderte Sekretion und/oder Verlust der peripheren Insulinwirkung.

Die beim Typ-2-Diabetiker noch vorhandene Insulinreserve reicht einerseits nicht aus, um den Kohlenhydratstoffwechsel zu regulieren, andererseits supprimiert sie aber die Lipolyse, deren Forcierung mit allen Folgen die Pathogenese der Ketoazidose beim Typ-1-Diabetiker wesentlich bestimmt. Für das hyperosmolare Koma ist deshalb die fehlende Ketoazidose bei nicht selten die Grenze von 55 mmol/l (1000 mg/dl) überschreitenden Blutglukosekonzentrationen charakteristisch.

Die Hyperglykämie führt über die osmotische (glukosebedingte) Diurese zunächst zur intravasalen Hypovolämie. Diese wird gleichzeitig durch das beim älteren Patienten nachlassende Durstgefühl verstärkt. Der Flüssigkeitsmangel bleibt in der Folge nicht auf den Intravasalraum beschränkt, sondern betrifft ebenso den Extra- und Intrazellulärraum.

Beim hyperglykämischen hyperosmolaren Koma entsteht schließlich ein Wasserverlust von 8–12 l. Er übersteigt die renalen Elektrolytverluste, sodass eine *hypertone Dehydratation* vorliegt.

Hyperglykämie und hohe Natrium-Serumkonzentrationen steigern die Serumosmolarität mit Beeinträchtigung der Fließeigenschaften des Blutes. Darin liegt eine Erklärung für gehäufte Thromboembolien und Myokardinfarkte. Die gestörte Rheologie ist außerdem in Verbindung mit der intrazellulären Dehydratation partiell für neurologische oder Bewusstseinsstörungen und für die Beeinträchtigung der Nierenfunktion verantwortlich.

Therapie des hyperglykämischen, hyperosmolaren nichtketoazidotischen Komas

Die Behandlung der hyperglykämischen hyperosmolaren Dekompensation unterscheidet sich nicht prinzipiell von der des ketoazidotischen Komas. Zu beachten ist allerdings, dass die vorzugsweise betroffenen älteren Patienten eine geringere kardiovaskuläre (und renale) Regulationsbreite auch gegenüber dem Kardinaltherapeutikum Flüssigkeit zeigen. Von der Dauer der Störung (diagnostische Probleme!) und vom Zeitpunkt des Behandlungsbeginns hängt ganz entscheidend die Prognose der Komplikation ab.
Flüssigkeitssubstitution. Die Flüssigkeitszufuhr muss sofort und noch vor Eingang ausführlicher Laboranalysen beginnen. Durch sie kann die Blutzuckerkonzentration bereits gering gesenkt werden, möglicherweise reduzieren sich auch insulinantagonistische hormonelle Einflüsse [3].

Trotz der hyperosmolaren Dekompensation werden zunächst nur isotone und nicht hypotone Infusionslösungen appliziert.

Die Dosierung der bevorzugten 0,9%igen NaCl-Lösung orientiert sich am zentralen Venendruck, an der Diurese und später an laborchemischen Kriterien.

Falls keine Gründe dagegen sprechen, sollten in der 1. h bis zu 1000 ml 0,9%ige NaCl-Lösung infundiert werden, danach auf Basis der genannten Kriterien 500 ml/h oder beim älteren Patienten auch weniger (250 ml/h). Eine Diurese unterhalb 30 ml/h steigert das Therapierisiko [10].

Mit Infusionsmengen von 5–10 l in den ersten 24 h gelingt eine zunächst ausreichende, jedoch nicht komplette Dehydrierung. Bei betagten Patienten erfolgt der Ausgleich eher zurückhaltend.

Die Gabe *hypotoner Infusionslösungen* bedeutet beim hyperosmolaren Koma ein Risiko. Sie fördert möglicherweise – neben anderen Faktoren – einen zu raschen Osmolaritätsabfall im Serum (und Extrazellulärraum). Der sich zum Intrazellulärraum hin ausbildende osmotische Gradient begünstigt die Entstehung von Hirnödemen, die gefürchtete Therapiekomplikationen beim hyperosmolaren Koma sind [3].

Insulintherapie. Unabhängig von extremen Hyperglykämien wird Insulin wie bei der Ketoazidose niedrig dosiert. Die geforderte Applikationsform ist, wenn man von der initialen präklinischen i.v.-Bolusgabe absieht, die kontinuierliche Infusion mittels Perfusor.

Die Dosierungen lehnen sich an die bei der Ketoazidose genannten „Empfehlungen" an. Jede „Überinsulinierung" muss vermieden werden, zumal einzelne Patienten trotz der schweren Dekompensation auf von exogen zugeführtes Insulin relativ deutlich ansprechen. Mit einer zu schnellen Absenkung der Blutglukosekonzentration steigt die Gefahr zu hoher osmotischer Gradienten zwischen dem Extra- und Intrazellulärraum bzw. an der Bluthirnschranke. In einzelnen Therapierichtlinien wird deshalb zunächst mit der alleinigen Rehydrierung begonnen und die Insulinzufuhr so lange ausgesetzt, bis die Blutglukosekonzentration spontan weniger als 3–5 mmol/l/h (50–90 mg/dl/h) abfällt.

Mit folgenden Regeln verringert sich das Therapierisiko:
- Absenkung der Blutglukosekonzentrationen maximal 3,3 mmol/l (60 mg/dl) stündlich,
- Blutzuckerkonzentrationen <27,8 mmol/l (500 mg/dl) erfordern die Parallelinfusion von Glukose 5%.

Sonstige Therapiemaßnahmen. Der Ausgleich der hohen *Kaliumverluste* beim hyperosmolaren Koma wird wie bei der Ketoazidose auf der Basis aktueller Serumkonzentrationen unter Beachtung des Blut-pH-Wertes gesteuert.

Eine *Azidosekorrektur* mit Natriumhydrogenkarbonat ist beim typischen Profil des hyperosmolaren Komas selten erforderlich.

Die hohe *Thromboemboliegefahr* macht eine Heparinisierung mit etwa 15.000–20.000 E Heparin/24 h beim Erwachsenen obligat.

Unerwähnt bleibt an dieser Stelle das breite Spektrum allgemein üblicher intensivtherapeutischer Behandlungsmaßnahmen.

Anhang:
Kurzcharakteristik oraler Antidiabetika (mod. nach [19])

Stoffgruppe Präparate	Wirkungsprinzip	Dosierung	Nebenwirkungen (NW) Kontraindikationen (KI)
Alpha-Glukosidase-Hemmer *Acarbose*	Reversible (kompetitive) Hemmung der Alpha-Glukosidase (Dünndarm) – Abbauverzögerung von Poly- und Disacchariden in Monosaccharide (Glukose) – Adjuvante Effekte auf postprandiale Tryglyzeridspiegel – Ohne Hypoglykämiegefahr (bei Monotherapie)	*Initialdosis* 3 × 25 mg bis 3 × 50 mg/d (zur Reduzierung gastrointest. NW) *Erhaltungsdosis* 3 × 100 mg/d *Höchstdosis* 3 × 200 mg/d Einnahme mit erstem Bissen d. Hauptmahlzeiten (s. Wirk.-Prinzip!)	*NW:* – Blähungen (spez. Therapiebeginn!) – Diarrhoen *KI:* – Darmerkrankungen (z.B. Colitis ulcerosa, Diarrhoe) – Niereninsuffizienz (Kreatin >200µmol/l) – Schwere diabet. Dekompensation – Vor größeren Operationen (Insulinindikation)
Biguanide *Metformin* (einziges in der BRD zugelassenes Präparat)	Hemmung der intestinalen Glukoseabsorption und der hepatischen Glukoneogenese – Senkung der Nüchtern-Blutglukose – Förderung der Glukose-utilisation (Muskel, Fettgewebe) – Gewichtsreduktion – Adjuvante Effekte auf erhöhte Triglyzeride und LDL-Cholesterol – Ohne Hypoglykämiegefahr (bei Monotherapie)	*Initialdosis* bei Kombinationstherapie 500 mg o. 850 mg am Abend *Erhaltungs- und Höchstdosis* 3 × 500 mg/d oder 2 × 850 mg/d Einnahme nach Mahlzeiten	*NW:* **Gefahr der Laktazidose!** **CAVE: KI beachten!** – Kreatininkontrolle; evtl. Laktatmessung – Unspezif. Abdominal-symptomatik **dann Therapie beenden** (Laktatazidose?) *KI:* – Nierenerkrankung bzw. Kreatinwerte >120µmol/l **CAVE: keine Kontrastmittel** **Absetzen vor OP** (s. Text) – Kardiopulmonale/vaskul. Erkrankungen; Mikrozirkulationsstörung – Zerebrovaskuläre Insuffizienz – Alkoholismus; Katabolie – Schwere metabolische Entgleisung
Sulfonyl harnstoff-Derivate kurzwirksam *Tolbutamid* *Glisopexid* langwirksam *Glibenclamid* *Glimepirid*	Stimulierung der Insulin-sekretion in β-Zellen (Bindung an Rezeptorproteine der β-Zelle mit Blockierung ATP-sensitiver Kaliumkanäle)	*Initialdosis* kleine Dosen, evtl. langsame Steigerung nach Wirkung *Erhaltungsdosis* Tolbutamid: 500–2000 mg/d Glisopexid: 2–8 mg/d Glibenclamid: 1–7 mg/d Glimerpirid: 1–3 mg/d	*NW:* – Gefahr schwerer, protrahiert verlaufender Hypoglykämien **CAVE: oft nicht mit einmaliger Glukosegabe beherrschbar!** kurzwirksame Präparate bevorzugen (spez. ältere Pat.!), BZ-Selbstkontrolle! *KI:* – Leber-, Nierenfunktionsstörung mit komp. Retention (bis 150 µmol/l Kreatinin) – Metabolische Dekompensation – Vor größeren Operationen (Insulinindikation)
Thiazolidin-dione *Rosiglitazon* (BRD-Zulassung 1999) Pioglitazon (Zulassung 2000)	Verringerung der peripheren Insulinresistenz („Insulinsensitizer") durch Förderung des Glukose-transportes in Fett- und Muskelzellen (Expression von GLUT4, s. Text)	für Rosiglitazon *Initialdosis* stets Kombination mit Metformin oder Sulfonylharnstoffen 1 × 4 mg/d (evtl. in 2 Dosen) *Höchstdosis* 1 × 8 mg/d	*NW:* – Anstieg von Serumtrans-aminasen (Laborkontrollen) *KI:* – Laktoseunverträglichkeit (Tabl. mit Laktose) – Leberfunktionsstörungen – Herzinsuffizienz (NYHA III, IV)

Literatur

1. Ammon H, Häring, HU, Kellerer M, Laube H, Mark M (2000) Antidiabetika. Diabetes mellitus und Pharmakotherapie. Wiss Verlagsges Stuttgart
2. Armin von T (1997) Der herzkranke Diabetiker. In: Mehnert H (Hrsg.) Herz, Gefäße und Diabetes. Medikon, München, S 133–142
3. Bauch K, Barthel D (1994) Patienten mit Diabetes mellitus. In: Hartig W (Hrsg) Moderne Infusionstherapie. Künstliche Ernährung, 7. Aufl. Zuckschwerdt, München, S 429–448
4. Bottermann P, Rust M (1992) Perioperative Betreuung von Patienten mit Diabetes mellitus. Anästhesiol Intensivmed 6: 141–148
5. Brüssel T (1994) Anästhesie und Diabetes mellitus. Anaesthesist 43: 333–346
6. Haslbeck M (1989) Therapie des Coma diabeticum. Dtsch Med Wochenschr 114: 388–392
7. Holstein A, Egberts EH (1999) ZNS-Symptome durch Hypoglykämie: häufige Fehldiagnose „Schlaganfall". MMW – Fortschr Med 141: 286–288
8. Janka HU (1996) Metabolisches Syndrom und Typ-II-Diabetes. In: Hanefeld M, Leonhardt W (Hrsg.) Das Metabolische Syndrom. G. Fischer, Jena, S 62–69
9. Kerner W (1998) Klassifikation und Diagnose des Diabetes mellitus. Dtsch Ärztebl 95: A 3144–3148
10. Kley HK, Schlaghecke R (1996) Endokrine Notfälle. Erkrankungen im Kohlenhydrat-stoffwechsel. Thieme, Stuttgart New York, S 101–110
11. Knüttgen D, Winkert T, Burgwinkel W, Doehn M (1994) Schwierigkeiten bei der Relaxometrie von Diabetikern. Anästhesiol Intensivmed Notfallmed Schmerzther 29: 18–22
12. Krug J, Steindorf J, Reichel A, et al. (1998) Leitlinien Diabetes mellitus Typ 1 der Fachkommission Diabetes, Sachsen. Modellprojekt BMG. Institut für Medizinische Informatik und Biometrie der Medizinischen Fakultät der TU Dresden
13. Kubeile M, Malowsky B, Grubitzsch H, Wollert HG, Eckel L (1998) Hat die Dauer der diabetischen Stoffwechselstörung einen Einfluss auf das Risiko der Wundinfektion nach herzchirurgischen Eingriffen? Viszeralchirurgie 33: A6
14. Müller-Wieland D, Krone W (1998) Diabetische Ketoazidose. J Anästh Intensivbeh 5: 134–136
15. Pfeiffer A (1997) Mikrovaskuläre diabetische Komplikationen: Nephropathie und Retinopathie. Klinikarzt 16: 246–252
16. Ritter MM, Kilger E (1998) Biguanide und elektive Anästhesien. Anaesthesist 47: 522
17. Schrezenmeir J (1995) Diabetes mellitus. In: Dick W, Encke A, Schuster HP (Hrsg) Prä- und postoperative Behandlung. Wiss Verlagsges, Stuttgart, S 125–129
18. Schrezenmeir J, Müller M, Beyer J (1995) Diabetes mellitus. In: Dick W, Encke A, Schuster HP (Hrsg.) Prä- und postoperative Behandlung. Wiss Verlagsges, Stuttgart, S 28–37
19. Schulze J, Scholz GH, Hanefeld M et al. (1998) Leitlinien Diabetes mellitus Typ 2 der Fachkommission Diabetes, Sachsen. Modellprojekt BMG. Institut für Medizinische Informatik und Biometrie der Medizinischen Fakultät der TU Dresden
20. The Diabetes Control and Complications Trial Research Group (1993) The effect of intensive treatment of diabetes on the development and progression of longterm complications in insulin-dependent diabetes mellitus. N Engl J Med 329: 9776986
21. UK Prospective Diabetes Study (UKPDS) Group (1998) Intensive blood-glucose control with sulphonylureas or insulin compared with conventional treatment and risk complications in patients with type 2 diabetes (UKPDS 33). Lancet 352: 837–853
22. UK Prospective Diabetes Study (UKPDS) Group (1998) Effect of intensive blood-glucose control with metformin on complications in overweigth patients with type 2 diabetes (UKPDS 34). Lancet 352: 854–865
23. Waldhäusel W (1997) Endokrine Zustandsbilder. In: Lasch HG, Lenz K, Seeger W (Hrsg) Lehrbuch der Internistischen Intensivtherapie. Schattauer, Stuttgart New York, S 608–613
24. WHO/ADA (1997) Report of the Expert Committee on the Diagnosis and Classification of Diabetes mellitus. Diabetes Care 20: 1183–1197
25. WHO Study Group on Diabetes mellitus (1985) Diabetes mellitus. WHO Technical Report Series 727: 9–25
26. Ziegler, D, Gries FA (1996) Diabetische Neuropathie. Klassifikation, Epidemiologie, Prognose und sozialmedizinische Bedeutung. Dtsch Ärztebl 93: A -680–684

Perioperative arterielle Hypertonie: Diagnose und Management

W. BUHRE

Epidemiologie

Die arterielle Hypertonie ist die häufigste kardiovaskuläre Erkrankung in westlichen Ländern. Etwa 20% der erwachsenen Bevölkerung leiden an einer arteriellen Hypertonie [1, 2]. Im nicht kardiochirurgischen Patientenkollektiv beträgt die Prävalenz der arteriellen Hypertonie 13,6% und stellt damit die häufigste kardiovaskuläre Vorerkrankung dar [2].

Aufgrund der Entwicklung der Altersstruktur in der Bevölkerung wird der Anteil von Patienten mit kardiovaskulären Vorerkrankungen in den nächsten Jahren stetig zunehmen. Die wenigsten dieser Patienten unterziehen sich kardio- oder gefäßchirurgischen Eingriffen an großen Zentren, sondern werden im Rahmen allgemeiner operativer Eingriffe in Krankenhäusern jeder Größe und Versorgungsstufe behandelt. Für den Anästhesisten bedeutet dies, dass er zunehmend häufiger mit Patienten, die unter einer arteriellen Hypertonie und den entstehenden Folgeschäden leiden, konfrontiert wird.

Definition und Pathogenese

Eine arterielle Hypertension liegt per definitionem dann vor, wenn der Blutdruck bei mehreren Messungen an unterschiedlichen Tagen einen systolischen Wert von 140 und einen diastolischen Wert von 90 mmHg überschreitet. In Tabelle 1 ist die Stadieneinteilung der Hypertonie entsprechend den WHO-Kriterien dargestellt.

Das Krankheitsbild der Hypertonie kann anhand der Genese der Erkrankung in 2 Formen aufgeteilt werden:
1. essentielle (primäre) arterielle Hypertonie ($\approx$90% der Patienten)
2. sekundäre Hypertonie ($\approx$10% der Patienten)

Die essentielle arterielle Hypertonie entwickelt sich typischerweise erst nach Ablauf des 30. Lebensjahres. Sie ist eine multifaktoriell bedingte Störung, die durch eine Reihe von Faktoren begünstigt wird (genetische Faktoren, Konstitution, Ernährung, Körpergewicht, endokrine Faktoren). Für die essentielle Hypertonie ist zur Zeit keine kausale Therapieform bekannt.

Davon abzugrenzen sind sekundäre Hochdruckformen (Tabelle 2) auf dem Boden einer Grunderkrankung, bei denen im Einzelfall eine kausale Therapie möglich ist.

Die arterielle Hypertonie ist ein klassischer unabhängiger Risikofaktor für die Entstehung und Progression der Atherosklerose. Zahlreiche epidemiologische Studien belegen den engen Zusammenhang zwischen der Höhe insbesondere des diastolischen Blutdrucks und kardiovaskulären wie auch zerebovaskulären Komplikationen (Abb. 1, Tabelle 3; [3]).

Tabelle 1. Stadieneinteilung der Hypertonie (nach WHO)

Kategorie	SBD [mmHg]		DBD [mmHg]
Normal	<130	und	<85 mmHg
Hoch-normal	130–139	oder	85–89
Stadium I (mild)	140–159	oder	90–99
Sonderform: Grenzwerthypertonie	140–149	oder	90–94
Stadium II (mittel/moderat)	160–179	oder	100–109
Stadium III (schwer)	>180	oder	>110

SBD=systolischer Blutdruck, *DBD*=diastolischer Blutdruck.

Tabelle 2. Sekundäre Formen der arteriellen Hypertonie

Renal	Endokrin	Kardiovaskulär	Iatrogen
Renoparenchymatös z. B. Glomerulonephritis	M. Cushing	Aortenisthmusstenose	Kontrazeptiva
Renovaskulär z. B. Arterienstenose	Conn-Syndrom	Hyperkinetisches Syndrom	Kortikosteroide
Mischformen	Phäochromozytom	Aorteninsuffizienz	Cyclosporin A
	Hyperthyreose		Nichtsteroidale Antirheumatika
	Reninom		
	Hyper-parathyreodismus		

Tabelle 3. Klinische Stadien der Hypertoniefolgen

Hypertonie ohne Endorganschäden

Hypertonie mit Endorganschäden
- Hypertensive Herzkrankheit (Linksherzhypertrophie)
- Proteinurie/kompensierte Niereninsuffizienz (Kreatinin <2 mg/dl)
- Fundus hypertonicus I–II
- Plaquebildung großer Gefäße (z. B. A. carotis, A. femoralis)

Hypertonie mit manifesten kardiovaskulären Erkrankungen
- Herz: Angina Pectoris, Herzinfarkt, -insuffizienz
- Niere: Niereninsuffizienz (Kreatinin >2 mg/dl)
- Auge: Fundus hypertonicus III–IV
- ZNS: TIA, ischämischer Hirninfarkt
- Gefäße: Periphere arterielle Verschlusskrankheit (pAVK)

Die folgenden Begleiterkrankungen stehen in enger Beziehung zur arteriellen Hypertonie:

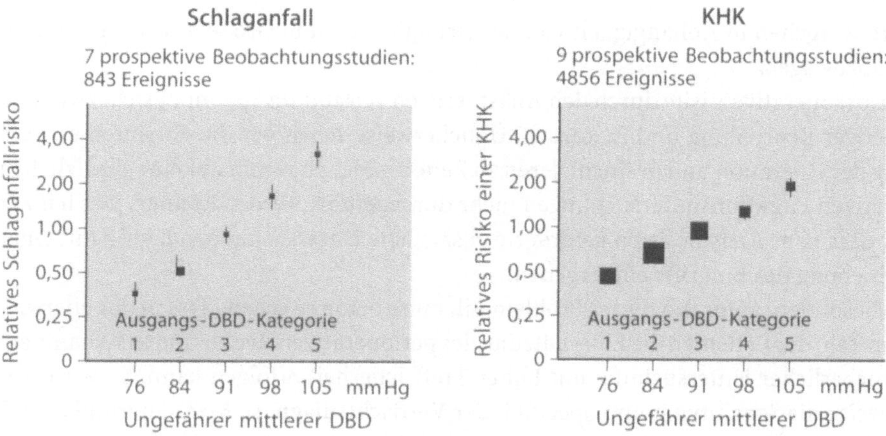

Abb. 1. Beziehung zwischen mittlerem diastolischen Blutdruck und dem relativen Risiko kardiovaskulärer Komplikationen. (Nach McMahon et al. [3])

Herz. Die hypertensive Herzkrankheit umfasst die Linksherzhypertrophie (LVH), die koronare Mikro- und Makroangiopathie (KHK) und die im Frühstadium diastolische, in Spätstadien systolische Ventrikelfunktionsstörung. Die Linksherzhypertrophie ist im allgemeinen Patientenkollektiv ein unabhängiger Risikofaktor für kardiovaskuläre Ereignisse und kann im Rahmen von Stressreaktionen zur akuten Herzinsuffizienz führen. Bereits 1988 wurde nachgewiesen, dass eine arterielle Hypertonie in Abhängigkeit vom Schweregrad mit dem Risiko eines arrythmogenen Todes in Zusammenhang steht.

Gefäße. Im Bereich aller Arterien führt eine vorbestehende Hypertonie zu funktionellen (Dysfunktion des Endothels) oder strukturellen Veränderungen (Mediahypertrophie, Plaque, Stenose, Verschluss) im Sinne einer generalisierten arteriellen Verschlusskrankheit (AVK).

Niere. Die Beziehungen zwischen Hypertonie und Nierenfunktion sind vielfältig und reichen von einer sekundären renalen Hypertonie (renovaskulär oder renoparenchymatös), über die beschleunigte Progression einer Niereninsuffizienz bei Hypertonie bis zur chronischen Niereninsuffizienz. Erst im Spätstadium der Erkrankung steigen die Retentionswerte (Kreatinin, Harnstoff) an. Bis zu 28% aller Fälle von terminalem Nierenversagen sind Folge einer essentiellen Hypertonie.

ZNS. Die Hypertonie ist der wichtigste Risikofaktor für die transitorische ischämische Attacke (TIA), den ischämischen oder hämorrhagischen Schlaganfall und die vaskuläre Demenz. Im Frühstadium der Erkrankung finden sich Wandveränderungen der extrakraniellen Gefäße mit Zunahme der Intima-Media-Dicke und Plaquebildung. Im Spätstadium zeigen sich lakunäre Infarkte und Territorialinfarkte.

Präoperative Diagnostik

Ziel der präoperativen Diagnostik bei Patienten mit arteriellem Hypertonus ist, die bestehenden Auswirkungen auf die Endorgane Herz, Gehirn, Niere zu erfassen und das weitere Vorgehen in Abhängigkeit von der Dringlichkeit und Größe des geplanten Eingriffs abzuwägen.

Die präoperative Visite durch den Anästhesisten verläuft im Spannungsfeld zwischen sorgfältiger Beurteilung und Zeitdruck. Üblicherweise sehen wir die Patienten erst am Vortag der Operation und prämedizieren zu Zeiten in denen regelhaft keine zusätzlichen apparativen Funktionsuntersuchungen mehr durchgeführt werden können. Das hat zur Folge, dass vom Anästhesisten geforderte zusätzliche Untersuchungen häufig mit einer Verschiebung des Eingriffs einhergehen.

Insbesondere aufgrund dieser Problematik muss betont werden, dass in der überwiegenden Zahl der Patienten die Einschätzung des perioperativen Risikos mittels Anamnese und körperlicher Untersuchung mit hoher Treffsicherheit erfolgen kann. So wird beispielsweise die Sensititvität und Spezifität der Verdachtsdiagnose *KHK* aufgrund anamnestischer Angaben mit 80–90% angegeben [4]. Besonderes Augenmerk muss auf die klinischen Zeichen einer bisher unentdeckten *Herzinsuffizienz* gerichtet werden, da diese ein unabhängiger Risikofaktor für das Auftreten perioperativer kardiovaskulärer Komplikationen ist [5]. Daher steht die Einschätzung der körperlichen Belastbarkeit des Patienten im Zentrum der Anamneseerhebung, da sie am ehesten mit einer Einschränkung der Herzleistung in Beziehung steht [6].

Die Anordnung zusätzlicher apparativer Untersuchungen ist nur selten erforderlich und erfolgt häufig aus einem Unsicherheitsgefühl heraus.

Übersicht 1. Geeignete Fragen zur Anamneseerhebung

1. Hatten Sie jemals einen Herzinfarkt, einen Herzanfall oder wurden Sie wegen Ihres Herzens behandelt?
2. Bei welcher Tätigkeit haben Sie sich in den letzten Wochen am meisten angestrengt?
3. Wurde Ihnen mitgeteilt ob Sie ein Herzgeräusch haben?
4. Ist bei Ihnen ein Bluthochdruck bekannt und wie ist er festgestellt worden?
5. Wenn ja, wie lange ist der Bluthochdruck schon bekannt?
6. Schwankt Ihr Blutdruck stark?
7. Leiden Sie häufig unter starken Kopfschmerzen oder Schwindel und wenn ja, wann?
8. Nehmen Sie Tabletten gegen Bluthochdruck, Herztabletten, Wassertabletten oder Medikamente zur Blutverdünnung ein?
9. Haben Sie jemals Luftnot? Oder sind Sie wegen Luftnot erwacht?
10. Schlafen Sie mit erhöhtem Oberkörper?

Körperliche Untersuchung

Die Untersuchung wird üblicherweise am entkleideten Patienten durchgeführt und umfasst Inspektion, Palpation und Auskultation der entsprechenden Organsysteme. Besonderes Augenmerk gilt den Zeichen der Herzinsuffizienz (gestaute Halsvenen, Knöchelödeme) und der AVK (fehlende Pulse, Mangeldurchblutung, Ulcera, etc).

Apparative Diagnostik

Die Diagnose der arteriellen Hypertonie wird durch mehrfache Messungen eines erhöhten Blutdrucks (mindestens 3 Messungen an 2 aufeinanderfolgenden Messtagen) gestellt. Eine 24 h-Blutdruckmessung kann sinnvoll sein, um tageszeitliche Änderungen des Blutdrucks zu verifizieren, und Patienten zu identifizieren, die unter malignen hypertonen Krisen leiden.

Die Differenzierung von Patienten mit essentieller (primärer) und sekundärer Hypertonie ist von wesentlicher Bedeutung. Die Prävalenz der sekundären Hypertonie im Gesamtkollektiv der Patienten mit Hypertonie liegt bei ca. 10%.

Folgende Symptome können auf eine sekundäre Hypertonie hinweisen:

- Kopfschmerzen (Phaöchromozytom, Aortenisthmusstenose)
- Gesichtsödem (renoparenchymatöse Hypertonie)
- Anfallsweise Blässe/Schweißausbruch, Tachykardie (Phäochromozytom, Hyperthyreose)
- Vorhofflimmern, Tremor (Hyperthyreose)
- Muskelschwäche, -krämpfe, Polyurie (Conn-Syndrom)
- Stammfettsucht, Striae, Mondgesicht (Cushing-Syndrom)
- Negative Familienanamnese
- Erstdiagnose <30 oder >70 Jahre
- Rasche Entwicklung der Hypertonie
- Fehlende Nachtabsenkung des Blutdrucks
- Versagen von >1 Antihypertensiva

Bei klinischem Verdacht auf eine sekundäre Hypertonie sollte diese Verdachtsdiagnose dann weiter abgeklärt werden. Bei Verdacht auf auf Phäochromozytom muss eine dringliche, präoperative Abklärung erfolgen, da die kardiovaskulären Komplikationen bei unentdecktem Phäochromozytom hoch sind.

Alle anderen apparativen Untersuchungen orientieren sich strikt an den beschriebenen Folgen auf die Organfunktion (Herz, Niere, Gefäße) und sollten den dort gültigen Richtlinien entsprechen [6]. Es sollten nur solche Untersuchungen durchgeführt werden, die einen Nutzen für den Patienten erwarten lassen. So ist beispielsweise die Echokardiographie ein hervorragendes Verfahren um eine linksventrikuläre Dysfunktion oder ein vorbestehendes Herzklappenvitium zu objektivieren, bei der Verdachtsdiagnose KHK ist sie hingegen in aller Regel wenig hilfreich [7].

Therapie des arteriellen Hypertonus

Eine Behandlungsindikation für einen arteriellen Hypertonus besteht bei mehrfach ermittelten Blutdruckwerten > 140/90 mmHg; dies gilt auch für ältere Patienten. Der früher übliche Begriff des Erfordernishochdrucks bei älteren Hypertonikern ist inzwischen obsolet. Für Patienten mit gleichzeitig bestehendem Diabetes mellitus oder einer Niereninsuffizienz wird neuerdings bereits bei Blutdruckwerten > 130/85 mmHg eine Therapie gefordert. Für ältere Hypertoniker wird ein Zielblutdruck < 140/90 mmHg angestrebt, wenn der Patient diesen Blutdruck ohne orthostatische Hypotonie oder andere Nebenwirkungen toleriert.

Alle Patienten, bei denen eine arterielle Hypertonie medikamentös behandelt wird und die obengenannten Zielwerte nicht erreicht werden, sind dementsprechend subop-

timal eingestellt. Die oben genannten Zielkriterien beziehen sich auf die langfristige
Prognose der arteriellen Hypertonie und können daher nicht zwingend als Richtlinie für
das perioperativen Vorgehen empfohlen werden, da die optimale Blutdruckeinstellung
im Einzelfall Tage bis Wochen in Anspruch nimmt und das Ziel, Verhinderung der
Progression und/oder Regression von Endorganschäden Wochen bis Monate bean-
sprucht [8].

Perioperatives Vorgehen

Für die präoperative Einschätzung ergeben sich daher folgende Fragen:
1. Ist die arterielle Hypertonie *per se* ein unabhängiger Risikofaktor für eine erhöhte
   Häufigkeit perioperativer Komplikationen?
2. Soll bei nicht oder nur ungenügend vorbehandelten Hypertonikern präoperativ oder
   intraoperativ eine Blutdruckeinstellung erfolgen?
3. Gibt es Patienten und/oder operative Eingriffe bei denen aufgrund des bestehenden
   Hypertonus der elektive operative Eingriff modifiziert oder verschoben werden sollte?

Ad.1. Diese Frage kann anhand der zur Zeit zur Verfügung stehenden Untersuchungser-
gebnisse nicht mit Sicherheit beantwortet werden, da keine prospektiven, randomisierten
Studien mit ausreichender Patientenzahl zur Verfügung stehen. Die überwiegende Anzahl der vorliegenden Studien ist nicht kontrolliert und beinhaltet zudem zu wenig
Patienten um sichere Aussagen zu ermöglichen. Es wurden Patienten mit unterschiedlichen Schweregraden der arteriellen Hypertonie eingeschlossen, die verwendeten Anästhesieverfahren waren nicht standardisiert, und Daten über die perioperative Hämodynamik und deren Überwachung ist sind nur unvollständig verfügbar. Weiterhin entsprechen die in den jeweiligen Studien verwendeten Antihypertensiva und Anästhetika den
zum Zeitpunkt der Datenerhebung üblichen Verfahren, und sind zumindest teilweise
nicht mehr mit heute gängigen Verfahren zu vergleichen [9, 10].

So untersuchten Goldman u. Caldera [9] bei 617 Patienten, die sich zwischen 1975 und
1976 einem elektiven Eingriff unterziehen mussten, das Auftreten schwerwiegender
kardiovaskulärer Komplikationen (Myokardinfarkt, Lungenödem, ventrikuläre Tachykardie und Herztod) und leichterer Komplikationen (Herzinsuffizienz ohne Lungenödem, Myokardischämien, supraventrikuläre Tachykardien). Das Patientenkollektiv um-
fasste unbehandelte Normotoniker, Normotoniker unter diuretischer Therapie, Patienten mit anamnestisch bekanntem Hypertonus, die unter Medikation normotensiv waren,
hypertensive Patienten unter antihypertensiver Therapie und hypertensive Patienten
ohne antihypertensive Therapie. Keiner der Patienten litt unter einer formal schweren
Hypertonie (DBD > 120 mmHg), allerdings wiesen 37% der Patienten Anzeichen einer
KHK oder einer Herzinsuffizienz auf.

In dieser Untersuchung konnte eine präoperative Hypertonie nicht als unabhängiger
Risikofaktor für schwerwiegende Komplikationen nachgewiesen werden. Demgegenüber
waren ausgeprägte Abfälle des systolischen Blutdrucks hinweisend für schwerwiegende
Komplikationen. Patienten mit zusätzlichen Organfunktionsstörungen hatten ausgeprägtere systolische Blutdruckabfälle. Hypertone Phasen traten häufiger bei Patienten
mit vorbestehender Hypertension als bei normotensiven Patienten auf. Es fand sich
allerdings keine Beziehung zwischen dem Einsatz vasoaktiver Medikamente und dem
Ausgangsstatus.

Die Einschränkungen der Untersuchung von Goldmann u. Caldera [9] wurden in der Literatur ausgiebig diskutiert. Die Untersuchung war nicht randomisiert und weder das anästhesiologische Management noch die hämodynamische Überwachung der Patienten waren einheitlich. Trotz der oben genannten Einschränkungen können aus der Untersuchung aber einige wesentliche Erkenntnisse abgeleitet werden.

Das Ausmaß von schwerwiegenden Komplikationen war im wesentlichen von Ausmaß und Dauer der intraoperativen Hypotension abhängig und nicht von einer präoperativ vorbestehenden Hypertonie. Eine unmittelbar präoperativ erfolgte Blutdruckeinstellung reduzierte nicht die Häufigkeit perioperativer Hypertonieepisoden. Nach üblichen Kriterien gut eingestellte Hypertoniker hatten eine vergleichbar hohe Inzidenz von hypertensiven Phasen wie schlecht eingestellte oder unbehandelte Patienten. Darüber hinaus zeigte sich, dass Patienten mit Hinweisen für eine Organfunktionsstörung häufiger zu intraoperativen Blutdruckschwankungen neigen als Patienten mit isolierter Hypertension ohne Organfunktionsstörung. Dieser Befund impliziert, dass eine eingehendere Abklärung der Hypertonie (und ihrer Folgen) insbesondere bei Patienten mit vorbestehenden Organfunktionsstörungen erfolgen sollte.

In den letzten Jahren wurden von der McSpi-Gruppe um Mangano mehrere große Untersuchungen zur perioperativen Risikoabschätzung durchgeführt. In einer dieser Untersuchungen an 407 männlichen Patienten haben Hollenberg et al. [11] zeigen können, dass eine vorbestehende arterielle Hypertonie ein unabhängiger Risikofaktor für das Auftreten einer Myokardischämie ist. Neben der Hypertonie waren Linksherzhypertrophiezeichen im EKG, nachgewiesene KHK, Diabetes mellitus, und eine präoperative Digitalismedikation unabhängige Risikofaktoren. Da das Auftreten einer Myokardischämie mit schwerwiegenden kardialen Komplikationen (Myokardinfarkt, instabile Angina Pectoris, Herztod) korreliert ist, könnten Patienten mit Hypertension von einer postoperativen EKG-Überwachung profitieren, die allerdings mit erheblichen Kosten verbunden ist. Eine unbehandelte Hypertonie des Stadium I/II ist mit einer erhöhten Inzidenz von Myokardischämien während maximaler Sympathikusaktivierung (endotracheale Intubation, Ausleitungsphase) assoziiert.

Stone et al. [12] konnten zeigen, dass die einmalige orale Gabe eines β-Rezeptorenblockers zu einer hochsignifikanten Senkung der Häufigkeit von Myokardischämien führte. Aus diesem Befund kann gefolgert werden, dass die perioperative Gabe von β-Rezeptorenblockern zumindest bei Patienten mit gesicherter oder vermuteter KHK erfolgen sollte.

In einer randomisierten, prospektiv kontrollierten Untersuchung fanden Mangano et al. [13], dass die Einnahme eines β-Blockers unmittelbar präoperativ bis hin zu einer Woche postoperativ sowohl zu einer Abnahme der kardialen Morbidität und auch der langfristigen Mortalität führte. Bei Beachtung der Kontraindikationen einer β-Blocker-Therapie zeigte sich keine Zunahme der befürchteten Nebenwirkungen (Bronchospasmus, Bradykardie, Hypotonie). Daher wird in den neuesten Richtlinien des "American College of Chest Physicians" die perioperative Gabe von β-Blockern bei Patienten mit nachgewiesener oder vermuteter KHK empfohlen, wenn keine Kontraindikationen bestehen [14, 15]. Wenn bei Patienten mit arteriellem Hypertonus der Verdacht auf eine KHK besteht, sollte eine perioperative β-Blockade durchgeführt werden.

Ad 2. Aus den bislang vorliegenden Daten ergibt sich, dass die Häufigkeit von Blutdruckschwankungen bei Hypertonikern deutlich höher ist als im Normalkollektiv. Schmerzreize und Sympathikusaktivierungen resultieren bei diesen Patienten häufig in erheblichen Blutdruckanstiegen. Die negativ inotropen und vasodilatierenden Eigenschaften der gebräuchlichen Anästhetika sind bei Hypertonikern ebenfalls vergleichsweise stärker

ausgeprägt. Die überdurchschnittlich häufig beobachteten Blutdruck- und Herzfrequen-
zänderungen sind mutmaßlich verantwortlich für eine erhöhte Inzidenz kardiovaskulärer Komplikationen in der perioperativen Phase.

Ad 3. Aufgrund der kontroversen Datenlage wurde von einigen Autoren ein abgestimm-
tes Vorgehen vorgeschlagen. Bei Patienten mit arteriellem Hypertonus im Stadium I/II
und keinen manifesten sekundären Organfunktionsstörungen kann ein Wahleingriff in
aller Regel unter Beachtung der im Folgenden beschriebenen Grundsätze durchgeführt
werden. Beim Vorliegen sekundärer Organschäden und zusätzlicher Risikofaktoren für
die Entstehung einer KHK (Diabetes Mellitus, Hypercholesterinämie) muss im Einzelfall
abgewogen werden, inwieweit eine durchgeführte Diagnostik und Therapie einen positiven Einfluss auf die Rate perioperativer Komplikationen hat, ob der operative Eingriff
aufschiebbar ist, und inwieweit den Patienten belastende Maßnahmen aufgrund des
Allgemeinzustandes zumutbar sind.

So werden immer wieder Fälle berichtet, in denen z. B. Tumorpatienten einer lang-
wierigen KHK-Diagnostik ohne therapeutische Konsequenz unterzogen werden. In diesen Fällen ist es sinnvoller, den geplanten Eingriff unter erweiterter Überwachung und
evtl. perioperativer β-Blockade durchzuführen, nachdem ein ausführliches Gespräch mit
dem Patienten und dem Chirurgen über das perioperative Vorgehen und die damit
verbundenen Risiken stattgefunden hat.

Bei Patienten mit schwersten Organfunktionsstörungen (dekompensierte Herzinsu-
fizienz) sollte, wenn irgend möglich, vor Durchführung der Narkose eine Rekompensa-
tion erreicht werden. Falls dies aus operativen Gründen nicht erreichbar ist, ist ein
erweitertes Monitoring der Herz-Kreislauf-Funktion und insbesondere eine postoperative Intensivüberwachung anzustreben.

Intra- und postoperatives Management bei Patienten
mit arterieller Hypertension

Folgende allgemeine Grundsätze des perioperativen Managements ergeben sich aus den
vorangestellten Überlegungen:

Die Therapie mit kardiovaskulär wirkenden Medikamenten sollte während der perioperativen Phase fortgesetzt werden. Die Gabe von Diuretika am Operationstag ist
umstritten, und wird in der Regel nicht durchgeführt.

Die durch die Einnahme antihypertensiver Medikamente (insbesondere Diuretika)
entstehenden Flüssigkeitsdefizite müssen korrigiert werden. So besteht bei Patienten mit
Herzinsuffizienz unter Diuretikatherapie häufig eine ausgeprägte Hypovolämie, die möglichst vor Narkoseeinleitung korrigiert werden sollte.

Die medikamentöse Prämedikation sollte eine möglichst vollständige anxiolytische
Abschirmung bewirken. Mittel der 1. Wahl sind Benzodiazepine.

Entscheidend für die Führung der Narkose und die erforderlichen Überwachungsverfahren sind die vorbestehenden Endorganschäden (Tabelle 3). Die Ausgangsblutdruck-
werte dienen als Richtwerte für die perioperativen Zielgrößen. Abweichungen um mehr
als 20% sollten vermieden werden. Dementsprechend sollte der präoperativ erhöhte
Blutdruck während der Narkose nicht zwangsläufig auf Normalwerte gesenkt werden,
sondern im entsprechenden Rahmen belassen werden.

Medikamente der Wahl bei akuter intraoperativer Hypertension sind kurzwirksame
Pharmaka wie Nitroglycerin und Urapidil. Der Vermeidung tachykarder und hypotensi-
ver Phasen kommt eine entscheidende Bedeutung zu, da insbesondere bei vorbestehen-

der KHK die Inzidenz der perioperativen Myokardischämie mit diesen hämodynamischen Parametern korreliert ist [16]. Bevor eine blutdrucksenkende Therapie eingeleitet wird, sollte der Ausgangsblutdruck bekannt sein, da beim Hypertoniker regelhaft eine Adaptation an erhöhte Blutdruckwerte gefunden wird. Die iatrogen induzierte arterielle Hypotension ist wahrscheinlich mit einem höheren Risiko an perioperativen Komplikationen verknüpft als die Hypertension im Stadium I/II.

Es gibt zur Zeit keine gesicherten Studienergebnisse, die zeigen, dass ein bestimmtes Narkoseverfahren mit einer Reduktion der kardiovaskulären Komplikationen einhergeht. Daraus ergibt sich, dass im Prinzip alle bekannten Anästhetika und Anästhesieverfahren einsetzbar sind. Eine Ausnahme stellt der Einsatz von Ketamin dar, da vermehrt sympathikotone Reaktionen beschrieben sind. Inwieweit Kombinationsverfahren (Periduralanästhesie + Allgemeinanästhesie) mit einer Reduktion der Komplikationen einhergehen, ist bislang noch nicht im Rahmen großer kontrollierter Studien untersucht. Es ist aber unumstritten, dass eine suffiziente Schmerztherapie und Stressabschirmung insbesondere während der postoperativen Phase die Häufigkeit hämodynamischer Entgleisungen reduziert, und damit potentiell einen positiven Effekt auf die Komplikationshäufigkeit haben könnte.

Die Erhaltung einer normalen Körpertemperatur ist unabdingbar, da die Narkoseausleitung vor Erreichen der Normothermie mit einem erheblichen Anstieg des O_2-Bedarfs einhergeht.

Wegen der erhöhten hämodynamischen Labilität in der gesamten perioperativen Phase sollte eine möglichst engmaschige Überwachung der relevanten hämodynamischen Parameter erfolgen. Zusätzlich zur Überwachung von Blutdruck und Herzfrequenz ist die kontinuierliche ST-Segmentanalyse bei Patienten mit kardiovaskulären Risikofaktoren obligat. Da eine Myokardischämie oder ein Myokardinfarkt in der perioperativen Phase überproportional häufig stumm verläuft, ist für Risikopatienten in den ersten Tagen nach der Operation eine engmaschige Überwachung wünschenswert. Hochrisikopatienten sollten initial intensivmedizinisch überwacht werden. Das Auftreten einer postoperativen Hypoxie oder Hyperkapnie, beispielsweise durch Anästhetika- oder Muskelrelaxanzienüberhang, muss vermieden oder aktiv therapiert werden.

Die während der Narkose geltenden hämodynamischen Grenzwerte gelten auch in der postoperativen Phase. Dementsprechend ist eine engmaschige Überwachung durch geschultes Personal erforderlich.

Bei Verdacht auf eine vorbestehende koronare Herzkrankheit sollte nach jetzigem Kenntnisstand eine perioperative Therapie mit einem β-Blocker durchgeführt werden, wenn keine Kontraindikationen vorliegen [18].

Zusammenfassung

Die arterielle Hypertonie ist ein gesicherter Risikofaktor für die Entwicklung sekundärer Organschäden des kardiovaskulären, zerebralen und renalen Systems. Daher kann die Hypertension nicht isoliert von den resultierenden Organschäden betrachtet werden. Führend in der Diagnose der Hypertonie und der aus ihr resultierenden Organschäden ist die Anamnese und klinische Untersuchung des Patienten. Der Mangel an aussagekräftigen Daten macht eine definitive Bewertung der Hypertonie als Prädiktor schwerer kardiovaskulärer Komplikationen (Myokardinfarkt, Herzinsuffizienz, Tod) zur Zeit unmöglich.

Bei Patienten, die unter einer milden oder mittleren arteriellen Hypertonie leiden, bei denen keine ausgeprägten Organschäden vorliegen und deren Belastbarkeit im Alltag nicht wesentlich eingeschränkt ist, gibt es daher keinen Grund einen geplanten chirurgischen Eingriff zu verschieben. Demgegenüber erscheint eine weitere diagnostische Abklärung bei Patienten mit sekundärer Hypertonie, schweren begleitenden Organschäden, oder schwersten Formen der Hypertonie sinnvoll. Dessen ungeachtet sollte aber jeder Patient mit vorbestehendem Hypertonus als kardiovaskulärer Risikopatient angesehen und dementsprechend in der gesamten perioperativen Phase engmaschig überwacht werden.

Literatur

1. Edwards ND, Reilly CS (1994) Detection of perioperative myocardial ischaemia. Br J Anaesth 72: 104 115
2. Forrest JB, Rehder K, Cahalan MK, Goldsmith CH (1992) Multicenter study of general anesthesia. III. Predictors of severe perioperative adverse outcomes. Anesthesiology 76: 3 15
3. MacMahon S, Peto R, Cutler J et al. (1990) Blood pressure, stroke, and coronary heart disease. Part 1, Prolonged differences in blood pressure: prospective observational studies corrected for the regression dilution bias. Lancet 335: 765 774
4. Mantha S, Roizen MF, Barnard J et al. (1994) Relative effectiveness of four preoperative tests for predicting adverse cardiac outcomes after vascular surgery: a meta-analysis. Anesth Analg 79: 422 433
5. Mangano DT (1990) Perioperative cardiac morbidity. Anesthesiology 72: 153 184
6. Mangano DT (1999) Assessment of the patient with cardiac disease: an anesthesiologist's paradigm. Anesthesiology 91: 1521 1526
7. Janssens U, Fass J, Schumpelick V, Hanrath P (1997) Chirurgie bei Risikopatienten unter Notfall- und Elektivbedingungen. II Der kardial belastete Patient. Chirurg 68: 753 762
8. Trenkwalder P (2000) Arterielle Hypertonie Teil 1: Definition-Pathogenese-Diagnose. Internist 41: 41 55
9. Goldman L, Caldera DL (1979) Risks of general anesthesia and elective operation in the hypertensive patient. Anesthesiology 50: 285 292
10. Prys-Roberts C, Meloche R, Foex P (1971) Studies of anaesthesia in relation to hypertension. I. Cardiovascular responses of treated and untreated patients. Br J Anaesth 43: 122 137
11. Hollenberg M, Mangano DT, Browner WS et al. (1992) Predictors of postoperative myocardial ischemia in patients undergoing noncardiac surgery. The Study of Perioperative Ischemia Research Group. JAMA 268: 205 209
12. Stone JG, Foex P, Sear JW, Johnson LL, Khambatta HJ, Triner L (1988) Myocardial ischemia in untreated hypertensive patients: effect of a single small oral dose of a beta-adrenergic blocking agent. Anesthesiology 68: 495 500
13. Mangano DT, Layug EL, Wallace A et al. (1996) Effect of atenolol on mortality and cardiovascular morbidity after noncardiac surgery. Multicenter Study of Perioperative Ischemia Research Group. N Engl J Med 335: 1713 1720
14. Palda VA, Detsky AS (1997) Perioperative assessment and management of risk from coronary artery disease. Ann Intern Med 127: 313 328
15. American College of Physicians (1997) Guidelines for assessing and managing the perioperative risk from coronary artery disease associated with major noncardiac surgery. Ann Intern Med 127: 309 312
16. Mangano DT (1990) Dynamic predictors of perioperative risk. Study of Perioperative Ischemia (SPI) Research Group. J Card Surg 5: 231 236
17. Baron JF, Bertrand M, Barre E et al. (1991) Combined epidural and general anesthesia vs. general anesthesia for abdominal aortic surgery. Anesthesiology 75: 611 618
18. Poldermans D, Boersma E, Bax JJ et al. (1999) The effect of bisoprolol on perioperative mortality and myocardial infarction in high-risk patients undergoing vascular surgery. Dutch Echocardiographic Cardiac Risk Evaluation Applying Stress Echocardiography Study Group. N Engl J Med 341: 1789 1794

Der Kopfschmerz: Diagnose und Therapie

G. Gutscher

Kopfschmerzhäufigkeit

Durchschnittlich 18,5% der Patienten einer Schmerzambulanz leiden unter Kopfschmerzen. Die am häufigsten gestellten Kopfschmerzdiagnosen lauten: Migräne (75%), Spannungskopfschmerz (18%), Clusterkopfschmerz (<1%), atypischer Gesichtsschmerz (<1%). Durch diese 4 Diagnosen lassen sich fast alle Patienten mit primären Kopf- und Gesichtsschmerzen erfassen (Abb. 1). Allein die Migräne und der Spannungskopfschmerz machen schon über 90% der geschilderten Kopfschmerzen aus. Clusterkopfschmerz und atypische Gesichtsschmerzen treten selten auf.

Die Diagnose lässt sich bei diesen 4 Kopfschmerzbildern allein durch Anamnese und Untersuchung stellen. Technische Zusatzuntersuchungen sind im Normalfall nicht nötig. Wenn die Patienten sich in der Schmerzsprechstunde vorstellen, bestehen üblicherweise die Kopfschmerzen seit Jahren mit der gleichen Symptomatik. Der Arzt muss anhand der klinischen Symptome die Diagnose stellen, den Patienten auf die Gutartigkeit der Kopfschmerzen hinweisen und die Behandlung einleiten.

Migräne

Klinisches Bild

Eine Migräne entwickelt sich anfallsartig innerhalb weniger Stunden, ist meist (zu 70%) einseitig, hat pulsierenden Charakter und ist begleitet von Übelkeit bis zum Erbrechen und einer ausgeprägten Lärm- und Lichtempfindlichkeit. Der Patient muss sich in ein ruhiges, abgedunkeltes Zimmer zurückziehen und braucht Schlaf. Jede körperliche Ak-

Abb. 1. Kopfschmerzdiagnosen in der Schmerzambulanz. (Nach Weinschütz [20])

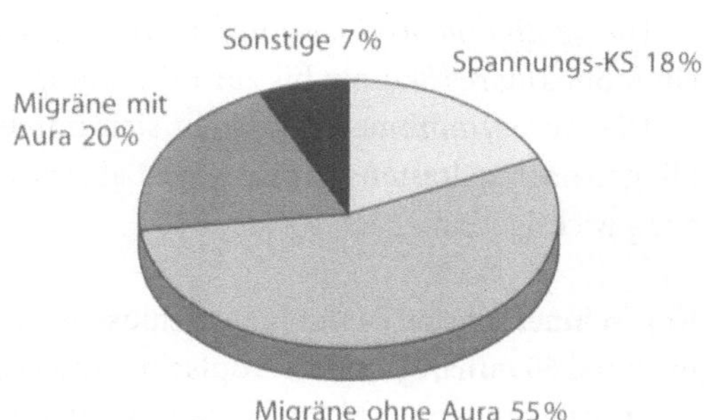

"

tivität verstärkt den Kopfschmerz. Fast alle Patienten sind schon einmal nachts durch eine Attacke geweckt worden. Ohne Behandlung dauert eine Attacke 4–72 h und tritt bis zu 8-mal im Monat auf. Die meisten Migränepatienten leiden seit ihrer Jugend an Anfällen.

Migränekennzeichen

- Anfallsartig
- Meist einseitig
- Pulsierend
- Lärm-/Lichtempfindlichkeit
- Übelkeit
- Auch nachts

Verlauf

Der Verlauf der Migräne lässt sich in 3 Phasen unterteilen:
- Prodromalphase,
- Aura,
- Kopfschmerzphase.

Prodromalphase. Bei einem Drittel der Patienten geht eine Prodromalphase dem Kopfschmerz um 2–48 h voraus. Pathophysiologisch wird sie als Ausdruck einer hypothalamischen Irritation gedeutet. Der Patient erfährt Veränderungen des Antriebs und der Stimmung. Er fühlt sich submanisch oder depressiv. Eine Patientin führte beispielsweise in der Prodromalphase regelmäßig einen großen Hausputz durch. Auch verstärkte vegetative Syndrome wie Durst, Hunger, Blähungen, Obstipation oder Flüssigkeitsretention zeigen sich.

Aura. Anschließend kann eine Auraphase von 5–60 min auftreten. Der Anteil der Migränepatienten mit Aura liegt bei 15%. Eine Aura ist gekennzeichnet durch fokal-neurologische Symptome.

In der *typischen Aura* werden am häufigsten visuelle Zeichen wie Lichtblitze, wandernde Skotome oder Fortifikationsspektren beschrieben. Alternierend können auch halbseitige Sensibilitätsstörungen, Hemiparesen oder Sprachstörungen auftreten.

Die *Basilarismigräne* erkennt man an den Hirnstammsymptomen wie Tinnitus, Schwindel, Ataxie und Bewusstseinsstörungen.

Die *ophthalmoplegische* Migräne zeigt Augenmukelparesen und die *retinale* Migräne ein monokulares Skotom bis zur Erblindung.

Die Aurasymptome entwickeln sich immer langsam innerhalb von 5–20 min und klingen nach spätestens 60 min wieder ab. Dies ist zur differentialdiagnostischen Abgrenzung wichtig.

Kopfschmerzphase. Direkt im Anschluss an die Auraphase oder nach einem Intervall von maximal 60 min beginnt die Kopfschmerzphase. Die Schmerzen entwickeln sich allmählich über Stunden und klingen dann wieder ab. Sie dauert unbehandelt 4–72 h. Bei der Sonderform der *Migräneaura ohne Kopfschmerz* fehlt diese Phase.

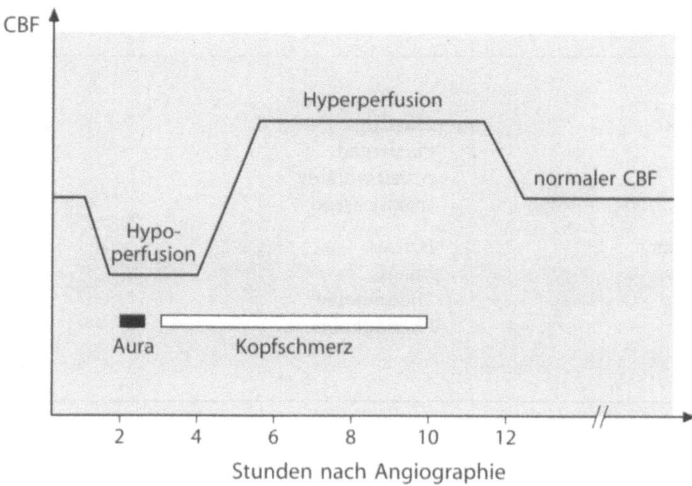

Abb. 2. Hirndurchblutung während des Migräneanfalls

Pathophysiologie

Wenn man die Hirndurchblutung misst (Abb. 2), stellt man während der Aura eine Hypoperfusion fest. Zu Beginn der Kopfschmerzphase schlägt sie in eine Hyperperfusion um. Nach dem Ende der Kopfschmerzen normalisiert sich die Hirndurchblutung wieder. Diese Änderung des Gefäßtonus ist nicht die Migräneursache, sondern nur ein Nebenphänomen.

Die Ätiologie der Migräne ist immer noch ungeklärt. Die zzt. favorisierte Hypothese nimmt eine aseptische Entzündungsreaktion der Gefäße von Dura und Gehirn (*trigeminovaskuläres System*) an, die durch Neuropeptide verursacht sein könnte. Außerdem gibt es Hinweise auf einen sog. "*Migränegenerator*" im Hirnstamm, der für den Ablauf der Migräneattacke verantwortlich sein könnte. Ob die tierexperimentell messbare kortikale "*spreading depression*" das organische Korrelat der Aura darstellt, ließ sich noch nicht beweisen.

Auslöser

Bei einer Reihe von Patienten lassen sich Triggerfaktoren identifizieren, die eine Migräne auslösen können. Als Migräne-Auslöser gelten Wetterwechsel, Alkoholgenuss am Vorabend (Rotwein) und Käseverzehr. Typisch ist auch die Migräne in der Entspannungsphase nach Stress, man denke an die Wochenendmigräne oder nach langem Ausschlafen. Auch eine ausgelassene Mahlzeit kann Migräne auslösen. Migräne tritt auch gehäuft während der Menstruation oder zum Zeitpunkt des Eisprungs auf.

Diagnosekriterien

Die Merkmale der Migräne sind so typisch, dass sich die Diagnose der Migräne allein aus der Anamnese stellen lässt. Die "International Headache Society" hat Diagnosekriterien für die Migräne ohne Aura festgelegt (Tabelle 1). Ohne weitere aufwändige Untersuchun-

Tabelle 1. 4 Kriterien der Migräne ohne Aura

I	4–72 h	
II	2 Charakteristika	Einseitig Pulsierend Arbeitsunfähig Inaktivierend
III	1 Begleitphänomen	Nausea Emesis Photophobie Phonophobie
IV	5 Attacken	

gen lässt sich mit den entsprechenden anamnestischen Angaben des Patienten eine Migräne ohne Aura schon beim Erstgespräch sicher diagnostizieren.

Migräneakuttherapie

Im akuten Anfall empfehlen wir unbedingt Bettruhe und Reizabschirmung. Häufig hat sich der Patient von sich aus bereits in ein ruhiges abgedunkeltes Zimmer zurückgezogen. Die medikamentöse Akuttherapie richtet sich nach der Stärke der Migräneattacke. In der Regel hat der Patient schon ausreichend Erfahrung gesammelt und kann Auskunft geben, welche Mittel bei ihm wirksam sind.

Leichte Migräne

Leichte Anfälle können mit einem Antiemetikum und einem Analgetikum behandelt werden (Abb. 3). Als Antiemetikum sind Metoclopramid oder Domperidon geeignet. An Analgetika stehen Acetylsalicylsäure, Paracetamol, Ibuprofen oder Naproxen zur Auswahl. Gegen die Übelkeit soll der Patient frühzeitig Metoclopramid einnehmen. Bei starkem Erbrechen steht es als Suppositorium zur Verfügung. Nach eingetretener antiemetischer Wirkung, also frühestens nach 10–5 min, ist die Einnahme des Analgetikums

Abb. 3. Therapie der leichten Migräne

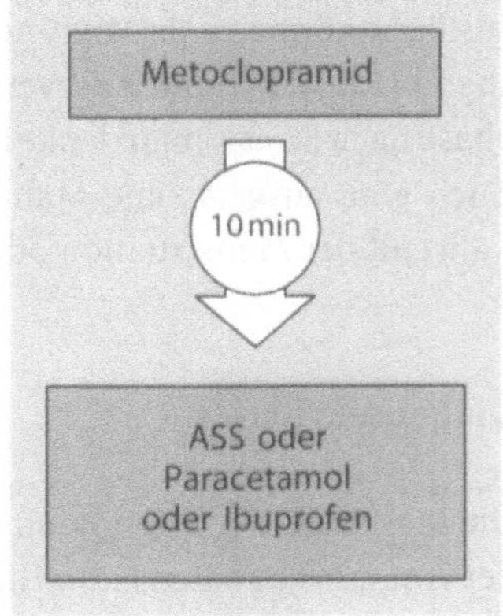

sinnvoll. Wegen des rascheren Wirkungseintritts hat die Gabe als Brausetablette (ASS), Saft (Ibuprofen) oder Zäpfchen (Paracetamol) Vorteile. Je früher diese Analgetika wirksam werden, umso besser kupieren sie eine Migräneattacke. Im fortgeschrittenen Stadium sind sie wirkungslos.

Schwere Migräne

Triptane

In der Therapie der schweren Migräne haben sich die Triptane seit 1992 gut bewährt. Die Triptane sind selektive Serotoninagonisten am 5-HT$_{1B/1D}$-Rezeptor. Sie haben den Vorteil, dass sie in jedem Stadium des Migräneanfalls wirken und dass sie auch die Begleiterscheinungen wie die Nausea beseitigen. Als Nebenwirkung rufen die Triptane in weniger als 1% der Fälle ein harmloses Engegefühl im Thorax hervor, das aber von der echten Angina pectoris abgegrenzt werden muss. Auch Parästhesien der Extremitäten und ein Hitzegefühl können auftreten. Beides klingt nach wenigen Stunden spontan ab.

Die vasokonstriktorische Eigenschaft der Triptane ist zwar geringer als bei den Ergotaminen, aber sie schränkt nichtsdestotrotz die Anwendung ein. Triptane dürfen deshalb nicht in der Auraphase verabreicht werden. Sie sind kontraindiziert bei allen arteriellen Verschlusskrankheiten und beim unbehandelten Hypertonus. Weitere Kontraindikationen sind Schwangerschaft, Alter <14 Jahren, schwere Leber- und Nierenerkrankungen.

In der Anwendung weisen die Triptane zwei Nachteile auf:

1. Sie wirken relativ kurz und lassen in 30–40% der Anfälle nach anfänglicher Linderung den Kopfschmerz zurückkehren. Dieser sogenannte Wiederkehrkopfschmerz darf mit erneuter Triptangabe behandelt werden. Ein Abstand von 4 h zur letzten Triptangabe (Abb. 4) und die maximale Gabe von 2 Einzeldosendosen pro Attacke müssen eingehalten werden.
2. Zu häufige Triptaneinnahme kann ähnlich wie das Ergotamin einen medikamenteninduzierten Kopfschmerz auslösen.

Sumatriptan. Mittlerweile sind 5 Triptane zugelassen. Am längsten hat sich das Sumatriptan bewährt. Es wird seit 1992 weltweit mit Erfolg eingesetzt. Sumatriptan steht inzwischen in 4 Verabreichungsformen zur Verfügung: als Tablette (50 mg, 100 mg), als Suppositorium (25 mg), als Nasenspray (10 mg, 20 mg) und als Pen zur subkutanen Injektion (6 mg). Bei der subkutanen Anwendung tritt die Wirkung bereits nach 10 min ein. Die Tablette braucht 1–2 h bis zur vollen Wirksamkeit.

Abb. 4. Therapie der schweren Migräne

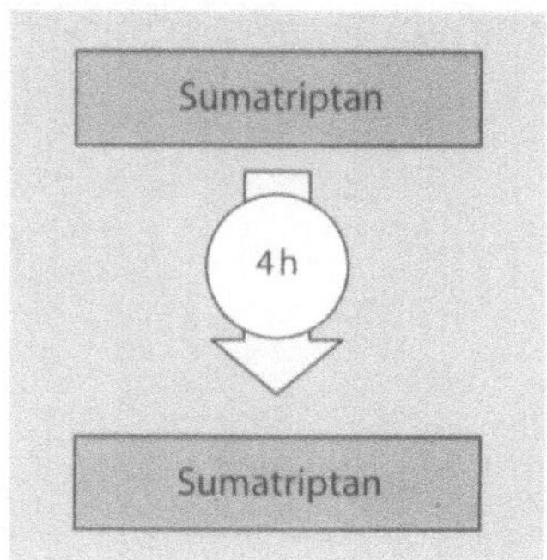

Tabelle 2. Vergleich der Triptane

Sumatriptan (Imigran)	p.o. 50, 100 mg	
	rektal 25 mg	
	Nasenspray 10 20 mg	
	s.c. 6 mg	
Zolmitriptan (AscoTop)	p.o. 2,5 mg	Evtl. wirksamer als S.
Naratriptan (Naramig)	p.o. 2,5 mg	Weniger Nebenwirkungen lange Wirkung
Rizatriptan (Maxalt)	p.o. 10 mg, (5 mg)	Rascher wirksam + potenter
Eletriptan (Relpax)	20, 40, 80 mg	Rascher wirksam + potenter

Triptane der 2. und 3. Generation. Die Triptane der 2. und 3. Generation sind nur in Tablettenform auf dem Markt. Sie unterscheiden sich pharmakologisch lediglich geringfügig vom Sumatriptan (Tabelle 2). *Zolmitriptan* (2,5 mg, 5 mg) wirkt in Einzelfällen auch bei Sumatriptan-Non-Respondern. *Naratriptan* hat die geringste Nebenwirkungsrate, aber auch die höchste Versagerquote. Naratriptan empfiehlt sich, wenn ein anderes Triptan wegen der Nebenwirkungen abgesetzt werden muss. Durch seine lange Wirkdauer treten seltener Wiederkehrkopfschmerzen auf. *Rizatriptan* (10 mg) und *Eletriptan* (40 mg, 80 mg) wirken schneller und z. T. besser als orales Sumatriptan.

Ergotamin

Der Einsatz des Ergotamins wurde durch die besser verträglichen Triptane zurückgedrängt. Eine etablierte und gut funktionierende Ergotamintherapie von Migräneattacken muss aber nicht auf Triptane umgesetzt werden. Eine weitere Indikation für Ergotamin sind *sehr lange Migräneanfälle*, die unter Triptanen rezidivierend zu Wiederkehrkopfschmerz führen. Ergotamin ruft oft Übelkeit und Erbrechen hervor, deshalb ist die vorherige Gabe von Metoclopramid ratsam (Abb. 5).

Regelmäßige Ergotamineinnahme kann Dauerkopfschmerzen und in Extremfällen *Ergotismus* verursachen. Die monatliche Dosis muss deshalb auf maximal 12 Einzelgaben

Abb. 5. Alternative Therapie der schweren Migräne

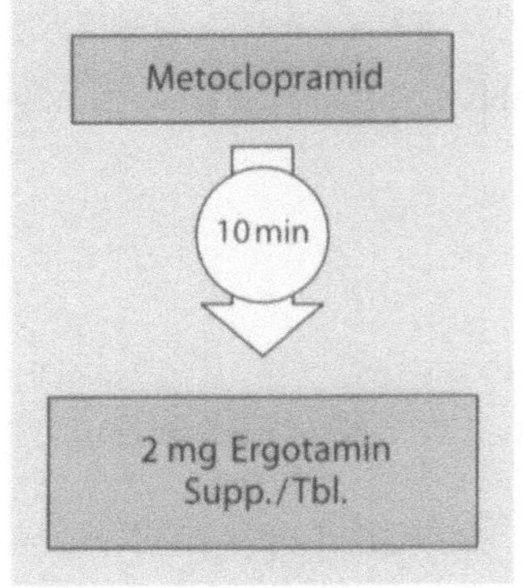

begrenzt werden. Arterielle Verschlusskrankheiten, Hypertonie, Schwangerschaft, Stillzeit und Alter <12 Jahren sind absolute Kontraindikationen. Ergotamin kann als Zäpfchen oder als Tablette verabreicht werden. Dihydroergotamin (DHE) eignet sich zur subkutanen und intramuskulären Gabe.

Medikamentöse Migräneprophylaxe

Bei regelmäßig mehr als 2 Migräne-Attacken pro Monat ist eine Migräneprophylaxe angezeigt. Dies gilt auch bei *unerträglichen Beschwerden* oder *komplizierten Migräneattacken* mit lang anhaltenden neurologischen Symptomen. In den letzten Jahren ließ sich die prophylaktische Wirksamkeit einer ganzen Reihe von Medikamenten nachweisen. Dadurch erweiterte sich die Zahl der wirksamen Migräneprophylaktika (Tabelle 3).

Migräneprophylaktika der 1. Wahl

β-Blocker

Mittel der 1. Wahl sind die β-Blocker *Metoprolol* und *Propranolol*. Metoprolol weist als β_1-selektiver Blocker geringere Nebenwirkungen auf. Man steigert die Dosis in wöchentlichen Schritten bis zur Anfallsfreiheit. Die Maximaldosis von 200 mg Metoprolol oder 320 mg Propranolol darf nicht überschritten werden. Der Behandlungserfolg setzt meist erst nach 2 Wochen ein. Frühestens nach 6 Wochen darf ein Misserfolg konstatiert und auf den anderen β-Blocker oder auf Flunarizin umgestellt werden.

Die üblichen *Kontraindikationen* für β-Blocker müssen beachtet werden: Bradykardie, SA-, AV-Block, Herzinsuffizienz und Asthma. Als *Nebenwirkung* stört die Patienten am meisten Schlaflosigkeit und Alpträume. Weitere Nebenwirkungen sind Müdigkeit, Orthostasenbeschwerden und Impotenz.

Nach 6–9 Monaten einer erfolgreichen β-Blocker-Therapie muss ein Auslassversuch unternommen werden. Auch dabei wird in wöchentlichen Schritten reduziert.

Flunarizin

Als weiteres Migräneprophylaktikum der 1. Wahl gilt Flunarizin. Seine Wirksamkeit ist wissenschaftlich nachgewiesen, trotzdem ist es offiziell für diese Indikation nicht zugelassen. Es werden abends 5–10 mg gegeben. Wegen der hohen Fettlöslichkeit von Fluna-

Tabelle 3. Migräneprophylaktika

Metoprolol	50 200 mg	Müdigkeit
Propranolol	40 240 mg	Alpträume
Flunarizin	10 mg	Gewichtszunahme, Parkinsonoid
Cyclandelat	1200 1600 mg	
Valproinsäure	500 600 mg	Leberschaden
Naproxen	2-mal 500 mg	Menstruelle Migräne

rizin tritt die Wirkung erst nach 4 Wochen ein. Als *Nebenwirkung* geben die Patienten Müdigkeit und Appetitsteigerung an. Seltener wird über depressive Verstimmung und extrapyramidale Symptome geklagt. Vorbestehende Depression oder Parkinsonismus sind *Kontraindikationen.*

5 mg Flunarizin abends kann mit einem β-Blocker kombiniert werden.

Flunarizin muss nach 6 Monaten wieder abgesetzt werden.

Prophylaktika der 2. Wahl

Von den Prophylaktika der 2. Wahl ist Cyclandelat wegen der geringsten Nebenwirkungsrate hervorzuheben. Valproinsäure hat sich in jüngeren Studien als gut wirksam erwiesen. Weiter haben Naproxen, Acetylsalicylsäure und DHE eine migräneprophylaktische Wirkung. Die Prophylaktika der 2. Wahl Pizotifen, Methysergid und Lisurid sind mit einer hohen Inzidenz von z. T. schwerwiegenden Nebenwirkungen belastet. Sie sind nur in schwierigen Einzelfällen indiziert.

Weitere Prophylaktika

Das Phytotherapeutikum Petasin wird aus der Pestwurz gewonnen. Seine Wirksamkeit in der Migräneprophylaxe ist nachgewiesen. Größere Studien zum Vergleich mit den etablierten Migräneprophylaktika fehlen noch. Die lokale Injektion von Botulinumtoxin A an 2–6 druckschmerzhaften Stellen im Kopfbereich erwies sich in neueren Studien als eindeutig wirksam in der Migräneprophylaxe. Die Injektionen müssen nach 3–9 Monaten zur Wirkauffrischung wiederholt werden. Der Wirkmechanismus ist noch ungeklärt.

Wirksamkeit der Migräneprophylaxe

In einer großen retrospektiven Untersuchung wurde eine ausgezeichnete Effektivität verschiedener Migräneprophylaktika ermittelt (Abb. 6). Die Beschwerden konnten auf einen durchschnittlichen Restschmerzindex von 30% der Ausgangsbeschwerden reduziert werden. Allerdings wird der Erfolg in solchen praxisnahen Untersuchungen gegenüber kontrollierten prospektiven Studien erfahrungsgemäß überschätzt. Der realistische Restschmerzindex liegt bei 50%. Auch nach Absetzen der Medikamente hielt die Linderung bis zu 10 Monate an (Abb. 7). Cyclandelat sticht durch seine gute, lang anhaltende Wirksamkeit hervor.

Menstruelle Migräne

Bei der regelmäßigen menstruellen Migräne ist eine Kurzzeitprophylaxe zu erwägen. 2-mal 250–500 mg *Naproxen* täglich werden über 7 Tage eingenommen, beginnend 2 Tage vor der Menstruation. Der Einsatz eines Östrogenpflasters in diesem Zeitraum erwies sich in kontrollierten Studien als ineffektiv.

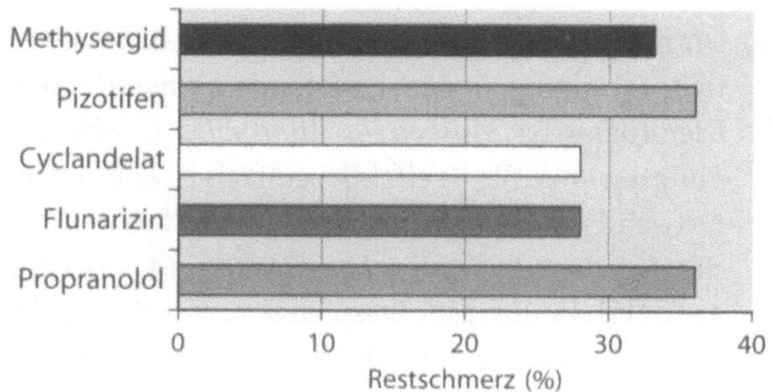

Abb. 6. Wirksamkeit der Miogräneprophylaxe. (Nach Haag [9])

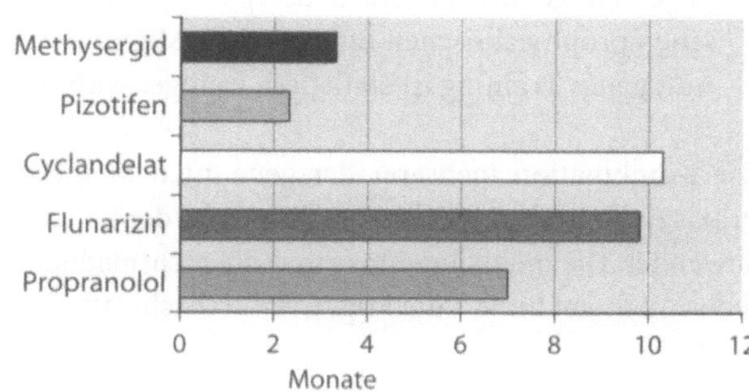

Abb. 7. Wirkdauer nach Absetzen der Prophylaxe. (Nach Haag [9])

Patientenführung

Für den Erfolg der medikamentösen Migräneprophylaxe ist es enorm wichtig, dass die Patienten ausdrücklich auf mehrere Punkte hingewiesen werden:

1. den *verzögerten* Wirkungseintritt,
2. die möglichen *Nebenwirkungen*,
3. die *lange* Behandlungsdauer.
4. Die Behandlungschancen müssen explizit abgesteckt werden. Die Migräne ist eine benigne Erkrankung, kann aber mit Medikamenten *nicht geheilt*, sondern nur gelindert werden.

Nichtmedikamentöse Migräneprophylaxe

Entspannungs- und Verhaltenstherapien haben sich in der Migräneprophylaxe als sehr wirksam erwiesen. Folgende Verfahren haben sich bewährt:

1. In einem *Schmerztagebuch* werden die Beschwerden notiert. Der Behandlungserfolg lässt sich so besser dokumentieren. Durch genaue Selbstbeobachtung können außerdem Kopfschmerzauslöser entdeckt und vermieden werden.
2. Eine *regelmäßige Lebensführung* wird dem Patienten nahegelegt. Dazu gehört auch ein regelmäßiger Schlaf-Wach-Rhythmus. Zu langes Ausschlafen kann eine Attacke auslösen. Die tägliche Arbeitsbelastung sollte wohldosiert sein und Pausen sollten eingeplant werden. Man sollte den Arbeitstag ausklingen lassen. Keinesfalls darf man von "Vollgas" abrupt auf "Vollbremsung" umschalten. Gegen die regelmäßige Wochenendmigräne hilft ein "kleiner Sonntag" in der Woche, an dem man keine zusätzlichen Verpflichtungen eingeht, z. B. am Mittwoch.

3. Die kognitive *Verhaltenstherapie* hat sich bewährt. Dazu gehört auch das Stressbewältigungstraining, in dem belastende Alltagssituationen spielerisch geübt werden.
4. Die *progressive Muskelrelaxation nach Jacobson* ist die meist angewandte Entspannungstechnik. Sie ist effektiv, einfach zu erlernen und an fast allen Orten ohne großen Aufwand durchführbar.
5. Verschiedene *Biofeedbackmethoden* sind wirksam, erfordern aber einen apparativen Aufwand. In unserem Beispiel, dem Vasokonstriktorentraining, wird die Gefäßweite der Temporalarterie plethysmografisch gemessen. Die Patientin lernt über die Vorstellung eines Tunnels willkürlich die Gefäße im Kopfbereich enger zu stellen und dadurch den Kopfschmerz zu lindern (Abb. 8).
6. Regelmäßiger aerober Ausdauersport, z. B. Joggen, hat einen wissenschaftlich erwiesenen prophylaktischen Effekt auf die Migräne.
   Autogenes Training ist statistisch weniger wirksam.

Die Kombination mehrerer der genannten Methoden steigert die Erfolgsrate. In der Praxis sind nur die Methoden wirksam, die der Patient gerne und deshalb auch langfristig anwendet. Die medikamentöse und die nichtmedikamentöse Prophylaxe ergänzen sich. Jede von ihnen lindert die Migräne durchschnittlich um 50% (Tabelle 4).

Neurophysiologie der Migräne

Bei unterschiedlichen elektrophysiologischen Untersuchungen von Migränepatienten lässt sich auch im freien Intervall eine *erhöhte kortikale Erregbarkeit* feststellen. In akustisch evozierten Potentialen (AEP), visuell evozierten Potentialen (VEP) und ereig-

Tabelle 4. Erfolge der Migräneprophylaxe. (Nach Penzien 1990)

Ergebnis	Relaxation/Biofeedback	Propranolol	Placebo	Unbehandelt
Durchschnittliche Linderung	43,3%	43,7%	14,3%	2,1%

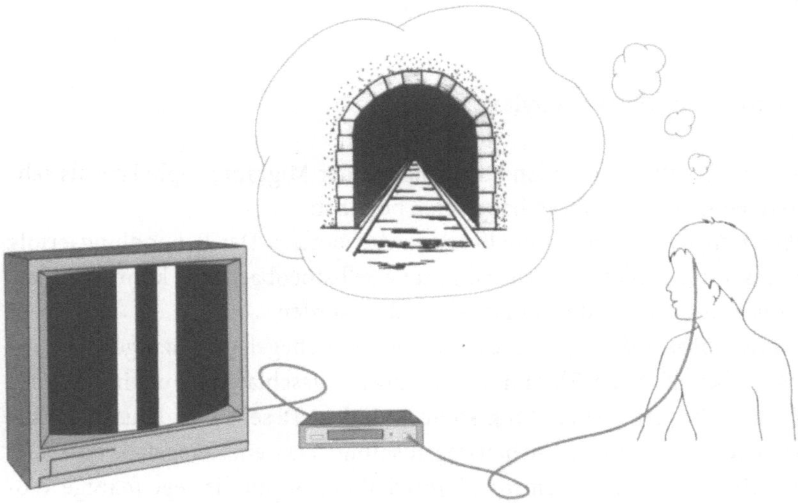

Abb. 8. Vasokonstriktorentraining. (Nach Ensink [4])

nis-korrelierten Potentialen (ERP) zeigen sich erhöhte Amplituden und eine reduzierte Habituation. Auch in der "kontingenten negativen Variation" (CNV) weisen Migränepatienten eine verminderte Gewöhnung an Alarmreize auf.

Diese Informationsverarbeitungsstörung erreicht in der Zeit vor dem nächsten Migräneanfall ihr Maximum. Die Amplituden werden kurz vor der Attacke am größten und die Habituation geht ganz verloren. Spekulativ wurde die Migräneattacke deshalb als Schutzreaktion des Gehirns vor einer Überstimulation gedeutet.

Psychosomatik

Die Suche nach einer typischen Migränepersönlichkeit verlief bislang erfolglos. Die vermutete pedantische pflichtbewusste Persönlichkeitsstruktur ließ sich wissenschaftlich nicht bestätigen. Bei neueren Untersuchungen fiel aber auf, dass in Migränefamilien die Eltern ihre Kinder stärker kontrollieren. An Migräne leidende Mütter hemmen die Selbständigkeit des Migränekindes. Gegenüber z. B. den Asthmafamilien war die Dominanz der Eltern und die Nachgiebigkeit der Kinder in Migränefamilien auffallend. Vor diesem Hintergrund gewinnt die Aufforderung Prof. Göbels an den Migränepatienten *"Werden Sie Ihr eigener Gesetzgeber!"* eine tiefere psychologische Bedeutung.

Wahrscheinlich ist bei der geforderten regelmäßigen Lebensführung die Eigenverantwortlichkeit des Patienten ein wesentlicher Aspekt. Im Rahmen dieser Eigenverantwortlichkeit muss der Migränepatient außerdem lernen, sich auf wenige Erlebnisinhalte zu konzentrieren. Er sollte gewissermaßen die ständige sensorische Alarmbereitschaft zugunsten einer Gelassenheit aufgeben.

Spannungskopfschmerz

In der Schmerzambulanz ist der Spannungskopfschmerz die zweithäufigste Kopfschmerzdiagnose. Die Prävalenz in der Bevölkerung liegt allerdings höher (35%).

Klinisches Bild

Der Spannungskopfschmerz entsteht schleichend, ist dumpf-drückend und immer bilateral. Er wird typischerweise als Schraubstockgefühl beschrieben. Er tritt nie im Schlaf auf. Er wird durch Stress ausgelöst oder verstärkt und kann nach Jahren in einen Dauerkopfschmerz übergehen. Die Erstmanifestation liegt meist im 3. Lebensjahrzehnt. Häufig wird er von einer Depression (40%) begleitet.

Kennzeichen des Spannungskopfschmerzes

- Dumpf-drückend
- "Schraubstockgefühl"
- Beidseitig
- Nie im Schlaf

Tabelle 5. Prophylaxe des Spannungskopfschmerzes

Amitriptylin-Oxid	30–150 mg
Doxepin	50–150 mg
Imipramin	50–150 mg
Wannenbad	1-mal täglich
Botulinumtoxin A	50–100 mg in 2–6 Injektionen

Akuttherapie

Für die Akuttherapie eignen sich *periphere Analgetika* wie ASS, Paracetamol, Ibuprofen, Naproxen oder Flupirtin. In mehreren kontrollierten Studien hat sich die Lokaltherapie mit *Pfefferminzöl* als vergleichbar effektiv erwiesen. 10%iges Pfefferminzöl wird bei Kopfschmerzen großflächig auf Stirn und Schläfe aufgetragen.

Prophylaxe

Wenn regelmäßig an mehr als 10 Tagen im Monat Spannungskopfschmerzen auftreten, ist eine Langzeitprophylaxe angezeigt. Es stehen mehrere Optionen offen, die sinnvollerweise kombiniert werden (Tabelle 5).

Trizyklische Antidepressiva

Mittel der 1. Wahl ist *Amitriptylin* (bzw. Amitriptylin-Oxid). Es wird einschleichend in wöchentlichen Schritten um jeweils 25 mg (30 mg) höher dosiert bis zur Anfallsfreiheit. Maximaldosis ist 150 mg. Die Wirkung setzt frühestens nach 10 Tagen ein, und ein Misserfolg sollte nicht vor 6 Wochen konstatiert werden. Alternativ kann man auf *Doxepin* oder *Imipramin* umsteigen.

Die Prophylaxe mit einem trizyklischen Antidepressivum muss nach 6 Monaten schrittweise beendet werden. Von den Nebenwirkungen stört die Gewichtszunahme die Patienten am meisten. Außerdem können Müdigkeit, Tremor, kardiovaskuläre Regulationsstörungen und anticholinerge Symptome auftreten.

Botulinumtoxin A

In doppelblinden placebokontrollierten Studien neueren Datums ließ sich eindeutig die prophylaktische Wirksamkeit von Botulinumtoxin A erhärten. Wie zur Migräneprophylaxe wird es lokal an sogenannte "tender points" injiziert. Die Wirkung nach einmaliger Behandlung hält Monate an.

Nichtmedikamentöse Prophylaxe

Zur nichtmedikamentösen Prophylaxe des Spannungskopfschmerzes eignen sich die gleichen Verfahren wie bei der Migräne. Ein tägliches entspannendes Wannenbad soll auf lange Sicht vorbeugen. Die medikamentöse und die nichtmedikamentöse Prophylaxe des Spannungskopfschmerzes sind nicht ganz so effektiv wie bei der Migräne.

Medikamenteninduzierter Kopfschmerz

Diagnose

Der Verdacht auf einen medikamenteninduzierten Kopfschmerz erhebt sich, wenn unter Analgetikamedikation *tägliche Dauerkopfschmerzen* auftreten. Ein weiterer diagnostischer Anhaltspunkt ist die Einnahme von Analgetika an mehr als 10 Tagen pro Monat. Vermutlich leiden 5–10% aller Kopfschmerzpatienten unter medikamenteninduziertem . Dauerkopfschmerz. In spezialisierten Schmerzeinrichtungen kann der Anteil dieser Diagnose 40% erreichen. Die Betroffenen zeichnen sich durch ein hohes Pflichtbewusstsein aus, das sie dazu drängt, durch prophylaktische Tabletteneinnahme arbeitsfähig zu bleiben. Sie geraten dadurch in einen Teufelskreis, den sie allein mit eigener Kraft nicht durchbrechen können.

Eine besondere Gefährdung geht von Kombinationsanalgetika und Ergotaminen oder Triptanen aus. Typisch für den Ergotaminkopfschmerz ist, dass er auf kein anderes Medikament als auf Ergotamin anspricht.

Therapie

Der erste und wichtigste Therapieschritt ist der *Medikamentenentzug*. Die Entzugsbehandlung kann ambulant oder stationär durchgeführt werden und dauert etwa 2 Wochen. Es sollte mit dem Patienten strikt vereinbart werden, dass der Entzug prinzipiell nur einmal durchgeführt wird. Die Rückfallquote nach einer erfolgreichen Entzugsbehandlung liegt bei 40% pro Jahr. Benzodiazepine können nicht abrupt abgesetzt werden, sonst drohen Krampfanfälle oder eine Psychose. Sie müssen schrittweise über 2 Wochen ausgeschlichen werden.

Richtlinien der Entzugsbehandlung

- 10–14 Tage
- Metoclopramid 3-mal 10 mg
- 2-mal 500 mg Naproxen
- Evtl. Infusionen
- Prophylaxe
- **Cave:** Tranquilizer, Codein

Der Entzugskopfschmerz kann während des Entzuges mit Naproxen (2-mal 500 mg) gelindert werden. Sehr starkes Erbrechen lässt sich mit Metoclopramid behandeln. Hohe Flüssigkeitsverluste durch Erbrechen müssen durch Infusionen substituiert werden.

Tabelle 6. Therapie der Clusterkopfschmerzen

Akuttherapie	Sauerstoff	7 l/min
	Sumatriptan	6 mg s.c.
Prophylaxe	Verapamil	3- bis 4-mal 80 mg
	Ergotamin	2-mal 2 mg
	Methysergid	3-mal 1 2 mg
	Prednison	2-mal 50 mg
	Lithium	2-mal 400 mg

Gleichzeitig beginnt man mit der Prophylaxe des zugrunde liegenden Kopfschmerzes. Manche Autoren lehnen grundsätzlich die Gabe von Analgetika wie Naproxen zur Behandlung des Entzugskopfschmerzes ab und empfehlen allenfalls Amitriptylin zur Beschwerdelinderung.

Clusterkopfschmerz

Diagnose

Der Clusterkopfschmerz weist eine eigenartige, leicht zu diagnostizierende Symptomatik auf. Der Patient spürt einen unerträglich *bohrend-brennenden Schmerz einseitig periorbital*. Dazu kommt eine *Hornersymptomatik*: Augenrötung, Lakrimation und Rhinorrhoe. Im Anfall haben die Patienten einen starken *Bewegungsdrang*. Es sind fast nur Männer mittleren Alters betroffen.

Pro Tag treten 1 3 (maximal 8) Attacken auf, die durchschnittlich 45 min (30–120 min) dauern. Als mögliche Auslöser gelten Alkohol, Flackerlicht und Aufenthalt in großen Höhen. Beim episodischen Clusterkopfschmerz sind mehrwöchige Kopfschmerzepisoden (4–12 Wochen) von mehrmonatigen Remissionsphasen unterbrochen. Zur Pathogenese wird ein entzündlicher Prozess im Sinus cavernosus diskutiert. Es scheint eine hohe Korrelation zu Alkohol- und Nikotinabusus zu bestehen.

Therapie

Ein Clusterkopfschmerzanfall kann durch frühzeitige O_2-Inhalation kupiert werden (7 l O_2/min für 10 min). Alternativ ist Sumatriptan (6 mg s.c.) zur Akuttherapie wirksam (Tabelle 6).

Bei mehr als 2 Anfällen/Tag besteht die Indikation zur medikamentösen Prophylaxe. Medikament der 1. Wahl ist *Verapamil*, das täglich um 80 mg auf 3- bis 4-mal 80 mg gesteigert wird. Nach einer Woche ist mit einem Behandlungseffekt zu rechnen. Kardiovaskuläre Nebenwirkungen wie Hypotonie und AV-Blockierungen können auftreten.

Der Einsatz des *Ergotamins* zur Prophylaxe schließt die Anwendung von Sumatriptan zur Attackentherapie aus. Medikamente der 2. Wahl sind *Methysergid*, *Prednison* und *Lithium*; sie alle haben erhebliche Nebenwirkungen.

Atypischer Gesichtsschmerz

Diagnose

Der atypische Gesichtsschmerz tritt v. a. bei Frauen mittleren Alters auf. Sie schildern einen uncharakteristischen Dauerschmerz in Wange, Oberkiefer oder den Zähnen. Der Schmerz kann an- und abschwellen ohne erkennbare Regelhaftigkeit. Die Diagnose wird meist erst spät gestellt. Die Patientinnen haben sich dann schon einer Reihe operativer Eingriffe an Zähnen, Kiefer oder Kieferhöhle unterzogen, ohne eine Linderung zu erfahren.

Therapie

Dem Drängen der Patientinnen nach weiteren invasiven Maßnahmen darf nicht nachgegeben werden. Auch Nervenblockaden im Gesichtsbereich bieten keine Erfolgsaussicht. Eine nachweisbar wirksame Therapie ist noch nicht gefunden. Ein Behandlungsversuch mit Verhaltenstherapie, Entspannungsübungen und Akupunktur kann im Einzelfall indiziert sein. Trizyklische Antidepressiva lindern die affektive Seite des Schmerzes.

Atypischer Gesichtsschmerz

- Uncharakteristische Dauerschmerzen
- Wange, Oberkiefer, Zähne
- Frauen mittleren Alters
- Therapie?

Technische Zusatzuntersuchungen bei Kopfschmerzen

Keine Zusatzuntersuchung

Bei klinisch eindeutig klassifizierbaren Kopfschmerzen sind keine weiteren Zusatzuntersuchungen indiziert. In 3 amerikanisch-kanadischen Studien bei insgesamt 2000 Kopfschmerzpatienten suchte man nach einer Korrelation zwischen Kopfschmerzen und patho-anatomischen Befunden im kranialen Computertomogramm. Pathologische Schädel-CT-Befunde waren bei sonst neurologisch unauffälligen Kopfschmerzpatienten nicht häufiger als bei Patienten ohne Kopfschmerz. Wenn Kopfschmerzen ohne sonstige neurologische Befunde vorliegen, findet man im CT lediglich bei 1 von 10.000 untersuchten Patienten einen intrakraniellen Tumor. Bei eindeutiger klinischer Symptomatik würde eine technische Zusatzdiagnostik nur den Patienten verunsichern, unnötige Kosten verursachen und eine Behandlung verzögern.

Indikation zum CT

Vorsicht ist geboten, wenn die Symptomatik nicht zu den primären Kopfschmerzen passt. Die aussagekräftigste diagnostische Maßnahme ist dann ein Computertomogramm. Ein kraniales CT ist indiziert, wenn:

1. erstmalig heftigste Kopfschmerzen auftreten, oder
2. Kopfschmerzen sich kontinuierlich verschlechtern, oder
3. neurologische Herdsymptome über eine mögliche Aura (maximal. 60 min) hinweg persistieren, oder
4. epileptische Anfälle oder eine Wesensveränderung auftreten.

Mit dem CT lassen sich mit Ausnahme der Sinus-Venen-Thrombose alle strukturellen Ursachen sekundärer Kopfschmerzen diagnostizieren. In der Reihenfolge ihrer Häufigkeit sind dies:

- Subarachnoidalblutung (SAB),
- zerebrale Blutung,
- Arteriitis temporalis,
- intrakranielle Tumoren oder Metastasen,
- Sinusvenenthrombose.

Akupunktur

Nach unseren Erfahrungen ist die Akupunktur in der Therapie und Prophylaxe der Migräne oder des Spannungskopfschmerzes den etablierten Methoden ebenbürtig. Die alten Akupunkturstatistiken schwanken in der Erfolgsrate zwischen 50% und 70%. Es gibt allerdings nur wenige Untersuchungen der Akupunktur, die den wissenschaftlichen Anforderungen genügen.

In einer Metaanalyse in der Zeitschrift Cephalgia 1999 zieht Melchart [14] das Fazit, dass Akupunktur bei Kopfschmerzen wirksam sein könnte. Insgesamt ist die Beweislage für die Akupunktur eher enttäuschend. Immerhin 2 kontrollierte prospektive Akupunkturstudien weisen die Wirksamkeit bei der Migränebehandlung eindrucksvoll nach: Vincent 1989 im *Clinical Journal of Pain* [18] und Weinschütz 1996 in der Zeitschrift *Schmerz* ([19], Tabelle 7). Beide Studien umfassen auch eine Kontrollgruppe mit Scheinakupunktur. Der Behandlungserfolg blieb nicht nur stabil, er nahm im 1-Jahres-Followup sogar noch zu. In diesen Studien sind die Erfolge der Akupunktur und der konventionellen Therapie durchaus vergleichbar.

Als Referenz für die Erfolgsquote der konventionellen Migränetherapie wurde eine 2-Jahres-Katamnese der neurologischen Schmerzambulanz der Universität Kiel herangezogen. Bei sorgfältiger Durchführung weist die Akupunktur nur geringe Nebenwirkungen und nahezu keine Komplikationen auf. Sie kann mit den herkömmlichen Methoden kombiniert werden. Nach unserer Erfahrung können die Patienten mit Migräne oder Spannungskopfschmerz durch eine zusätzliche Akupunkturbehandlung nur gewinnen. Bei der Therapie der Clusterkopfschmerzen oder des atypischen Gesichtsschmerzes verspricht die Akupunktur keinen Erfolg.

Tabelle 7. Akupunktur-Erfolgsraten

Studie	Therapieende	Follow-up
Vincent 1989: A controlled trial of migraine by acupuncture	43%	59% (1 Jahr)
Weinschütz 1996: Akupunktur bei Kopfschmerzen	45%	51% (3 Monate)
Weinschütz 1991: Konventionelle Migränetherapie	43%	41% (1 Jahr)

Schlussbemerkungen

Bei der Mehrzahl der Kopfschmerzpatienten lässt nach einem ausführlichen Erstgespräch eine eindeutige Diagnose stellen. Die Kopfschmerzen sind in der Regel gut therapierbar. Die medikamentösen Behandlungsoptionen sind infolge jüngerer Forschungsergebnisse und dank pharmakologischer Neuentwicklungen in den letzten Jahren stark erweitert worden. Für die Patienten ergeben sich durch das Zusammenspiel von Medikamentengabe, verhaltenstherapeutischen Maßnahmen und Akupunktur ausgezeichnete Therapieaussichten. Die Kopfschmerztherapie ist eine dankbare Aufgabe.

Literatur

1. Diener HC (1996) technische Zusatzuntersuchungen bei Kopfschmerzen: Was ist notwendig und erforderlich? Schmerz 10: 135 139
2. Diener HC (1999) Migräne Ein Buch mit sieben Siegeln? 100 Fragen und 100 Antworten. Thieme, Stuttgart 1999
3. Diener HC (2000) Therapie der Migräneattacke und Migräneprophylaxe. Empfehlungen der Deutschen Migräne- und Kopfschmerzgesellschaft (DMKG). Schmerz 14: 245 251
4. Ensink FB, Soyka H (Hrsg) (1994) Migräne, Aktuelle Aspekte eines altbekannten Leidens. Springer, Berlin Heidelberg New York Tokio
5. Gerber WD (1993) Migräne als Reizverarbeitungsstörung? Schmerz 7: 280 286
6. Göbel H (1997) Beratung und Schulung des Migränepatienten. Schmerz 11: 44 51
7. Göbel H (1997) Differentialdiagnose des Migräneanfalls. Schmerz 11: 131 141
8. Göbel H (1999) Kopf- und Gesichtsschmerz. In: Schockenhoff P (Hrsg) Spezielle Schmerztherapie. Urban & Fischer, z
9. Haag G (1994) Langzeitwirksamkeit und Nebenwirkungen verschiedener Migräneprophylaktika eine retrospektive Analyse. Schmerz 8: 162 169
10. Haag G (1999) Prophylaxe und Therapie des medikamenteninduzierten Dauerkopfschmerzes, Therapieempfehlung der Deutschen Migräne- und Kopfschmerzgesellschaft. Schmerz 13: 52 57
11. Kiss I (1994) Hirntumor und Kopfschmerz. Schmerz 8: 183 189
12. Kropp P (1996) Elektrophysiologische Untersuchungen bei Kopfschmerzen: Die "contingent negative variation" (CNV). Schmerz 10: 130 134
13. Von der Laage D (1997) Akupunktur bei Kopfschmerz. Schmerz 11: 4 8
14. Melchart D (1999) Acupuncture for recurrent headaches: a systematic review of randomized controlled trials. Cephalgia 19/9: 779 786
15. Pfaffenrath V, Pöllmann W (1991) Diagnostik und Therapie primärer Kopfschmerzen. Arcis Verlag,
16. Pfaffenrath V, Gerber WD (1992) Chronische Kopfschmerzen. Kohlhammer, Stuttgart

17. Überall MA (2000) Kopfschmerztherapie im Kindes- und Jugendalter. Schmerz 14: 351 361
18. Vincent CA (1989) A controlled trial of the treatment of migraine by acupuncture. Clin J Pain 5: 305 312
19. Weinschütz T (1996) Akupunktur bei Kopfschmerzen. Schmerz 10: 149 155
20. Weinschütz T (1991) Zweijahreskatamnese von chronischen Kopfschmerzpatienten einer neurologischen Schmerzambulanz. Schmerz 5: 226 232

Monitoring der Beatmung während der Anästhesie

H. Gehring

Die Überwachung des Patienten und des Narkosebeatmungsgerätes ist durch verbindliche technische Verordnungen, Empfehlungen der Standesorganisationen und die geltende Lehrmeinung vorgegeben (Übersicht 1.). Entsprechende Regelungen und Standards werden regelmäßig schriftlich in den Publikationsorganen der Standesorganisationen fixiert [1, 23, 25].

Die *Überwachung des Patienten* beinhaltet die ständige klinische Beobachtung und Einschätzung des Zustandes durch den Anästhesisten, die kontinuierliche Ableitung des EKG, regelmäßige Kontrollen des Kreislaufs in kurzen Abständen, die Beurteilung einer ausreichenden Oxigenierung des peripheren arteriellen Bluts durch die Pulsoximetrie sowie einer adäquaten Ventilation durch die Kapnographie, und die Messung der Körpertemperatur.

Hervorzuheben sind Verfahren, die sowohl zur Überwachung des Patienten als auch zur Sicherung der Funktion des Narkosebeatmungsgerätes vorgeschrieben sind: dies sind die Registrierung einer ausreichenden, regelmäßigen und kontinuierlichen Ausatmung

Übersicht 1. Richtlinien nach der EN 710 und den deutschen Standesorganisationen. (Mod. nach [3, 25])

Aausstattung eines Anästhesiearbeitsplatzes zur Überwachung von Patient und Narkosebeatmungsgerät		EN 740	DGAI/BDA	Alarmfunktion
Gerätefunktion	Narkosegerät (EN 740)	✖	e	
	O_2-Mangelsignal	✖	e	✖
	Lachgassperre	✖	e	
	O_2-Verhältnisregelung	✖		
	Atemwegsdruck	✖	e	✖ (AA)
	Ausatmungsvolumen	✖	e	✖
	Inspiratorische O_2-Konzentration	✖	e	✖
	Narkosemittelkonzentration	✖	e	✖
Patient	Kapnometrie, -graphie	✖	e	✖ (AA)
	Pulsoximetrie		e	✖
	Präkordiales/ösophageales Stethoskop		B	
	EKG		e	✖
	Blutdruckmessung		e	✖
	Temperaturmessung		v	✖

AA inklusive Apnoe-Alarm (15 oder 30 s); *B* Basismaterial; *e* essenziell; *v* verfügbar

von CO_2 über die oberen Luftwege durch die Kapnographie, die Messung der in- und exspiratorischen Narkosegaszusammensetzung unter besonderer Berücksichtigung der O_2-Konzentration und die Messung des Atemwegsdrucks sowie des Exspirationsvolumens.

Technische Vorichtungen zur Sicherstellung einer ausreichenden O_2-Konzentration in der Atemgaszusammensetzung sind das O_2-Mangelsignal, die Lachgassperre und die O_2-Verhältnisregelung.

Die wesentlichen *Ziele der Überwachung* der Beatmung sind der optimale Ersatz der Atmungsfunktion des Patienten während der Operation sowie die Prävention vor bzw. die frühzeitige Erkennung von Komplikationen, die sich bei einem nicht spontanatmenden Patienten durch die Anwendung der Beatmung ergeben können.

Im Mittelpunkt der Überwachung stehen:

- die Funktion des Beatmungsgerätes,
- die sich aus der Interaktion von Patient und Beatmungsgerät ergebenden physiologischen und physikalischen Besonderheiten,
- die Überwachung des Beatmungserfolges,
    - das ist die adäquate Ventilation zur CO_2-Elimination und die ausreichende Oxigenierung des peripheren arteriellen Blutes, die Atemgasklimatisierung, die Verhinderung einer infektiösen Kontamination sowie die Zuführung und Auswaschung von volatilen Anästhetika.

Schwerpunkte der Überwachung sind die beiden nichtinvasiven Verfahren der Pulsoximetrie und der Kapnographie. Ihre Wertigkeit wird dadurch demonstriert, dass in einer Analyse von anästhesiologisch bedingten respiratorischen Zwischenfällen in dem Zeitraum von 1974 bis 1988 in mehr als 93% der Fälle ein schwerer Schaden für den Patienten zu vermeiden gewesen wäre [28]. Zwischenfälle in der Anästhesie, die auf Störungen in der Spontanatmung oder der Beatmung während der Narkose zurückzuführen sind, verlaufen in über 85% der Fälle für den Patienten tödlich oder gehen mit einem schweren zerebralen Schaden einher [5, 6, 7, 28].

Komplizierend im täglichen Alltag des Anästhesisten kommt eine Vielzahl von technischen Verfahren und Systemen, die zur Beatmung und zur Narkoseführung am Patienten anwendbar sind, hinzu [3]. Dies ist die einfache manuelle Beatmung mit dem Atembeutel und der Maske bei einer intravenösen Narkose bis hin zu Rückatmungssystemen mit CO_2-Absorption, entweder halbgeschlossenen mit minimalem Atemgasfluss oder geschlossen mit quantitativer Zuführung der einzelnen Gaskomponenten entsprechend dem Bedarf und dem Verbrauch, wofür z. T. komplexe Produkte zur Verfügung stehen.

Die *Europäische Norm EN 740* [3, 8, 9, 25] legt die Ausstattung der Anästhesiearbeitsplätze detailliert fest. Vorbestehende nationale oder internationale Vorschriften aus anderen Regelwerken sind entscheidend ergänzt bzw. übernommen worden. Dabei wird besonderen Wert auf die Ausstattung des Anästhesiearbeitsplatzes mit Überwachungsmodulen und Alarmeinrichtungen gelegt. Ziel ist es, die geräteseitige Absicherung gegen gefährliche Störungen zu gewährleisten. Hierbei sei das Modul zur Alarmierung bei Ausfall der O_2-Versorgung (O_2-Mangelsignal) oder die Messung der inspiratorischen O_2-Konzentration erwähnt. Aber in dieser Norm wird auch dezidiert ein Modul mit Alarmeinrichtung zur Messung von Kohlendioxid (Kapnometrie, -graphie) im Atemgas bei der Anwendung eines mechanischen Narkosebeatmungsgerätes gefordert. An dieser Stelle dient es primär zur Sicherstellung einer adäquaten Funktion des Gerätes bzw. konkret des eingesetzten Anästhesieatemsystems.

Ebenfalls laut EN 740 ist der Anästhesiearbeitsplatz mit einem Anästhesiegasüberwachungsmodul und Alarmeinrichtung auszustatten, sofern er mit einem System zur Zuführung volatiler Anästhesiemittel ausgestattet ist (z. B. "Vapor"). Die Messung der Anästhesiegaskonzentration ist im inspiratorisch zugeführten Gas, im Patientenanschluss oder im y-Stück am Tubus zu betreiben. Weitere Geräte zur Patientenüberwachung finden in der primär an der technischen Sicherheit des Narkosegerätes orientierten Europäischen Norm EN 740 keine Berücksichtigung.

Grundlagen der Überwachung

Klinische Einschätzung [15, 24]

Grundlage der Überwachung der Beatmung während der Narkose sind die mit Hilfe der Sinne erhobenen Befunde (Übersicht 2):

Inspektion > Auskultation > Palpation > Perkussion

Hierbei sind die funktionell engen Zusammenhänge zwischen der Qualität der Narkose und Beatmung auf der einen sowie die kritischen Übergangsphasen zwischen Spontanatmung, manueller Beatmung und maschineller Beatmung auf der anderen Seite besonders zu berücksichtigen. Diese kontinuierliche Befunderhebung während der Narkose wird

Übersicht 2.

Inspektion	Patient	Thorax (regelmäßiges Heben und Senken des Thorax, paradoxe Bewegung von Abdomen und Thorax bei Verlegung der oberen Atemwege, paradoxe Beweglichkeit bei Rippenserienfraktur); Haut (Perfusion, Färbung); Muskulatur (Spontanbewegung, Gegenatmen); Augen (Pupille, Konjunktiven, Tränenfluss)
	Gerät	Beatmungsbeutel (Spontanatmung, Reservoir Frischgasmangel); Ventilspiel; regelmäßiges Heben und Senken des Beatmungsbalgs; CO_2-Absorber (Farbumschlag)
Auskultation	Ohne Stethoskop	Undichtigkeit in den gasführenden Systemen einschließlich Tubus, Mageninsufflation
	Stethoskop	Auskultation beider Lungen auf seitengleiche Beatmungsgeräusche, Mageninsufflation, Herzaktion
	Doppler-Ultrasschall	Kardial: Detektion einer Luftembolie
Palpation	Haut	Temperatur, Feuchtigkeit
	Arterien	Frequenz, Rhythmus, Pulsqualität
	Thorax	Atemmechanik
	Muskel	Tonus, Relaxation
	Abdomen	Gasfüllung Magen, Pressen
Perkussion	Thorax	Zustand und Ausdehnung der Lungen, Pneumo- und Hämatothorax
	Abdomen	Gasfüllung Magen

durch apparative Sensoren des Narkosegerätes sowie durch die nichtinvasiven Verfahren Kapnographie und Pulsoximetrie ergänzt.

Wesentliche Voraussetzungen für die Sicherheit bei der Anwendung von Narkosebeatmungsgeräten sind:

- Der Patient ist für den Anästhesisten einsehbar und zugänglich (Kopf, Arm mit Zugängen).
- Generell vorhanden Monitormodule sollten auch verwendet werden.
- Justierte und aktivierte Alarmgrenzen.
- Aktivierung des notwendigen Alarm-Modus (IPPV vs. Manuell/Spontan).

Die Auskultation ist ein wesentlicher Bestandteil des intraoperativen Monitorings während der Beatmung. Neben dem seitengleichen Heben und Senken des Thorax ist die beidseitig auskultierbare Belüftung ein Hinweis auf die korrekte endotracheale Lage des Tubus und einer adäquaten Ventilation der Lungen. Hierbei ist anzumerken, dass die Auskultation nicht ein eindeutiger Nachweis der korrekten Tubuslage ist, da auch bei einer Fehlplazierung des Tubus im Ösophagus durch Fortleitung des Schalls ein Atemgeräusch über den Lungen auszukultieren ist. Die sichere endotracheale Lage des Tubus kann nur durch ein eindeutiges und regelmäßig wiederkehrendes Kurvensignal der Kapnographie als Nachweis der CO_2-Elimination aus der Lunge nachgewiesen werden [25]. Im Zweifel gilt der Leitspruch der englischsprachigen Kollegen: "If in doubt, take it out!" [13].

Neben der Kapnographie ist die Auskultation der Lungen für den Anästhesisten die einzige Kontrolle der Ventilation des Patienten "hinter dem Erfolgsorgan Lunge" in dem Sinne, dass durch das Hören der Vesikuläratmung die Information vermittelt wird, das das Gas auch dort ankommt, wo es hin soll. Ein weiterer nicht unerheblicher Befund ergibt sich aus der Geräuschqualität (Giemen, Pfeifen, Brummen bei Bronchospastik, feuchte Rasselgeräusche bei Sekret oder Lungenödem) und deutliche, ggf. seitendifferente Veränderungen (Tubuslage verschoben, "Stille" beim schweren Bronchospasmus).

Die kontinuierliche transthorakale Auskultation gilt in der Kinderanästhesie als obligat [13] und erlaubt eine zusätzliche Einschätzung von Herzschlag, -frequenz und -rhythmus. Konkurrieren endotrachealer Zugang und operatives Feld miteinander, muss das Narkoseequipment weichen. Die intrathorakale Auskultation durch das Ösophagusstethoskop erlaubt hier eine kontinuierliche Überwachung von Beatmung und Herzaktion. Bei allen kontinuierlichen Auskultationsverfahren kann der Schallaufnehmer durch operative Maßnahmen verschoben werden und ist dann unter der Operationsfeldabdeckung nur schwer erreichbar. Auch die Länge des Stethoskops limitiert die Anwendung bei erwachsenen Patienten.

Prinzip der Überwachungsverfahren [3, 21, 26]

Beatmungsdruck

Die Drucktransducer bei Beatmungssystemen arbeiten auf dem Prinzip einer mechanischen Auslenkung einer Membran, wobei sich die Eigenschaften dieser Membran (piezoresistiv, induktiv oder kapazitiv) proportional zum Druck ändern und elektronisch abgegriffen werden. Messwertverfälschungen entstehen durch die Kompressibilität des Gasvolumens.

Messung der exspiratorischen Atemvolumina

Bei beatmeten Patienten erfolgt die Bestimmung des exspiratorischen Volumens in einem *indirekten Verfahren* durch die Messung des Atemgasflusses und der Integration der Kurve über die Zeit. Grundsätzlich gilt:

1. Der Fehler der Bestimmung pflanzt sich bei der Volumenberechnung fort, insbesondere wenn das Tidalvolumen (V_t) auf das Atemminutenvolumen (AMV) hochgerechnet wird.
2. Die Zusammensetzung der Gase, die Temperatur und die physikalischen Eigenschaften beeinflussen die Messgenauigkeit.

Differenzdruckverfahren

Diese Messverfahren werden üblicherweise "tubusnahe" zwischen Endotrachealtubus und y-Stück eingesetzt.

Feste oder Loch-Blende vs. variable Blende

Die Blende führt zu einem vor und nach der Blende messbaren Druckabfall, der quadratisch proportional zur Gasströmung ist. Der Ersatz der Lochblende durch eine variable Blende erreicht eine nahezu linear proportionale Kennlinie. Messwertverfälschungen entstehen durch Kondenswasser auf der Blendenfläche und in den Druckschläuchen. Blendensensoren führen generell zu einer Erhöhung des Atemwegwiderstands, werden üblicherweise als Einmalartikel verkauft und erlauben eine ausreichende Genauigkeit für die Messung bei Erwachsenen (Dräger-Medizintechnik, Notfallrespirator OXILOG 2000).

Staudrucksensor

Der Gasfluss bewirkt im Staurohr, welches senkrecht zum Atemgasfluss angeordnet ist, eine flussabhängige Druckveränderung. Durch die Verwendung von 2 Staurohren ist eine bidirektionale Messung möglich. Die Staudrucksensoren (Datex-Ohmeda, D-Lite-System) werden als Einmalartikel oder als wiederverwendbare Sensoren verkauft und sind Bestandteil von Beatmungssystemen für Erwachsene und Kinder (Dräger-Medizintechnik, Fabius) sowie von Atemmechanikmonitoren (Datex-Ohmeda).

Hitzedrahtmanometrie

Das Messelement besteht aus einem Widerstandsdraht aus Platin in einem Strömungskanal. Der auf 180°C geheizte Draht wird durch das vorbei strömende Gas gekühlt. Der Strom, der für eine konstante Temperaturerhaltung notwendig ist, ist demnach proportional dem Gasfluss. Das Verfahren ist äußerst sensibel, erlaubt sichere Messergebnisse bei höherer Beatmungsfrequenz und niedrigen Atemgasflüssen und ist für die Beatmung in der Pädiatrie geeignet (Dräger-Medizintechnik, BABYLOG 8000, CICERO-Familie).

Durch Flüssigkeitstropfen kann der Draht zerstört werden. Unterschiedliche Wasserdampfdrucke beeinflussen die Messgenauigkeit. Der Sensor muss für die Anwendung von Lachgas korrigiert werden.

Wright-Spirometer (Dräger-Medizintechnik MV 2000)

Die Umdrehungszahl der Turbine ist proportional zur Gasströmung. Das Volumen kann mechanisch oder durch ein berührungsloses Verfahren ermittelt werden. Die Messgenauigkeit und die Linearität sind abhängig vom Gerät und Alter und sind als gering zu bezeichnen. In Geräten neuerer Generationen wird das Verfahren nicht mehr eingesetzt.

Messungen von Gaskonzentrationen

Allgemeine Grundlagen

Zur Bestimmung von Gaskonzentrationen in einem Gasgemisch werden unterschiedliche Verfahren eingesetzt, mit denen die Einzelkomponenten der in- und exspiratorischen Atemgasgemische analysiert werden. Die Gaskonzentration der zu messenden Komponente bezeichnet den Anteil am Gasgemisch. Die *Fraktion F* ergibt sich aus dem Verhältnis des Partialdrucks zum Gesamtdruck. Der Gesamtdruck eines Gasgemisches setzt sich nach dem Dalton'schen Gesetz aus der Summe der Partialdrücke der einzelnen Komponenten zusammen:

$$p_{gesamt} = p_1 + p_2 + p_3 + p_4 + \ldots = \Sigma\, p_n$$

Die Konzentration in Prozent (%) errechnet sich aus der Fraktion F×100.

Zur Abschätzung von Partialdrücken in Volumenprozent (Vol.-%) gilt bei normalem Athmosphärendruck (760 mmHg) folgende Beziehung:

$$1\ \text{Vol.-}\% \cong 7{,}5\ \text{mmHg}$$

Ohne Kenntnis des Athmosphärendrucks ist die Angabe der Gaskonzentration nicht hinreichend, um Rückschlüsse auf den Partialdruck zu erlauben (s. auch Kapnometrie). Demzufolge müssen die Messgeräte auf den aktuellen Athmosphärendruck vor Ort kalibriert werden. Moderne Nebenstromsysteme messen den Außendruck automatisch und kalibrieren sich selbst.

Spezielle Verfahren zur Messung von Gaskonzentrationen

Sauerstoff (O_2)
Galvanischer Sensor (elektrochemisches Verfahren: Brennstoffzelle). O_2-Moleküle diffundieren durch eine dünne Teflonmembran in einen Elektrolyten und werden an der (Gold-) Kathode reduziert. Der Strom aus dieser Reaktion ist der O_2-Konzentration proportional. Die (Blei-)Anode verbraucht sich durch die Reaktion und bestimmt die Lebensdauer der Brennstoffzelle, die zusätzlich von der Expositionsdauer und der O_2-Konzentration sowie durch Reaktionsablagerungen bei CO_2-Exposition bestimmt wird. Bei Raumluft beträgt sie 12–15 Monate, bei Exposition mit 100% Sauerstoff ca. 2–3 Monate. Die Messgenauigkeit ist weitgehend unabhängig von volatilen Anästhetika und Lachgas. Kondenswasser auf der Membran führt zu falsch-niedrigen Messwerten.

Anwärmzeit: 10 min; Drift: 0,5%; Kalibration: 1-mal/Tag; Antwortzeit: 15–20 s.

Polarographischer Sensor (elektrochemisches Verfahren: Clark-Zelle). Eine an die (Platin-)Anode und die (Silber-)Kathode angelegte Spannung führt in diesem Fall zur Reaktion. Vorteil: wenn keine Spannung anliegt, ist der Sensor in "Stand-by"-Position und wird nicht verbraucht.

Die Membranbeschaffenheit bestimmt die Ansprechzeit und Stabilität der Sensoren. Neue Entwicklungen erlauben die rasche Messung (<500 ms) sowohl in der In- als auch in der Exspirationsphase. Theoretische Wechselwirkungen des Verfahrens mit volatilen Anästhetika und Lachgas werden kompensiert.

Paramagnetischer Sensor [16]. O_2 als Diradikal mit 2 ungepaarten äußeren Elektronen hat elektromagnetische Eigenschaften. Das Verfahren ist spezifisch für O_2.

Bei der magnetoakustischen Spektroskopie durchströmt das zu messende Gas und ein Referenzgas ein pulsierendes Magnetfeld. Durch die Energieaufnahme variiert das Volumen in den beiden Röhren und erhöht den Druck, der über einen empfindlichen Differenzdruckaufnehmer (Mikrophon) aufgezeichnet wird. Das Signal ist direkt der O_2-Konzentration proportional. Extrem kurze Ansprechzeiten (<100 ms) und hohe Messgenauigkeit erlauben die zeitaufgelöste in- und exspiratorische O_2-Messung und die graphische Darstellung (Oxigramm) bis zu einer Atemfrequenz von 80/min (Datex-Ohmeda).

Mehrfachgasanalysatoren

CO_2, Lachgas (N_2O) und volatile Anästhetika. Verfahren der Wahl neben der hochgenauen Massenspektrometrie und der photoakustischen Messung ist hier die Infrarot- oder *IR-Spektroskopie* (Datex-Ohmeda, Dräger Medizintechnik, Hellige, Agilent Technologies). Grundlage des Verfahrens ist die Absorption bei charakteristischen Wellenlängen von infrarotem Licht in einer durchströmten Messküvette, so das das Lambert-Beer`sche Gesetz anwendbar ist. Nachteil ist die gegenseitige Beeinflussung der Gase durch teilweise Überlappung der Absorptionsspektren: soll nur CO_2 (Maximum 4.26 µm) gemessen werden, so sollte N_2O (Maximum 4.5 µm) ebenfalls bestimmt werden, da hieraus ein nicht unerheblicher Messfehler resultiert. Der analytisch nutzbaren Wellenlängen des IR-Lichts liegen zwischen 2.5 und 30 µm. Ein Hauptproblem der IR-Messung für CO_2 ist der Drift, der regelmäßig durch Kalibrierung (CO_2 freies Gas, Referenzgas oder -filter) überprüft werden muss.

Identifikation des volatilen Anästhetikums. Ein anwendungsspezifischer Hinweis sei an dieser Stelle erlaubt: In den Operationssälen stehen eine Vielfalt von Narkosebeatmungsgeräten verschiedener Generationen und Hersteller. Ältere Generationen von Atemgasanalysatoren haben eine unspezifische breitbandige IR-Lichtquelle. Bei diesen Systemen ist das gewählte volatile Anästhetikum per Hand vorzugeben, andernfalls kommt es zu erheblichen Fehlanzeigen.

Moderne Geräte verfügen über eine Gasarterkennung. Hierbei wird das zu messende Gas mit Licht von 3 verschiedenen Wellenlängen durchstrahlt. Aus dem charakteristischen Verhältnis der Lichtabsorption ist eine eindeutige Identifikation des volatilen Anästhetikums möglich. Die Identifikation und Quantifizierung ist dann gestört, wenn im Gassystem mehrere volatile Anästhetika nacheinander eingesetzt werden und es zur Mischung von Gasen im Atemgasmonitor kommt.

RAMAN-Spektroskopie. Das Verfahren ist eng mit der IR-Spektroskopie verknüpft, wird aber bei Monitoren selten verwendet (Ohmeda Rascal II). Hierbei wird das Gas in der Messküvette durch monochromatisches Licht angeregt und sendet Streulicht aus, welches Frequenzen enthält, die durch die Schwingungen und Rotationen der Gasmoleküle charakterisiert sind. Durch die Analyse der Frequenzen zwischen dem durch das Gas emittierten Licht und dem aus dem Messaufbau detektierten Streulicht ist eine Identifikation und Konzentrationsbestimmung möglich. Heute werden Laser als starke Lichtquelle verwendet. Das Verfahren erkennt CO_2, O_2, N_2, N_2O und volatile Anästhetika mit hoher Messgenauigkeit, aber nicht monoatomare Gase wie Helium, Xenon oder Argon.

Photoakustische Spektroskopie. Hierbei wird IR-Licht bestimmter Wellenlängen pulsatil durch die Messkammer geschickt. Durch diese Pulsationen wird das eingestrahlte Licht einer bestimmte Wellenlänge zusätzlich moduliert, sodass nur ein charakteristisches Gas angeregt wird. Durch die Absorption des Lichtes finden Temperaturveränderungen statt, die zu einer Volumenzunahme des zu messenden Gases führen. Hieraus entstehen Druckschwankungen, die als Schallwellen erfasst werden und nach elektronischer Verarbeitung den einzelnen Gasen und Gaskonzentrationen zugeordnet werden. Hierbei kann auch N_2 mit erfasst werden. Vorteile sind Nullpunktstabilität und gute zeitliche Auflösung bis zu einer Atemfrequenz von 40/min. Einsatz bei Agilent Technologies und Brühl&Kjaer.

Massenspektrometrie. Ein Teil der Gasprobe wird über ein "Molekularleck" in eine Hochvakuumkammer eingelassen. Die Moleküle werden in einem elektrostatischen Feld beschleunigt und in einem starken Magnetfeld aus ihrer Bahn abgelenkt. Entsprechend dem Ladungs-/Massenverhältnis werden die Teilchen in einem Kollektor aufgefangen und der dadurch variierte Strom gemessen. Einsatz bei Marquette RAMS. Bei der Massenspektrometrie werden die Moleküle im Probengas verändert und dürfen nicht in das Atemgas zurückgeführt werden.

Haupt- und Nebenstromverfahren [11, 29, 30]

Beim *Hauptstromverfahren* ist die Messkammer direkt in den Gasstrom des Narkosegeräts eingeschaltet, üblicherweise direkt am Tubusansatz. Moderne Hauptstromsysteme haben wie bei der Messung im Nebenstrom eine kleine Einmal-Küvette, über die der IR-Sensor gestülpt wird. Hierbei ist das Gewicht gegenüber älteren Sensoren deutlich reduziert worden. Wesentlicher Vorteil dieses Verfahrens ist die zeitgerechte unverfälschte kapnographische dargestellte Kurve (Kapnogramm). Nachteil ist die notwendige Anwärmung dieser Sensoren auf ca. 39°C zur Vermeidung von Beschlagen und der Bildung von Wasser im Bereich der optischen Messstrecke. Außerdem kann hiermit nur CO_2 gemessen werden, die Messung anderer Gase entfällt an dieser Stelle oder wird in einem zusätzlichen Nebenstromsystem durchgeführt.

Bei älteren Systemen wird die Messung noch gegenüber der inspiratorischen CO_2-Konzentration, von der angenommen wird, dass sie "Null" ist, kalibriert. Hierbei kann ein Anstieg der CO_2-Konzentration in dieser Phase, z. B. durch ein defektes Ventil im Beatmungssystem, maskiert werden. Neuere Systeme werden regelmäßig durch Gase mit definierten CO_2-Konzentrationen kalibriert.

Bei der Messung im *Nebenstromverfahren* wird die Gasprobe direkt am Tubus aus einer Küvette mit einem ca. 3 m langen Kapillarschlauch abgesaugt, der in einem Winkel von 90° aus der Küvette herausgeleitet wird. Mit einem konstanten Gasstrom von 50 ml in der Neonatalfunktion und 200 ml bei Erwachsenen wird die Gasprobe über eine Wasserfalle in die Messkammer geleitet. Entsprechend der Transportzeit erscheint die CO_2-Kurve mit einer zeitlichen Verzögerung von ca. 1 s gegenüber der zeitgerechte Darstellung von Beatmungsdruck und Gasfluss. Durch die geringfügige Dilution und den

Transport im Gasprobenschlauch erscheint die im Nebenstrom aufgezeichnete CO_2-Kurve gegenüber einer gleichzeitig registrierten Hauptstromkurve im auf- und absteigenden Schenkel verzerrt.

Die Kalibrierung erfolgt beim Nebenstromsystem mit Raumluft entweder diskontinuierlich (Dräger Medizintechnik-Monitore 8020, 8050, 8060 mit 150 ml) oder bei gleichzeitigem Einsatz mit der paramagnetischen O_2-Messung kontinuierlich (Datex-Ohmeda, 30 ml/min).

In der klinischen Praxis haben sich überwiegend Mehrfachgasanalysatoren im Nebenstromverfahren (insbesondere der IR-Spektroskopie für CO_2 und Narkosegase) durchgesetzt. O_2 wir parallel durch eines der o.e. Verfahren gemessen. Der Vorteil liegt in der einfachen und sicheren parallelen Analyse aller Gaskonzentrationen im Atemgasgemisch während der Narkose bis auf Stickstoff (N_2).

Rückführung des Probengases [3]

Während Narkosen mit reduziertem Frischgasfluss und der Überwachung der Atemgaskonzentrationen mit einem Gerät im Nebenstromverfahren ist die entnommene Gasprobe wieder in den Exspirationsschenkel des Narkosebeatmungsgeräts zurückzuführen, um einen Gasvolumenmangel im System zu vermeiden. Dies ergibt sich aus der Menge des abgesaugten Gases, welches je nach Einstellung zwischen 50–200 ml/min liegt, sowie des eingestellten Frischgasflusses, welcher üblicherweise auf 1 l/min ("low flow") oder 0,5 l/min ("minimal flow") reduziert wird.

Hierbei wird auch die zur Kalibrierung des Nebenstromsystems eingesetzte Raumluft mit ihren Stickstoffanteil in das Narkosesystem eingeleitet. Bei beiden Verfahren, sowohl der kontinuierlichen Ansaugung eines Referenzgases mit ca. 30 ml/min bei dem System mit paramagnetischer O_2-Messung als auch bei der diskontinuierlichen Kalibrierung mit jeweils 150 ml Raumluft, kann N_2 im Narkosesystem akkumulieren und die Atemgaskonzentrationen sowie die Dynamik der Konzentrationsänderungen und der Zeitkonstante beeinflussen. Die Gasprobe aus der Analyse mit einem Massenspektrometer darf nicht rückgeführt werden.

Zu den Störfaktoren der Atemgasmessung s. Übersicht 3.

Übersicht 3. Zusammenfassung der Störfaktoren der Atemgasmessungen (Hinweise im Text)

- Interferenzen (Alkohol, Methan, Aceton, Bronchialsprays)
- Verschmutzung, Beschlagen oder Wasserkondensation im optischen System
- Wasserdampf und Hochdruckeinfluss
- Korrosionsprobleme durch aggressive volatile Gase
- Verstopfung, Leckagen (Konnektionsstellen, Filter, Wasserfallen, geknickte Schläuche)
- Hohe Absaugrate bei Neugeborenen und Säuglingen
- Probleme der Identifikation/Quantifizierung bei Anästhesiegaswechsel (Gasmischungen)
- Ausfall von mechanischen Systemen (Motoren, Filterräder, Pumpen)
- Interferenzen durch Überdruck (Beatmung) und Unterdruck (Ansaugung)
- Unterbrechung der Messung durch häufige und lange Phasen der Kalibrierung
- Umgebungsbedingungen

Monitoring der Oxigenierung [11, 17, 18]

Pulsoximetrie (PO)

Die Hypoxämie (Abfall der arteriellen O_2-Sättigung, S_aO_2) mit nachfolgender Hypoxie (Abfall des O_2-Partialdruckes im Gewebe, pO_2) ist eine ständig drohende Komplikation in der Anästhesie, speziell wenn die Spontanatmung des Patienten insuffizient ist oder sistiert oder der Gasaustausch in der Alveole gestört ist. Anästhesie bedingte Atemstörungen treten nicht nur während der Narkoseeinleitung, der Narkosebeatmung selbst oder der Entwöhnung vom Narkosebeatmungsgerät auf, sondern auch in erheblichen Maße in der unmittelbar postoperativen Phase [14].

Zu den wichtigsten Ursachen für eine Hypoxie während der Narkose selbst gehören: fehlerhafte Maskenbeatmung, erschwerte Intubationsbedingungen, Obstruktion der Atemwege, sowie die falsch eingestellte oder fehlerhafte Gerätefunktion oder die nichterkannte Diskonnektion des Beatmungsgeräts [5, 6].

Die nichtinvasiv und kontinuierlich mit der Pulsoximetrie gemessene periphere arterielle O_2-Sättigung gibt einen eindeutigen und frühzeitigen Hinweis auf eine Verschlechterung von O_2-Aufnahme und -transport bis in die Peripherie zum Gewebe. Durch die Beleuchtung der arteriellen Endstrecke erhält der Anästhesist rechtzeitig Kenntnis einer drohenden Hypoxie zu einem Zeitpunkt, wo schwerwiegende Organkomplikationen noch zu vermeiden sind. Außerdem ergeben sich aus der additiven Information im Zusammenhang mit der Anwendung der Kapnographie elementare Hinweise zur Differentialdiagnose von Gasaustauschstörungen auf der einen und Gerätefehlfunktionen auf der anderen Seite.

Es sei an dieser Stelle nur erwähnt, dass bei erheblichen Gasaustauschstörungen während adäquater Ventilation die diskontinuierliche Überwachung mit Hilfe arterieller Blutgasanalysen frühzeitig indiziert ist.

Messprinzip

Rotes (660 nm) und nahinfrarotes Licht (940 nm) wird durch das Hämoglobin in den vorbeiströmenden Erythrozythen absorbiert. Durch den arteriellen Blutstrom im Kapillarbett des Fingers wird ein pulsatiler Anteil generiert (photoplethysmographische Kurve), der als Erkennungsmerkmal für die Detektion des arteriellen Anteils herangezogen wird (Abb. 1, 2). Desoxigeniertes Hämoglobin absorbiert rotes Licht bei 660 nm, während oxigeniertes Hämoglobin bei 940 nm Wellenlänge im nahinfraroten Bereich die maximale Absorption aufweist, sodass sich aus dem Verhältnis der beiden Wellenlängen eine relative Konzentration der beiden Hämoglobinformen bestimmen lässt.

Durch die geniale Einrichtung der Natur, die physiologische O_2-Sättigung als Quotienten vom oxigenierten zum gesamten Hämoglobin zu definieren, kann das Pulsoximeter aus dem Verhältnis der beiden Wellenlängen direkt ein Wert für die O_2-Sättigung generieren. Eine Kalibrierung von Pulsoximetern ist prinzipiell nur durch die Entnahme von arteriellen Blutproben während einer induzierten Hypoxämie bei gesunden Probanden und einer vergleichenden Analyse in einem Oximeter eines Blutgasanalysators möglich. Das Lambert-Beer`sche Gesetz kann prinzipiell in dem stark streuenden Medium Finger nicht angewendet werden [12]. Pulsoximeter messen weder die funktionelle (oder auch partielle) noch die fraktionelle O_2-Sättigung [19], sondern werden auf die funktionelle O_2-Sättigung des Blutgasanalysegeräts kalibriert.

In-vitro-Oximeter der Blutgasanalysatoren bestimmen zusätzlich mit Hilfe multipler Wellenlängen die Konzentrationen der sogenannten Dyshämoglobine Met- (MetHb) und Carboxyhämoglobin (COHb) und kalkulieren die fraktionelle Sättigung. Pulsoximeter

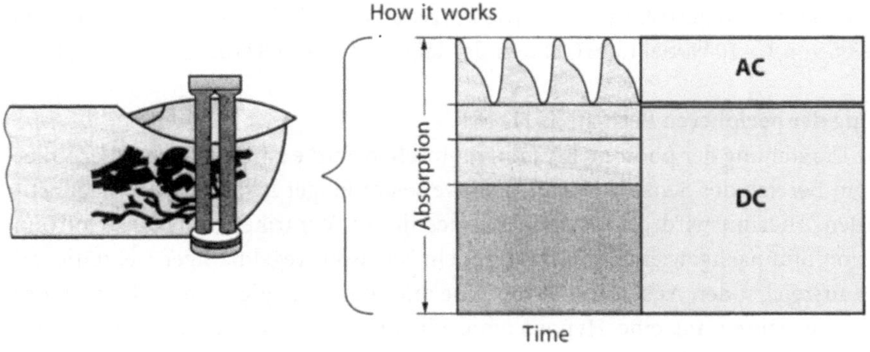

Abb. 1. Prinzip Pulsoximetrie (Hinweise s. Text)

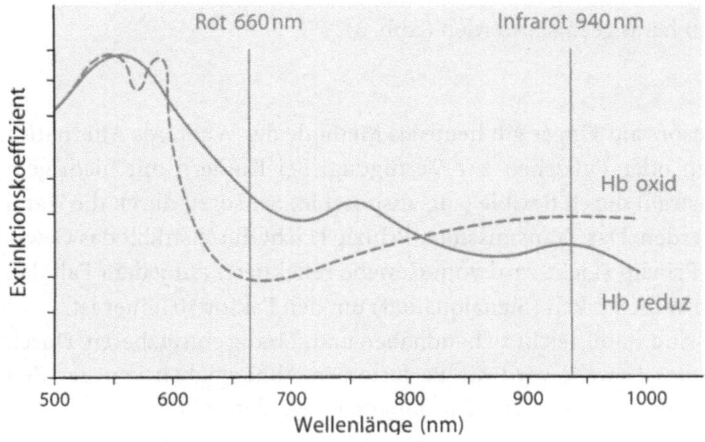

Abb. 2. Absorbtionsspektren vom oxigenierten und reduzierten Hämoglobin

erkennen kein COHb bei Rauchern, bei denen leicht Werte von 10% erreicht werden und zeigen einen "normalen" SpO_2 von 98% an, während die fraktionelle Sättigung bei 88% liegt. Klinisch wird das O_2-Angebot dadurch aber nur gering reduziert, sodass diese Diskussion eher akademischen Wert hat. Patienten mit erhöhten MetHb-Werten treten klinisch nur sehr selten auf. Höhere MetHb-Werte (>10%) imponieren durch eine Messwertanzeige des Pulsoximeters von ca. 85%. Diese Messwerte sind unabhängig von der wahren Sättigung.

Wertigkeit der Pulsoximetrie

Eine *Hypoxämie* (SpO_2 <92%) wird durch das Pulsoximeter rasch erkannt. Entsprechend den verschiedenen Fabrikaten und Generationen von PO beträgt die Reaktionszeit der PO beim Erkennen einer Änderung etwa 10–20 s. Hierbei ist die Zeit vom Verlassen des arteriellen Blutes aus dem linken Ventrikel bis zum Erreichen des Kapillarbettes im Finger nicht mit eingerechnet, die in der Regel bei 25–35 s liegt.

Eine *Hyperoxämie* (SpO_2 >98%) bzw. eine Hyperoxie kann durch ein Pulsoximeter nur ungenau verifiziert werden. Im Fall der Beatmung eines Frühgeborenen zur Vermeidung einer Retinopathie bietet sich deshalb als Alternative die Anwendung von 2 Pulsoximetern an, da dadurch die Präzision der Geräte verbessert wird (± 1%). Hierbei sollte ein

S_pO_2-Wert von 95% angestrebt werden. Die Präzision eines Pulsoximeters liegt für den Messbereich von 70–100% bei 1,6% ($\pm$ 1 Standardabweichung $\cong$ 68% der Messwerte) [10].

Beurteilung der peripheren Perfusion [11, 18]

Durch die Darstellung der photoplethysmographischen Kurve kann ein arterieller Volumenpuls im Bereich des Sensors, der üblicherweise am Finger lokalisiert ist, diagnostiziert werden. Hiermit wird die Kontraktion des linken Ventrikels mit konsekutivem Auswurf von Blut nachgewiesen, das bedeutet ein Nachweis regelmäßiger Herztätigkeit und eines ausreichenden Auswurfs. Periodische atmungsabhängige Schwankungen der Pulsamplitude deuten auf eine Hypovolämie hin und könne auch zum Erfolg einer ausreichenden Volumentherapie herangezogen werden.

Ursache unregelmäßige Kurven sind Herzrhythmusstörung (Arrhythmia absoluta, Extrasystolen etc.) oder Artefakte durch Bewegungen im Sensorbereich. Ein deutliches Defizit in der Kurve kann zur Beurteilung der hämodynamischen Wirksamkeit der Herzrhythmusstörungen herangezogen werden (Abb. 3).

Sensorapplikation

Die Applikation des Sensors am Finger gilt heute als Methode der Wahl. Als Alternative stehen das Ohrläppchen oder Fußzehen zur Verfügung. Bei Kindern mit niedrigem Gewicht kann der Lichtstrahl durch flexible (sog. disposable) Sensoren durch die Hand oder den Fuß geleitet werden. Das Transmissions-Prinzip (Licht durchstrahlt das Gewebe) ist dem Reflexions-Prinzip (Licht wird vom Gewebe reflektiert) auf jedem Fall den Vorzug zu geben, da die Wirksamkeit (Signalqualität) um den Faktor 10 höher ist.

Fingerclip-Sensoren sind stabil, leicht zu handhaben und ständig einsatzbereit. Durch Druck des Sensors auf das Gewebe wird die Perfusion in Abhängigkeit von der Zeit reduziert, sodass der Sensor im Intervall (1–2 h) umgesetzt werden sollte.

Flexible Sensoren werden mit Klebestreifen fixiert und können permanent an einem Ort messen. Aber Vorsicht: Nebenlicht bei unerkanntem Lösen des Sensors kann zu falschen Messwerten führen. Aus diesem Grund gehört die regelmäßige Inspektion der Konnektionsstelle Mensch-Sensor zum wesentlichen Bestandteil der Pulsoximetrie. Bei Messungen in der Magnetresonanztomographie sind spezielle Lichtleiterverfahren anzuwenden.

Wesentliche Störfaktoren [17]

Reduzierte Perfusion und Bewegungen im Bereich des Sensors sind die gravierenden Einflüsse, die zum Versagen der Pulsoximetrie führen. Als Ursachen der eingeschränkten Perfusion am Finger überwiegen die Vasokonstriktion durch Kälte und die Hypovolämie, seltener die Zentralisation im Schock.

Moderne Geräte haben einen Perfusionsindex, der eine Einschätzung der Qualität des Signals zulässt. Hierbei ist zu berücksichtigen, dass die Präzision unter den Bedingungen einer eingeschränkter Perfusion deutlich abnimmt, d. h. der Fehler nimmt zu. Nagellack ist aus Gründen möglicher Licht-Interferenzen am Fingernagel zu entfernen. Besonders kritisch sind blaue oder schwarze Farben.

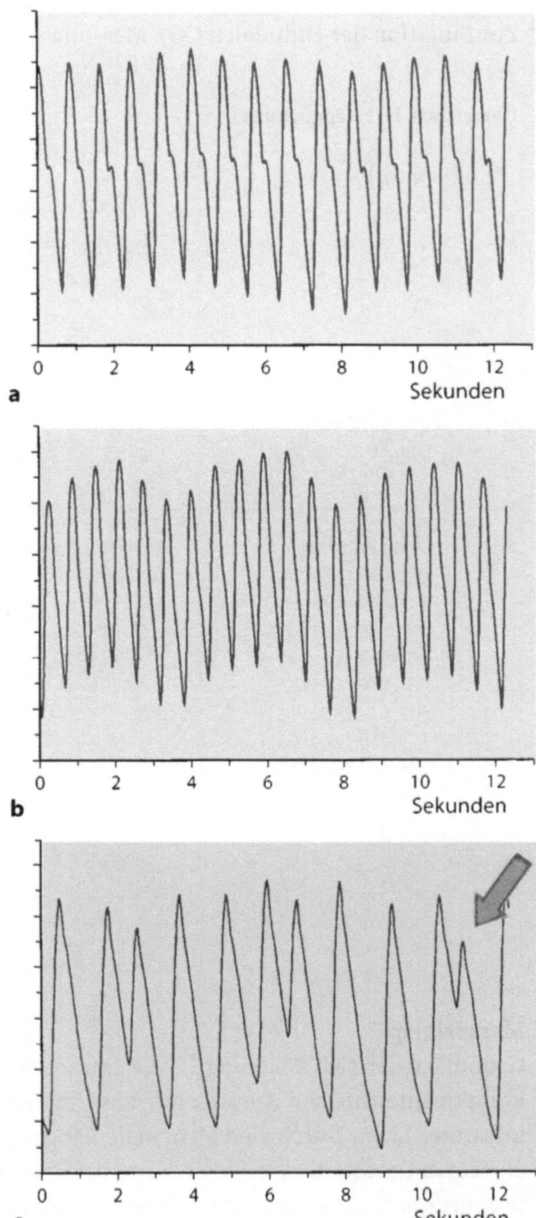

Abb. 3a c. Photoplethsymographische Kurven **a.** Normale photoplethysmographische Kurve **b** Photoplethysmographische Kurve bei Hypovolämie, **c** Supraventrikuläre und ventrikuläre Extrasystolie mit hämodynamischen Defizit (*Pfeil*)

Monitoring der Ventilation [4, 11, 27]

Endtidale CO$_2$-Messung (Kapnometrie, Kapnographie)

Mit diesem Verfahren kann die endtidale CO$_2$-Konzentration während des gesamten Atemzyklus des Patienten nichtinvasiv und kontinuierlich aufgezeichnet werden. Während das Kapnometer mit jedem Atemzug die endtidale CO$_2$-Konzentration registriert und als Messwert auf dem Display anzeigt, wird bei der Kapnographie zusätzlich die CO$_2$-Kurve in ihrem Verlauf während des Atemzyklus graphischen dargestellt und erlaubt eine individuelle Beurteilung. Aus diesem Kurvenverlauf sind wesentliche Informationen für den erfahrenen Anwender abzulesen, sodass diesem Verfahren prinzipiell den Vorzug gegeben werden sollte.

Zur Funktion der endtidalen CO_2-Messung s. Übersicht 4.

Übersicht 4. Das Kapnogramm

Phasen	Normal (Abb. 4a)	Verändert	Ursache	Abb.
I	Inspirationsgas: CO_2 frei	Erhöhte Basisilinie	CO_2-Rückatmung, Ventile defekt, Schlauchsystem falsch zusammen gesteckt, verbrauchter CO_2-Absorber, verdreckte Mess-kammer	4h
II	Beginn Exspiration: steiler Anstieg	Verzögert	Obstruktion (Asthma bronchiale), mechanische Verlegung obere Atemwege, Tubusabknickung	4c
III	Plateauphase: alveoläre Phase, maximale $P_{et}CO_2$-Wert: end-exspiratorisch (endtidal), entspricht dem mittleren alveolären P_ACO_2	Anstieg: kontinuierlich,	Verlegung oberer oder unterer Atemwege, Bronchialsekret;	4d,
		kurvenförmig; wellenförmig (Talbildung)	Spontanatmungsversuche	4e, f
IV	Beginn Inspirations phase: steiler Abfall der CO_2-Kurve	verzögert	Undichtes Inspirationsventil, niedriger Inspirationsfluss, evtl. Fluss durch Obstruktion behindert	4g

Messprinzip

Grundlage der CO_2-Messung ist die Infrarotspektroskopie. CO_2 und die anderen Gaskomponenten in der Ausatemluft absorbieren durch die molekularen Eigenschaften infrarotes Licht. Durch eine Mehrwellenlängenanalyse wird die Menge der Moleküle der einzelnen Gase bestimmt. Sie ist der gemessenen Absorption bei spezifischer Wellenlänge proportional und wird im Verhältnis zur Gesamtzahl aller Moleküle in der untersuchten Gasmenge gemessen. Die Angaben erfolgen als fraktioneller oder prozentualer CO_2-Anteil (Vol.-%) oder als CO_2-Partialdruck (mmHg), berechnet mit Hilfe des Barometerdrucks (P_B) und des Wasserdampfpartialdruckes P_{H_2O} nach der Formel:

$$P_{CO_2} = F_{CO_2} \times (P_B - P_{H_2O}).$$

Die Angabe als CO_2-Partialdruck in mmHg ist hierbei zu empfehlen, da sie direkt mit dem alveolären (P_ACO_2) und der arteriellen CO_2-Partialdruck (P_aCO_2) zu korrelieren ist.

Messverfahren. Die CO_2-Messung kann im Neben- (Sidestream-Modus) oder im Hauptstromverfahren (Mainstream-Modus) gemessen werden.

Physikalische Einflussfaktoren [4, 11, 29, 30]

Die Messgenauigkeit der endexspiratorischen (entidalen) CO_2-Konzentration kann durch folgende Faktoren verändert werden (s. auch Übersicht 3):

Atmosphärendruck	*Nebenstromsystem:* automatische Messung und Kompensation
	Hauptstromsystem: wird ein fester Wert eingegeben
Beatmungsdruck	*Nebenstromsystem:* wird bei einigen Geräten kompensiert
	Hauptstromsystem: kein Einfluss
Lachgas	*Nebenstromsystem:* wird zur Kompensation mit gemessen
	Hauptstromsystem: kann zur Kompensation eingegeben werden
Sauerstoff	*Nebenstromsystem:* bei Mehrfachgasanalysatoren kompensiert
	Hauptstromsystem: keine Kompensation
Größe der Gasprobe	*Nebenstromsystem:* je größer das Absaugvolumen, desto besser die Messung; Umstellung: Erwachsene 200 ml/min, Neonaten: 50 ml/min
	Hauptstromsystem: entfällt
Wasserdampf	*Nebenstromsystem:* das Gas wird durch den Transport und die Wasserfalle getrocknet und gekühlt (STPD), aber das ist halbherzig, einige Systeme können eingestellt werden (BTPS vs. STPD); Datex-Ohmeda schaltet automatisch auf BTPS-Bedingungen um, wenn CO_2 erkannt wird, Agilent Technologies hat BTPS Standard
	Hauptstromsystem: Luft wird durch den angewärmten Sensor getrocknet, auch hier ist keine eindeutige Zuordnung zu STPD- oder BTPS- Bedingungen möglich

Die Korrektur zwischen STPD- und BTPS-Bedingungen ist die häufigste Fehlerquelle für Messdifferenzen zwischen 2 Systemen. Der Fehler beträgt ca. 2–3 mmHg . *STPD:* Standard Temperature (0°C), Pressure (P_B = 760 mmHg), Dry (P_{H_2O} = 0 mmHg); *BTPS:* Body Temperature (37°C), Pressure (aktueller P_B), Saturated (P_{H_2O} = 47 mmHg).

Wertigkeit der Kapnographie [4, 11, 15, 24]
Das atemsynchrone CO_2-Signal liefert Informationen über die korrekte endotracheale Lage des Tubus und die Funktion des Respirators dahingehend, dass er beim relaxierten Patienten eingeschaltet, angeschlossen und korrekt eingestellt ist; oder ob eine Diskonnektion des Patienten vom Respirator oder Atmungssystem bzw. eine partielle CO_2-Rückatmung vorliegt [25]. Unvorhergesehene Veränderungen der CO_2-Konzentration während der Operation lenken den Verdacht auf eine u. U. pathologischen Veränderung im Zustand des Patienten hin [27]. Ein deutliches Ansteigen der CO_2-Konzentration trotz adäquater Einstellung und einwandfreier Funktion der Ventilation deutet auf eine gesteigerte CO_2-Produktion des Patienten. Dies kann bei einem relaxierten Patienten auf eine nicht-adäquate Narkose oder als ein Frühzeichen auf das Auftreten einer malignen Hyperthermie hinweisen.

Ein Abfall der CO_2-Konzentration weist bei einem vom Volumenhaushalt adäquat eingestellten und kardial kompensiertem Patienten im Gegensatz dazu auf eine reduzierte CO_2-Produktion während tiefer Narkose hin. Ist jedoch die Differenz der endtidal gemessenen CO_2-Konzentration im Vergleich zum arteriell erhobenen Wert der Blutgasanalyse deutlich erhöht, kann dies ein Hinweis auf eine reduzierte Perfusion der

Lungenstrombahn sein, wie es z. B. bei einer Luftembolie, einer thromboembolischen Lungenembolie oder im Rahmen eines schweren Schockgeschehens auftreten kann.

Eine zuverlässige Messung der endtidalen CO_2-Konzentration kann nur bei Anwendung eines Kreissystems oder im halboffenen System mit Nichtrückatmungsventilen, wie z. B. dem Servo 900 System, erfolgen. Bei der Verwendung eines halboffenen Spülgassystems ohne Ventilsteuerung (z. B. Kuhn-System) oder bei Verwendung von Beatmungsformen mit kontinuierlichem Frischgasfluss (CPAP) ist das Verfahren nicht mit ausreichender Zuverlässigkeit anwendbar. Sobald die Exspirationsflussstärke kleiner als der Frischgasfluss ist, erreicht das ausgeatmete CO_2 nicht mehr in vollem Umfang die Messkammer und es werden falsch zu niedrige CO_2-Konzentrationen gemessen [13].

Das Kapnogramm
Wesentliches Kennzeichen einer adäquaten alveolären Ventilation ist der Aufbau eines normalen Kapnogramms (Übersicht 4.). Merkmal hierfür ist ein deutlich erkennbares Plateau in Phase III mit steilem Abfall in Phase VI, der Inspiration. Allein dieses Erkennen, dass für den erfahrenen Anwender obligat ist, rechtfertigt den Einsatz der Kapnographie und darf in den Systemen der neuen Generation nicht mehr fehlen.

Wesentliche Informationen aus dem Kapnogramm. Siehe Abbildung 4
- Der Patient wird beatmet (Maske oder Gerät): es erfolgt ein Gasaustausch mit der Alveole → wenn CO_2 herauskommt, geht auch O_2 herein (Abb. 4a)
- Der Tubus ist nicht in der Trachea: → kein CO_2: "If in doubt, take it out" (Abb. 4b)
- CO_2 ja, Kapnogramm unklar (Abb. 4c): Tubusdislokation – Abknicken des Schlauchsystems (DD: Beatmungsdruck), Ventilfehler, schleichende Diskonnektion, schwere Bronchospastik. Die Entscheidung, welche Ursache der Störung zugrunde liegt, ist in dieser Situation schwierig, da von einer erhebliche Gefährdung für den Patienten auszugehen ist. Sofortmaßnahmen: Wenn Zeit → fiberoptische Lagekontrolle des Tubus; keine Zeit: sofortige Re-Intubation. *Berücksichtigung Schema → Difficult Airway Management*
- Anstieg der Plateau-Phase: Obstruktion (Abb. 4d)
- Schwankungen in der Plateau-Phase (ein tiefes Tal): Thoraxbewegungen (Spontanatmung, Druck von außen), spontane Atemzüge (Abb. 4e, f)
- Abfall mit regelmäßigen Oszillationen (Herzschlag) in der Mitte der Plateau-Phase: mangelnder Frischgasfluss (Abb. 4g)
- Inspiratorisches CO_2 in der Phase VI und I: Rückatmung → CO_2-Absorber defekt, Ventile defekt, Beatmungssystem falsch zusammengebaut (Abb. 4h)

Wesentliche Informationen aus dem Verlauf (Trend) der Kapnographie

- Schlagartiger Stop bei erhaltener Anzeige Beatmungsdruck: Leitung abgeknickt
- Exponentiell verlaufender deutlicher Abfall $P_{et}CO_2$ bei konstanter Ventilation: Störung der Lungenperfusion → Lungenembolie, Luftembolie, Herzzeitvolumen ↓, Herzstillstand
- Deutlicher Anstieg $P_{et}CO_2$: V. a. Maligne Hyperthermie, Störung der Rückatmung – Ventildefekt, CO_2-Absorber erschöpft, Resorption von CO_2 bei endoskopischen Eingriffen mit CO_2-Insufflation
- Bei konstanter Ventilation: Globalparameter → Effektivität einer kardiopulmonalen Reanimation, Störungen des CO_2-Metabolismus

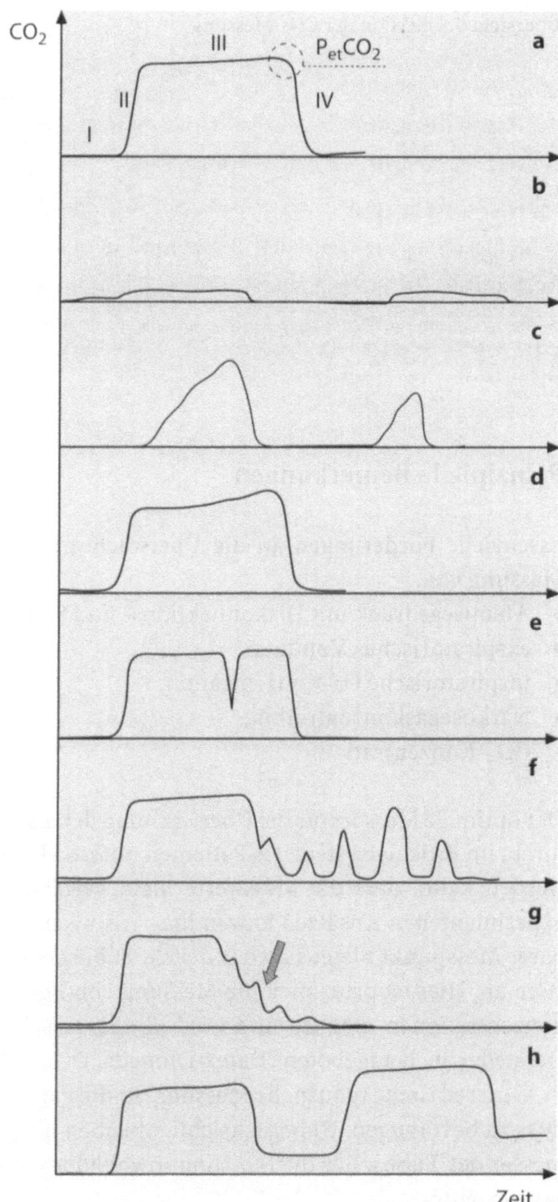

Abb. 4. Informationen aus dem Kapnogramm (Hinweise s. Text) Pfeil: Oszillationen durch Herzschlag

Die Kapnographie ist für den Anästhesisten das Überwachungsverfahren mit der höchsten Wertigkeit, gegeben durch die Vielzahl der sicher zu identifizieren und zu differenzierenden Faktoren sowie durch die einfache, sichere und genaue Handhabung. Durch die parallele Anwendung der Pulsoximetrie, die Überwachung des Kreislaufs durch das EKG und die Blutdruckmessung sowie die klinische Einschätzung des Patienten können Rückschlüsse auf kardiale/pulmonale oder ventilatorisch bedingte Störungen gezogen werden (s. Übersicht 5).

Hierbei ist eindeutig zu berücksichtigen, dass die Kapnographie ein Frühwarnsystem ist [4, 19] und eine ventilatorisch bedingte Störung deutlich vor der Pulsoximetrie anzeigt [19]. Werden Störungen im Verhältnis Ventilation/Perfusion und Metabolismus vermutet, ist die frühzeitige Indikation zur intraarteriellen Blutdruckmessung und die Entnahme von Blutgasanalysen gegeben.

- Kontrolle Tubuslage
- Überwachung der Funktion des Narkosebeatmungssystems
- Überwachung der alveolären Ventilation
- Registrierung von Störungen im pulmonalen Ventilations-Perfusions-Verhältnis
- Einschätzung kreislaufbedingten Transportstörungen
- Beurteilung der CO_2-Produktion in der Zelle/Gewebe
- Beurteilung der CO_2-Resorption (endoskopische Eingriffen mit CO_2-Insufflation)

Prinzipielle Bemerkungen

Essenzielle Forderungen an die Überwachung der Narkosebeatmungsgeräte sind die Messung von:
- Atemwegsdruck mit Diskonnektions- und Stenosealarm,
- exspiratorisches Volumen,
- inspiratorische O_2-Konzentration,
- Narkosegaskonzentration,
- CO_2-Konzentration.

Der optimale Messort für die Überwachung der als essenziell geforderten Parameter wäre direkt im Brochialsystem des Patienten unterhalb des Tubus, da hier davon ausgegangen werden kann, dass die Messwerte nicht verfälscht werden. Dies ist in der Praxis in experimentellen Ansätzen anwendbar. Als nächster möglicher und gut klinisch ereichbarer Messpunkt bietet sich das distale Tubusende zwischen Patient und Beatmungssystem an. Hier ist prinzipiell die Messung von Beatmungsdruck, Atemgasfluss und Gaskonzentrationen möglich und wird in den verschiedenen angebotenen Verfahren der Hersteller auch angeboten (Datex-Ohmeda, D-Lite-System für Erwachsene und Kinder).

Generell ist die tubusnahe Messung für die Parameter Beatmungsdruck und Atemgasfluss zu bevorzugen. Unberücksichtigt bleiben hierbei jedoch die Länge und der Durchmesser des Tubus. Für die Messung sowohl der in- als auch der exspiratorischen Atemgaskonzentrationen ist die Entnahme der Gasprobe direkt am Tubus oder im y-Stück obligat. In der Pädiatrie erfordert eine sichere Analyse der Gasprobe eine Entnahme der Gasprobe direkt im Tubusausgang außerhalb des y-Stücks, um eine Gasbeimischung aus dem In- und Exspirationsfluss zu vermeiden.

Die Verwirklichung der Messaufgaben für den Beatmungsdruck und den Atemgasfluss kann auch innerhalb des Narkosebeatmungsgeräts realisiert werden. Hier spielt die Philosophie des Herstellers die entscheidende Rolle. Hersteller von Narkosebeatmungsgeräten wollen prinzipiell die Risiken, die vom Gerät gegenüber dem Patienten verursacht werden könnten, vermeiden. Demzufolge ist es Priorität, die Funktion "gerätenah" zu überwachen. Entsprechend wird der Beatmungsdruck und der Gasfluss zwischen dem Ex- und Inspirationsventil in der Beatmungseinheit gemessen. Hersteller von Atemmechanikmonitoren, die unabhängig vom Narkosebeatmungsgerät eingesetzt werden und den Patienten überwachen sollen, messen dagegen diese Parameter "patientennah" am Ausgang des Endotrachealtubus.

Zum Beispiel hängt die Höhe des Beatmungsdruckes wesentlich davon ab, ob er im Gerät selbst oder direkt am Tubus bestimmt wird. Befindet sich der Druckaufnehmer im

Inspirationsschenkel, so ist die Kompressibilität des Gasvolumens, die Compliance und Resistance des Schlauchsystems und seiner Komponenten zu berücksichtigen: Je größer das Fassungsvermögen von Atembeutel, Schlauchsystem und Ventilen, desto größer auch der Gasanteil, der während der Beatmung (insbesondere der manuellen Beatmung mit der Maske) lediglich komprimiert wird, ohne die Lungen des Patienten zu erreichen.

Fatalerweise wird in dieser Situation auch durch die Dekompression des Gases der Flussmesser im Exspirationsschenkel angesteuert, sodass ein exspiratorisches Volumen angezeigt wird, welches aber die Alveolen des Patienten nicht erreicht hat. Nach mehreren Beatmungshüben wird die Messung des Tidalvolumens (V_t) durch die Anzeige als Atemminutenvolumen (AMV) noch auf 1–2 l/min hochgerechnet und führt zur (Fehl)-Entscheidung, dass der Patient zwar wenig, aber doch zu beatmen ist.

Das exspiratorische Volumen – Tidalvolumen (V_t) oder Atemminutenvolumen (AMV) – wird üblicherweise indirekt über einen Flussmesser im Exspirationsschenkel des Narkosebeatmungsgeräts hinter dem Exspirationsventil gemessen und über die Zeit integriert. Fehlerhafte Kalibrierung, Veränderungen der Gaszusammensetzung und die Atemgasklimatisierung (d. h. Temperatur und Feuchte im System) beeinflussen die physikalischen Eigenschaften von Gasen und führen zu Messfehlern.

Generell gilt für die indirekten Messverfahren, dass schon geringe Fehler bei der Flussmessung durch Fehlerfortpflanzung zu einer erheblichen Abweichung bei der Volumenbestimmung führen.

Side effects auf das Monitoring

- Hygiene
- Einfluss von Bakterienfilter
- Atemgasklimatisierung
- CO_2-Absorption bei niedrigen Frischgasfluss

Atemgasfilter (Heat and Moisture Exchanger plus Filter – HMEF) im Narkosebeatmungssystem haben 3 Indikationen:
1. Eine Kontamination des Systems und damit in der Folge beatmete Patienten zu vermeiden.
2. Dadurch die notwendigen Reinigungsmaßnahmen und -intervalle zu reduzieren.
3. Das Atemgas unabhängig vom Frischgasfluss anzuwärmen und anzufeuchten.

Mit Hilfe der HME-Filter wird unabhängig von Frischgasfluss sowohl in- als auch exspiratorisch die relative Luftfeuchtigkeit zwischen 98–100% und die Atemgastemperatur zwischen 33–27°C gehalten [22]. Hierbei entstehen 2 potentielle Störfaktoren:
1. Zwischen Patient und dem Drucksensor ist ein Widerstand unbekannter Größe eingebaut, der abhängig vom eingesetzten System, Dauer der Anwendung und angesammelter Wassermenge die Messung verfälschen kann und keinen sicheren Rückschluss auf den Druck in den oberen Atemwegen des Patienten bei der "gerätenahen" Messung geben kann.
2. Feuchtigkeit kann die Messung der Atemgaskonzentrationen verfälschen bzw. beim Eindringen in die Messkammer der Monitore sogar total unterbrechen.

CO_2 darf nicht eingeatmet werden und ist vollständig aus der Rückatemluft zu entfernen.

1 l Atemkalk absorbiert unter klinischen Bedingungen 120 l CO_2, welches in etwa einer Gebrauchsdauer von 5–7 h entspricht, wenn die gesamte Ausatemluft über den Absorber geleitet wird. Während der CO_2-Absorption von 120 l CO_2 werden etwa 120 ml Wasser gebildet. Das sind 2,5 Perfusorspritzen voll, die sich im Beatmungssystem verteilen. Aus der exothermen Reaktion in dieser Zeit werden ca. 90 kcal an Energie gebildet.

Dies bedeutet aus Sicht der Patientenüberwachung: bei längeren Eingriffen bildet sich eine größere Menge an Wasser im Beatmungssystem, welches am tiefsten Punkt der Schläuche als mechanisches Hindernis wirken kann und die Messungen von Beatmungsdruck und Atemgasfluss stören kann. Wird der am Tubus konnektierte Anschluss des Nebenstromsystems nach unten Richtung Boden abgeleitet, so läuft bei jeder Beatmungsperiode Wasser in den Schlauch, das die Gasmessung stört (verstopfte Leitung, häufige Kalibrierung, Wasserfalle voll). Dringt das Wasser darüber hinaus bei mangelhafter Funktion oder voller Wasserfalle bis in die Messkammer vor, versagt die gesamte Messbank zur Bestimmung der Atemgaskonzentrationen. Durch die abgegeben Energiemenge wird das Atemgas zusätzlich angewärmt.

Eine Überwachung der Körperkerntemperatur ist bei längeren Eingriffen mit Abdeckung des gesamten Patienten durch sterile Operationsflächen und durch die zusätzliche aktive Erwärmung mit einer Wärmematte oder eines "Warm-touch"-Systems obligat. Bei pädiatrischen Patienten ist dies wegen der raschen Auskühlung oder einer unerwartet auftretenden malignen Hyperthermiekrise auch bei kurzen Eingriffen essenzieller Standard.

Graphische und numerische Darstellung von Messwerten

Messwerte werden durch Sensoren aufgezeichnet, verstärkt und über eine Software an ein Anzeigeinstrument weitergegeben. Der erhobene Messwert kann als numerische Anzeige auf einem digitalen Display dargestellt werden. Wird nun eine kontinuierliche Messung am Sensor durchgeführt, kann das erhobenen Messsignal über die Zeit als Kurve graphisch dargestellt werden. Diese graphische Darstellung ermöglicht nun, Abweichungen der Kurvenform gegenüber einer sogenannten Normalkurve dahingehend zu analysieren, das die Veränderungen auf Prozesse im Beatmungssystem oder in der Zirkulation zurückzuführen sind.

Praktische Beispiele für die Potenz dieser Aussageform ist zum einen die Kapnographie, bei der eine Interpretation des graphischen Signals auf vielfältige Störungen des Beatmungssystems, der Ventilation und des Zustand des Patienten hinweisen (Details siehe Abschnitt "Kapnographie"). Ein weiteres Beispiel für die Potenz einer graphischen Anzeige eines Messsignals ist die photoplethysmographische Kurve. Auch aus ihr können wesentliche Aussagen über den Patienten abgeleitet werden, die im Detail im Kapitel Pulsoximetrie abgehandelt sind.

Aber auch aus der graphischen Darstellung des Beatmungsdrucks und des Atemgasflusses können Veränderungen in der Compliance und Resistance des Beatmungssystems und des Patienten analysiert werde. Insbesondere die Füllung der Flowkurve erlaubt eine Einschätzung über die Widerstände im Brochialsystem. Eine übereinander gelagerte Darstellung beider Parameter kann eine direkte Zuordnung zu Störungen erlauben. Geräte zur Analyse der Atemmechanik generieren aus den erhobenen Messwerten eine 2-dimensionale Darstellung als Druck/Volumen- oder Fluss/Volumen-Diagramme (sog. Schleifendiagramme). Referenzschleifen können die Veränderung substantiell demonstrieren. Hierbei sind direkte Analysen von Ventilationsstörungen in der In- und Exspiration möglich [2].

100

Die Übergangsphasen spontan – manuell – maschinell

An den numerisch im digitalen Display angezeigten Messwerten für Beatmungsdruck
und exspiratorischem Volumen orientieren sich die einzustellenden Alarmgrenzen des
Narkosebeatmungsgeräts für den Stenose/Diskonnektions- und den Apnoe-Alarm. Die
Konfiguration der Grenzwerteinstellung ist in aktuellen Monitoren durch eine Menü-
steuerung durchzuführen, wobei eine Einstellung entsprechend dem allgemeinen Standard vom Hersteller vorgegeben ist. Diese kann Abteilungsintern konfiguriert oder als
individuelle Variante für den einzelnen Anästhesisten abgespeichert und bedarfsweise
angewählt werden.

Während die Grenzwerte im IPPV-Modus der kontrollierten Narkosebeatmung die
eingestellten Zielgrößen eng umgreifen – um auch geringe Veränderungen rasch zu
registrieren – werden die Messwerte bei der Übergangsphase von der Spontanatmung zur
manuellen und maschinellen Beatmung häufig in Grenzbereiche nach oben oder unten
ausgelenkt. Ein typisches Beispiel ist die Reduzierung oder gar die kurzfristige Unterbrechung der Beatmung zur CO_2-Assimilation im arteriellen Blut, um den Patienten in die
Spontanatmung zu überführen. Neben "Apnoe"-Alarm durch die CO_2-Messung wird
sowohl der untere Grenzwert für den Beatmungsdruck als auch für das Atemminutenvolumen verletzt und das Gerät alarmiert. Diese beabsichtigte und situationsbedingte
Verletzung der Grenzwerte kann dadurch umgangen werden, dass eine Umstellung
zwischen den Grenzwerten für manuelle/spontane Atmung und für die IPPV-Beatmung
möglich ist.

Hierbei sind bei der Einstellung für manuelle/spontane Atmung elementare Alarme
wie Stenose/Diskonnektions- oder der Apnoe-Alarm außer Kraft gesetzt, d. h. der Anästhesist verlässt sich auf die klinische Einschätzung des Patienten, die Bewegung des
Atembeutels, die Anzeige der CO_2-Kurve und die Messung der O_2-Sättigung.

In dieser reduzierten Überwachungsphase ist die sichere Funktion von Pulsoximeter
und Kapnographie die Basis der Überwachung des Patienten. Die Umschaltung vom
IPPV-Betrieb in den manuell/spontanen Betriebsmodus ist vom Anästhesisten anzuwäh-
len und zu bestätigen. Damit wird ein irrtümliches Verstellen des Systems vermieden.

Der umgekehrte Weg, von dem spontan/manuellen Betriebsmodus in den IPPV-Modus, wird unterschiedlich eingeschlagen. Während einige Monitore automatisch beim
Wechsel in den IPPV-Modus die Grenzwerte entsprechend einer geräteintern abgespei-
cherten Einstellung umschalten, erfordert dies bei einigen Überwachungssystemen eine
Umschaltung per Hand durch den Anästhesisten. Dies kann in der Phase der chirurgischen Lagerung und Operationsfeldabdeckung durchaus in Vergessenheit geraten. Demzufolge ist es die Pflicht eines Anästhesisten beim Betrieb eines Narkosebeatmungssystems, sich von der korrekten Einstellung der Grenzwerte als auch von der Einstellung
des Betriebsmodus zu überzeugen.

Auch hier ist die Sicherheit des Patienten durch die obligate Anwendung der Kapnometrie und Pulsoximetrie zusätzlich und überlappend gewährleistet. Die Grenzwerte
dieser Monitore werden bei der Wahl vom Betriebsmodus der Narkosebeatmungsgeräte
nicht verändert und sind der wesentliche Standard für diese kritischen Phasen während
der Narkose.

Schnittstelle zwischen Patient und Gerät ist der Tubus

Trotz prinzipieller Vorzüge sind tubusnahe Messverfahren in der klinischen Routine
nicht unproblematisch. Die Sensoren erhöhen nicht nur Atemwegswiderstände und

Totraum, sondern beeinträchtigen durch Gewicht, zusätzliche Messleitungen und die Diskonnektionsgefahr die Sicherheit des Patienten, insbesondere während der Anwendung bei kleinen Kindern.

Eine einfache und effiziente visuelle Überwachung der Konnektionsstellen zwischen den Glieder Tubus → Küvette → y-Stück des Beatmungssystems ist dann gewährleistet, wenn der Kopf des Patienten frei für den Anästhesisten zugänglich ist. Bei Eingriffen in der Neurochirurgie, HNO-Heilkunde, Augenheilkunde und Kiefer- und Gesichtschirurgie konkurrieren die Anästhesisten und die Operateure um den Arbeitsplatz. Hier muss der Anästhesist weichen und sein Narkosebeatmungsgerät oft weit entfernt vom Kopf des Patienten positionieren.

Neben der absolut sicheren Fixierung des Endotrachealtubus ist eine feste Konnektion der verschiedenen Glieder am Ansatz des Tubus zu garantieren, da sie im Notfall nur unter schwierigen Bedingungen, u. U. sogar nur bei Verlust der chirurgischen Keimfreiheit im Operationsfeld, zugänglich sind.

Die Position der Küvette zur Ableitung der Atemgasmessung ist hierbei seitlich in die Richtung des Narkosebeatmungsgeräts fortzuführen. Eine Ableitung nach unten bedeutet eine vermehrte Ansammlung von Wasser im Kapillarschlauch und die Gefahr der Verletzung des Patienten. Die Positionierung nach unten, zu der dem Gerät entgegengesetzten Seite oder nach oben birgt die Gefahr des Abknickens des Schlauches mit Verlust der gesamten Anzeige für die Atemgaskonzentrationen einschließlich der Kapnographie. Durch das Gewicht der Glieder in dieser Kette kann ein Zug auf den Endotrachealtubus einwirken und eine akzidentelle Tubusdislokation verursachen. Durch eine Aufhängung des Schlauchsystems, eine feste Auflage für die Glieder der Kette Tubus → Tubusansatz → Küvette → y-Stück → Beatmungsschläuche und ein wenig Spielraum in diesem gesamten System lassen sich solche gravierenden Störungen sicher vermeiden.

Zwei Situation erfordern besondere Beachtung:
1. die halbsitzende Position in der Neurochirurgie. Hier fehlt u. U. eine sicher Auflagefläche für das System und der angesammelte Speichel kann die Pflasterfixierung des Tubus an 2 Stellen, direkt am Tubus oder auf der Haut des Patienten, aufweichen und lockern.
2. Die Fixierung des Tubus durch selbsthaftende Flächen am Operationsabdecktuch. Durch Zug oder Manipulationen an der Operationsabdeckung kann der Tubus disloziieren, oder er wird bewegt und der Patient fängt an zu Husten, was prinzipiell bei allen Eingriffen im Hals- und Kopfbereich zu vermeiden ist. Dies passiert überwiegend am Ende des Eingriffs, wenn die Narkose wegen der bald angestrebten Extubation des Patienten schon abgeflacht wurde. Fehlt hier der Guedeltubus zur Sicherung kann durch Zubeißen des Patienten der Tubus vollkommen okkludiert und der Zugang zur Trachea blockiert werden.

Messungen von Gaskonzentrationen im Inspirationsschenkel, im Frischgas oder im in- und exspiratorischen Atemgas

Für die Überwachung der Narkosemittelkonzentrationen stehen alternativ Geräte zur Messung im Inspirationsschenkel, im Frischgas oder im in- und exspiratorischen Atemgas zur Verfügung. Die Messung der inspiratorischen O_2-Konzentration dient zur Sicherung eines ausreichend hohen Anteils an O_2 in dem Gas, welches dem Patienten angeboten wird. Die Messung der Narkosegaskonzentration im Frischgas dient zur Überwachung der Vaporeinstellung am Narkosebeatmungsgerät und der abgegebenen Menge des Narkosemittels in das inspiratorischen Gasgemisch.

Die Variante der Messung im Inspirationsschenkel des Geräts wird heute zunehmend durch die kombinierte in- und exspiratorische Messung der Atemgaskonzentrationen ersetzt. Da sie nicht nur eine sichere Überwachung der inspiratorischen O_2-Konzentration und der trachealen CO_2-Elimination erlaubt, sondern auch die eingeführte und wieder abgegebene Konzentration der volatilen Anästhetika und Lachgas gewährleistet, besteht hier ein sicheres Verfahren nicht nur zu Beurteilung der dynamischen Veränderungen während Narkosen mit niedrigem Frischgasfluss oder gar im geschlossene System, sondern erlaubt auch eine Einschätzung der Qualität der Narkose.

Ist die inspiratorische Konzentration deutlich größer als die exspiratorische, ist ein "steady state" der Narkose noch nicht erreicht, während die exspiratorisch gemessenen Narkosegaskonzentration in der Phase der Narkoseausleitung eine Einschätzung erlaubt, wann der Patient wach wird oder ein Exzitationsstadium zu erwarten ist.

Aus klinischer Sicht besteht bei diesem System noch eine zusätzliche Überwachungsfunktion für den Anästhesisten über die Qualität der Gasmessung. Häufiges Kalibrieren deutet auf einen Systemfehler hin unabhängig davon, dass in dieser Phase keine Anzeige der Messwerte erfolgt. Die Summe aller gemessenen Gaskonzentrationen in der Inspiration sollte 100% ergeben, dies gilt aber nur bei der Verwendung von Lachgas (N_2O), da Stickstoff (N_2) leider nicht gemessen wird, obwohl die Tendenz eindeutig zu lachgasfreien Narkosen führt und die Denitrogenierung eine nicht unerhebliche Information in der Dynamik des Narkosesystems spielt.

Warum ist diese Diagnose 100% so wichtig? Schon geringste Konnektionsfehler des Systems oder Störungen im Gastransport zur Messkammer, die sonst unerkannt bleiben, werden dadurch angezeigt, dass die Summe von O_2 und N_2O in der Inspiration nicht 100% sondern nur 90 oder 80% ergibt. Der Fehler betrifft dann auch die Messung der übrigen Narkosegase und die Kapnographie. Hier ist eine Überprüfung des Atemgasmonitorings dringlich erforderlich.

Anmerkung: Die sicherheitstechnische Relevanz der in- und exspiratorischen Messung der Atemgaskonzentrationen ist bedeutend höher als nur die Messung im Inspirationsschenkel oder im Frischgas, da hier nur das Narkosebeatmungssystem überprüft wird. Akzidentelle Fehldosierungen durch die Variation des Frischgasflusses bei der Einstellung eines Verfahrens mit reduzierten Frischgasfluss können nur durch eine kontinuierliche Messung im in- und exspiratorischen Atemgas erkannt werden [3].

Abschließende Bemerkungen

Bei anästhesiologisch bedingten Komplikationen stehen respiratorische Zwischenfälle wie inadäquate Ventilation oder ösophageale Fehlintubation an führender Position [5]. In mehreren großen Studien konnte gezeigt werden, dass vermeidbare Zwischenfälle durch den Einsatz von Kapnometrie und Pulsoximetrie hätten verhindert werden können [5, 7], und auch dass seit der durchgängigen Anwendung dieser beiden nichtinvasiven Verfahren nach 1985 die Anzahl schwerer intraoperativer anästhesiologisch bedingter Zwischenfälle deutlich reduziert werden konnten [25]. Die Anwendung der Verfahren selbst ist für den Patienten nur mit einem minimalen Risiko verknüpft, nämlich dem Versagen der Überwachungsysteme selbst.

Das Risiko eines Patienten während der Narkose wird entscheidend von der Vertrautheit des Anästhesisten mit dem gewählten Narkoseverfahren und -system und der Kenntnis der spezifischen Möglichkeiten einer Komplikation bestimmt. In einer Übersicht über Zwischenfälle in Zusammenhang mit Narkosebeatmungsgeräten beruhten nur 24% auf Gerätefehlfunktionen, während 75% auf menschliches Versagen zurückzuführen sind [6]. Es besteht hierbei ein enger Zusammenhang zwischen unzureichender Geräteprüfung, mangelhafter Instandhaltung, unzureichender Erfahrung sowie Vertrautheit mit dem Narkosebeatmungssystem und falscher Handhabung. Insbesondere die Fehleinschätzung der Interaktion zwischen Gerätefunktion und Patientenzustand können zu Komplikationen führen.

Anhang

Übersicht 6. Faktoren mit Einfluss auf den endtidal gemessenen CO_2-Partialdruck ($P_{et}CO_2$) und die Differenz ($P_{et}CO_2$) zum arteriellen CO_2-Partialdruck (P_aCO_2) [modifiziert nach [4]]

$P_{et}CO_2$	*CO_2-Metabolismus*	P_aCO_2	Lungen-perfussion	P_aCO_2	*Alveoläre Ventialtion*	P_aCO_2	*Geräte-fehler*	P_aCO_2
vor-handen					**Endotracheale Intubation**			
erhöht	Flache Narkose, Fieber, Hyperthyreose Na-Bicarbonat, Tourniquet-Lösung, CO_2-Resorption	↑	HZV erhöht	↑	Hypo-ventilation	↑	Fehlerhafter Respirator mit Rückatmung, Ventil-Funktion defekt, CO_2-Absorber defekt	↑
er-niedrigt	Hypothermie, tiefe Narkose	↑	HZV reduziert, schwere Hypotension, Hypovolämie		Hyper-ventilation — — — — — Obstruktion: Tubus, Schlauch, Bronchial-system	↓ — — — ↑	Fehlerhafter Respirator, Beatmungs-system undicht	↑
gegen Null			kardio-pulmonale Reanimation, Schock, Lungenembolie					
fehlt	Herzstillstand	↑↑	Herzstillstand	↑↑	**Ösophageale Intubation** Apnoe, totale Obstruktion akzidentelle Extubation	↑↑	Diskon-nektion	↑↑

Hinweis. Ist eine Funktionsstörung des Narkosebeatmungsgeräts ausgeschlossen und eine sichere endotracheale Tubuslage gewährleistet, sind Störungen von Ventilation/Perfusion und Metabolismus wahrscheinlich. Hier ist die frühzeitige arterielle Kanülierung zur kontinuierlichen Blutdruckmessung und zur Entnahme von Blutgasanalysen zu empfehlen.

Literatur

1. American Society of Anesthesiologists (1986/1998) Standards for basic anesthetic monitoring. Approved by House of Delegates on 21.10.1986 and last amended on 21.10.1998
2. Bardoczky GI, Engelman E, D'Hollander A (1993) Continuous spirometry: an aid to monitoring ventilation during operation. Br J Anaesth 71: 747–751
3. Baum J (1998) Die Inhalationsnarkose mit niedrigem Frischgasfluss, 3. Aufl. Thieme, Stuttgart (ISBN: 3-13-717403-1)
4. Bhavani-Shankar K, Moseley H, Kumar AY, Delph Y (1992) Capnometry and anaesthesia. Can J Anaesth 39: 617–632
5. Caplan RA, Posner KL, Ward RJ, Cheney FW (1990) Adverse respiratory events in anesthesia: a closed claim analysis. Anesthesiology 72: 828–833
6. Caplan RA, Vistica MF, Posner KL, Cheney FW (1997) Adverse anesthetic outcomes arising from gas delivery equipment. Anesthesiolgy 87: 741–748
7. Cheney FW, Posner KL, Caplan RA (1991) Adverse respiratory events infrequently leading to malpractice suits. Anesthesiology 75: 932–939
8. Feigenwinter P, Wallroth CF, Gilly H, Zbinden AM (1996) Normen für Anästhesie, Intensivmedizin und medizinische Versorgungssysteme Teil 1. Anästh Intensivmed 11: 587–595
9. Feigenwinter P, Wallroth CF, Gilly H, Zbinden AM (1996) Normen für Anästhesie, Intensivmedizin und medizinische Versorgungssysteme Teil 2. Anästh Intensivmed 12: 644–653
10. Gehring H et al. (2000) The bias and precision of a new generation of pulse oximeter. Respir Care 45: 993
11. Gravenstein JS (1990) Gas monitoring and pulse oximetry. Butterworth-Heinemann, London (ISBN: 0-409-90261-6)
12. Konecny E, Hornberger C, Knoop P, Gehring H (1999) Probleme bei der Kalibration von Pulsoximetern. In: Wabnitz H, Klein KD (Hrsg) PTB-Bericht MM-9: Pulsoximeter – Messtechnische Prüfung von Medizinprodukten mit Messfunktion. Physikalisch-Technische Bundesanstalt, Braunschweig (ISBN 3-89701-442-4)
13. Kretz FJ (1998) Anästhesie, Intensiv- und Notfallmedizin bei Kindern. Thieme, Stuttgart (ISBN: 3-13 10231-4)
14. Larsen R (1991) Intraoperative Überwachung der Atemfunktion. Anästhesiol Intensivmed Notfallmed Schmerzther 26: 481–482
15. Larsen R, Ziegenfuß T (1999) Beatmung – Grundlagen und Praxis, 2. Aufl. Springer, Berlin Heidelberg New York Tokio (ISBN: 3-540-65436-4)
16. Meriläinen PT (1990) A differential paramagnetic sensor for breath-by-breath oximetry. J Clin Monit 6: 65–73
17. Moller JT et al.(1993) Randomized evaluation of pulse oximetry in 20802 Patients: II. Perioperative events and postoperative complications. Anesthesiology 78: 445–453
18. Moyle JTB (1994) Pulse oximetry In: Hahn CEW, Adams AP (eds) Principles and Practice Series. BMJ Publishing Group, London (ISBN: 0-7279-0831-6)
19. Poirer MP et al. (1998) Utility of monitoring capnography, pulse oximetry, and vital signs in the detection of airway mishaps: a hyperoxemic animal model. Am J Emerg Med 16: 350–352
20. Pologe JA (1989) Functional saturation vs. fractional saturation: What does pulse oximetry read? J Clin Monit 5: 298–290
21. Rathgeber J (1999) Monitoring: Messmethoden. In: Züchner K (Hrsg) Grundlagen der maschinellen Beatmung. Aktiv Druck&Verlag, z(ISBN: 3-932653-02-5), S. 401–425
22. Rathgeber J, Züchner K, Kietzmann D, Weyland W (1995) Wärme- und Feuchtigkeitstauscher zur Klimatisierung der Inspirationsluft intubierter Patienten in der Intensivmedizin. Anästhesist 44: 274–283
23. Richtlinien der Deutschen Gesellschaft für Anästhesiologie und Intensivmedizin und des Berufsverbandes Deutscher Anästhesisten (1989). Anästh Intensivmed 30: 307–314
24. Roewer N, Thiel H (1999) Anästhesie compact. Thieme, Stuttgart (ISBN: 3-13-116581-2)
25. Schmucker P (1995) Qualitätssicherung in der Anästhesiologie. Anästh Intensivmed 36: 250–254
26. Siegel E (1997) Inhalationsnarkosegeräte. In: Kramme R (Hrsg) Medizintechnik – Verfahren, Systeme und Informationsverarbeitung. Springer, Berlin Heidelberg New York Tokio (ISBN: 3-540-60725-0)
27. Smalhout B, Kalenda Z (1981) An atlas of capnography. Kerchebosch-Zeist, The Netherland
28. Tinker JH, Dull DL, Caplan RA, Ward RJ, Cheney FW (1989) Role of monitoring devices in prevention of anesthetic mishaps: a closed claim analysis. Anesthesiology 71: 541–546
29. Weingarten M (1990) Respiratory monitoring of carbon dioxide and oxygen: a ten-year perspective. J Clin Monit 6: 217–225
30. Zander R, Mertzlufft F (1992) Überprüfung der Präzision von Kapnometern. Anästhesiol Intensivmed Notfallmed Schmerzther 27: 42–50

CSE und andere neue Methoden
in der geburtshilflichen Analgesie und Anästhesie

Jürgen B. Brückner, Bärbel Brückner-Schmid

Pathologischer Wehenschmerz

Der Wehenschmerz hat physiologische Funktionen bei der Regulation der Wehentätigkeit und der Eröffnung des Geburtsweges. Der Uterus wird mit sensorischen Fasern versorgt, die sympathische Nerven begleiten. Das Schmerzsignal wird von den Nervenendigungen im Uterus und der Zervix über die uterinen, pelvinen, hypogastrischen Plexus, den lumbalen und unteren thorakalen Sympathikus in Höhe Th10–S1 über die posterioren Wurzeln und Kontakt mit den Hinterhornneuronen im Rückenmark nach kranial weitergeleitet. Die peripheren nozizeptiven Bahnen der perinealen Strukturen werden über die hinteren Spinalwurzeln S2–4 geführt [77].

Der Wehenschmerz imponiert in der Eröffnungsphase (Muttermundweite bis 5 cm) als Eingeweideschmerz. Bei weiterem Geburtsfortschritt tritt eine somatische Schmerzkomponente zusätzlich hinzu. Nach Melzack [48] lag die Intensität des Wehenschmerzes auf einer von 0–50 reichenden Skala zwischen 30 und 40 und weit über Schmerzsensationen, die wie z. B. Krebsschmerz, Frakturschmerz u. a., die üblicherweise als schwer angesehen werden. Nur eine traumatische Fingeramputation oder die Kausalgie war schmerzhafter als der Wehenschmerz (Abb. 1).

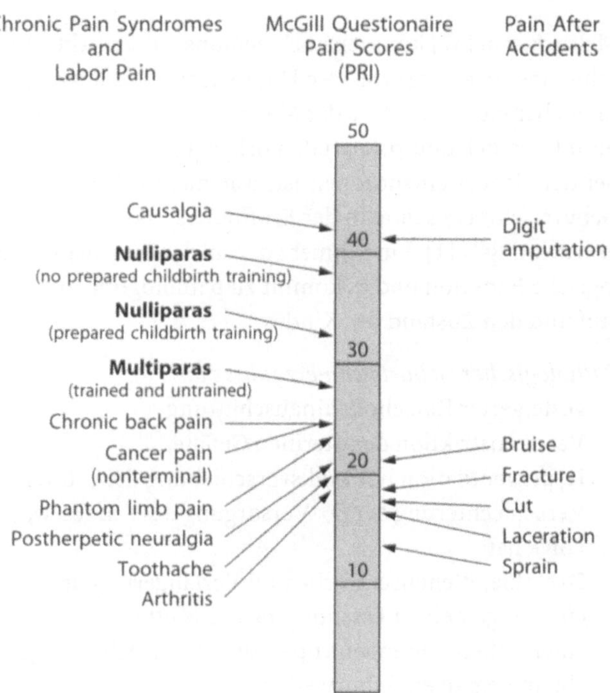

Abb. 1. Intensität des Wehenschmerzes im Vergleich zu chronischem und akutem Schmerz nach Unfall. (Nach Melzack [48] im Lehrbuch von Chestnut [17], p 315)

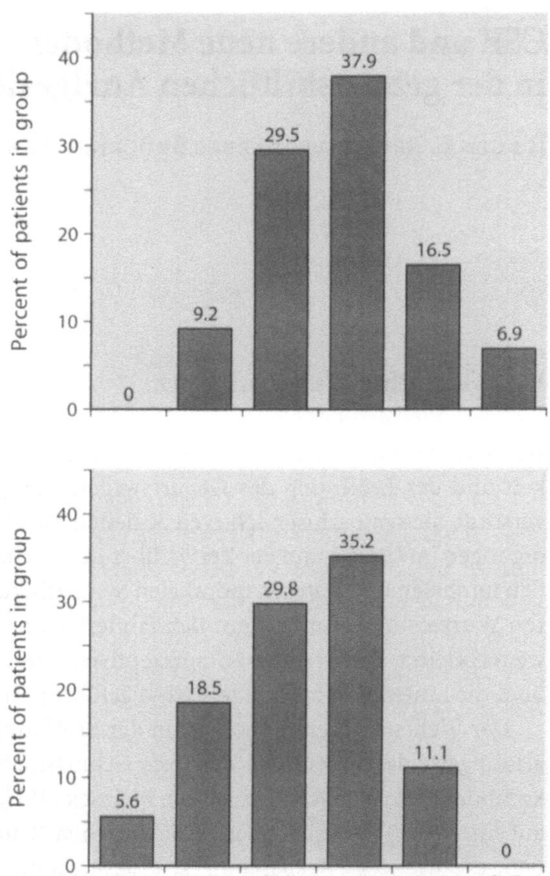

Abb. 2. Vergleich der Intensität des Wehenschmerzes bei Erstgebärenden im Vergleich zu Multiparas. (Nach Melzack [47] im Lehrbuch von Chestnut [17], p 315)

Melzack et al [47] konnten auch demonstrieren (Abb. 2), dass die Intensität des Wehenschmerzes in einem größeren Untersuchungskollektiv erheblich variieren kann. 61% der Erstgebärenden und 46% der Mehrgebärenden werteten den Geburtsschmerz als schwer bis intolerabel. Eine präpartale Vorhersage, in welche Kategorie eine Patientin individuell bei der Geburt einzuordnen ist, war nicht möglich. Viele Gebärende beschreiben den Geburtsschmerz schon in der Eröffnungsphase der Geburt als „distressing, horrible und excruciating" [11]. Ein Schmerz der solche Dimensionen annimmt, verliert seine physiologische Funktion und es kommt zu pathologischen Auswirkungen auf den Geburtsverlauf und den Zustand des Kindes.

Pathologischer Geburtsschmerz führt zu:
- gesteigerter Katecholaminauschüttung,
- Vasokonstriktion der uterinen Gefäße,
- Hyperventilation mit Linksverschiebung der mütterlichen O_2-Bindungskurve,
- Verschlechterung der O_2-Versorgung des Kindes, was eine metabolischer Azidose zur Folge hat;
- Dystokie, Wehenschwäche und Verlängerung der Geburt,
- einer allgemeinen Erschöpfung der Mutter,
- einer höheren Frequenz operativer Geburtsbeendigung,
- einem negativen Geburtserlebnis.

Pathologischer Geburtsschmerz muss somit als Notfallsituation, sowohl für Mutter als auch das Kind klassifiziert werden.

Das Streben nach einer „sanften" Geburt als positives aktives Erleben kollidiert mit der Tatsache, dass etwa die Hälfte aller Geburten in unangenehmer Erinnerung verbleiben, wenn keine effektive Schmerztherapie erfolgt. Hier liegt nicht nur für den Arzt eine ethische Dimension; Geburtshilfe ist heute immer mehr auch konsumentenorientiert (die Geburt muss angenehm sein, gar Spaß machen: positives Geburtserlebnis).

Konventionelle Methoden der Behandlung des Geburtsschmerzes, wie Psychotherapie, Anwesenheit der Familie, präpartales Training, Akupunktur, Geburt im Sitzen oder im Schaukelbett, Unterwassergeburt, die Gabe von NSAIDS u. a. sind für die Behandlung der pathologischen Geburtschmerzes ungeeignet oder, wie im Falle der Parazervikalblokkade mit schweren Nebenwirkungen verbunden. Die Gabe von Opioiden verändert das Geburtserlebnis und erzeugt respiratorische Depression beim Kind.

Letztlich bleibt als wirkungsvolle therapeutische Maßnahme die rückenmarksnahe Blockade der Schmerzleitung durch Lokalanästhetika (LA) und Opioide. Bedingung hierfür ist, dass neben einer suffizienten Analgesie ausreichend Sicherheit für Mutter und Kind besteht und der physiologische Geburtsverlauf nicht beeinträchtigt wird.

Veränderungen der epiduralen Technik
in der geburtshilflichen Analgesie/Anästhesie

Noch vor 20 Jahren war die Periduralanästhesie, anfangs als isolierte Maßnahme, später als Katheterverfahren mit isolierten relativ hohen initialen und „top up-Dosen" des langwirkenden Bupivacains (Konzentrationen zwischen 0,375–0,5%) die Methode der Wahl. Der nachteilige Effekt der „top-up-Methode bestand in der sehr wechselnden Analgesieintensität.

Die kontinuierliche Katheterperiduralananalgesie garantierte dann erst ein gleichmäßiges Analgesieniveau. Dem Wunsch der Patientin nach aktiver Mitwirkung wurde durch Entwicklung der *Patienten kontrollierten kontinuierlichen Epiduralanalgesie* (PCEA) entsprochen, wobei dies gleichzeitig mit geringerer Personalbelastung verbunden ist. Manche Patientinnen sind von der PCEA begeistert, andere nutzen die damit verbundene Möglichkeit der Titration des analgetischen Effekte kaum. Die z. T. immer noch vorhandene motorische Blockade führte zur Forderung der Geburtshelfer nach der sogenannten „walking epidural", d. h. einer wirksamen Analgesie ohne begleitendem Motorblock. Dieses wurde erreicht durch Reduktion der Konzentration der verwendeten Lokalanästhetika (LA) und durch Kombination mit Opioiden, wobei die lipophilen Medikamente Fentanyl und Sufentanil bald Prävalenz erlangten.

Ärztliche Risikoaufklärung vor einer rückenmarksnahen
Regionalanästhesie in der Geburtsmedizin

Einschlägige Rechtsprechung in Deutschland, Vereinbarungen zwischen den beteiligten Fachgesellschaften und halboffiziöse Kommentare von Personen, die nicht in der geburtshilflichen Anästhesie tätig waren oder den Betrieb einer großen Risikogeburtshilfe offenbar nur marginal kennen, haben für Unsicherheit gesorgt und tragen dazu bei, dass die in Deutschland im Vergleich zu den Nachbarländern wesentlich geringere Inzidenz für rückenmarksnahe Blockaden zur Behandlung des Geburtsschmerzes und für den Kaiserschnitt sich nur langsam bessert [71, 72, 73]. Betrachtet man die Veröffentlichungen zu diesem Thema, so drängt sich der Schluss auf, dass bei uns häufiger mit risikoreicheren Methoden gearbeitet wird (Allgemeinanästhesie zur Sectio caesarea) oder bei pathologischem Wehenschmerz sichere Behandlungsmöglichkeiten nicht in dem Maße, wie international üblich, angeboten werden.

Das ärztliche Aufklärungsgespräch sollte präpartal erfolgen und wir müssen uns bemühen, im Bereich der Schwangerenberatung fachspezifisch tätig zu sein. Nur hier kann eine befriedigende Risikoaufklärung, außerhalb einer psychischen Ausnahmesituation bezüglich verfügbarer anästhesiologischer Methoden zur Behandlung des Geburtsschmerzes (PDA, CSE, PCEA), sowie bei operativer Geburtsbeendigung – die ja mit einer Häufigkeit von ca. 15–20% nicht gerade selten ist – erfolgen. Nur hier ist für die Patientin eine individuelle Informationsvermittlung über das Vorgehen im Einzelnen und über Alternativen der Therapie (z. B. Kaiserschnitt in Allgemeinnarkose vs. rückenmarksnaher Blockade) möglich.

Nur so kann auch Forderungen der geltenden Rechtslage nach Aufklärung extrem seltener Risiken in vertretbarer Weise entsprochen werden. Wer jede Patientin routinemäßig kühl darauf hinweist, dass sie an der Anästhesie sterben kann oder nach einer rückenmarksnahen Blockade möglicherweise querschnittsgelähmt ist, handelt unärztlich, zwingt Patientinnen ohne Not zur Ablehnung vernünftiger Behandlungsformen und -Alternativen.

Wir klären jede Patientin dahingehend auf, dass sie sich umgehend bei uns vorstellen muss, sollte es bis zur 4. postpartalen Woche zu Schwellung, Rötung, Schmerzhaftigkeit an der Injektionsstelle und zu motorischen oder sensiblen Ausfällen an den Beinen kommen. Auch wenn es sich in der weit überwiegenden Mehrzahl der Beschwerden als absolut harmlos herausstellt, ist dies eine reine Vorsichtsmaßnahme, um eine der extrem seltenen Komplikationen rechtzeitig erkennen und behandeln zu können. Wenn dann noch unter „extrem selten" die Begriffe „Nervenlähmung" bis hin zum „Querschnitt" eingeflochten werden, wird eine vernünftige Patientin wohl kaum in Panik geraten. Sie sollte verstehen, dass eine Komplikationserkennung nur dann sicher möglich ist, wenn wir die Patientin als Monitor einbinden.

Die Erfahrungen an der größten geburtshilflichen Abteilung in Deutschland zeigen, dass eine präpartale Aufklärung nur bei weniger als 10% der späteren Spontangeburten möglich ist. Ursachen sind dafür vielfältig: Fluktuation der Patientinnen zwischen einzelnen Ärzten, Probleme der Risikogeburtshilfe, ein hoher Anteil an Migrantinnen und Ausländerinnen; Bagatellisierung der Probleme durch die Patientin und Laienberater sind hier unter anderem auch zu nennen. Ob eine differenzierte Risikoaufklärung durch die Geburtshelfer möglich ist, wenn diese, wie heute üblich, selbst keine Erfahrung mit den Methoden und speziellen Problemen der rückenmarksnahen Regionalblockaden mehr haben, sei betont bezweifelt.

Für den elektiven Kaiserschnitt ist dagegen die Situation sehr viel besser. Hier können über 90% erfasst werden, insbesondere wenn am Vorabend eine stationäre Aufnahme erfolgte. Dies wird aber unter der derzeitigen Kostendiskussion immer mehr zur Ausnahme.

Völlig anderes stellt sich die Situation bei der nicht ausreichend aufgeklärten Patientin mit pathologischem Geburtsschmerz und/oder anderen akuten Komplikationen (z. B. Präeklampsie, entgleisendem Gestationsdiabetes, Plazenta praevia) und beim dringenden Kaiserschnitt (verfügbare Zeit zwischen Entscheidung zur Operation und Hautschnitt <30 min) dar. Hier besteht neben der psychischen Ausnahmesituation und einer oft schon stattgefundenen Sedierung fast immer eine eindeutige und unabänderliche

Notfallsituation, die den zeitlichen und inhaltlichen Umfang des Aufklärungsgespräches erheblich begrenzt. Diese Begrenzung darf aber nicht dafür herangezogen werden, die vorhandenen, effektiven Methoden zur Behandlung des pathologischen Geburtsschmerzes nicht anzuwenden, die Gebärende mit ihrem schweren Schmerz allein zu lassen oder bei der Sectio auf die wesentlich risikoreichere Allgemeinanästhesie auszuweichen.

Wir versuchen hier dennoch wenigstens das Verfahren kurz zu erläutern, benennen bei dringlichem Kaiserschnitt die Optionen „rückenmarksnahe Blockade vs. Intubationsanästhesie" mit den damit verbundenen Gefahren [38], weisen auf mögliche postpartale Probleme wie Kopf- und Rückenschmerz hin, und dass hier und bei motorischen und sensorischen Störungen der Anästhesiedienst unbedingt und zeitnah aufgesucht werden muss, um eine Abklärung vorzunehmen.

Wichtig ist, dass die Aufklärung in jedem Falle individuell dokumentiert wird, einschließlich weiterer Umstände wie Beschreibung der Notfallsituation (VAS-Score), Verwendung eines Dolmetschers etc. Dokumentiert werden muss aber auch die postpartale/postoperative Situation hinsichtlich des Rückganges der sensorischen und motorischen Blockade, des Beginns von Wundschmerzen und der damit verbundenen Therapie. Die Katheterentfernung muss mit einem neurologischen Status und einer Inspektion sowie Palpation der Injektionsstelle verbunden sein. Unabdingbar ist auch eine Visite am 1.–3. postpartalen Tage mit der Erhebung eines kleinen Status (Kopfschmerz?, Rückenschmerz?, Restblock?, Zufriedenheit der Patientin?). Hier muss auch eine erneute Erörterung der möglichen extrem seltenen Komplikationen erfolgen. Jetzt ist genügend Zeit da, die in der geburtshilflichen Ausnahmesituation nicht vorhanden war.

Ein epiduraler Abszess/Blutung darf nicht unerkannt bleiben und muss rechtzeitig einer adäquaten Behandlung zugeführt werden, um schwere Komplikationen zu vermeiden.

CSE: brauchen wir eine neue Technik?

Nachteile der konventionellen Epiduralanästhesie zur geburtshilflichen Analgesie

- Hohe Dosen von Lokalanästhetika und Opioiden werden peridural eingebracht
- Lange Anschlagzeit bis zum Erreichen des optimalen Effektes
- Damit längere Perioden einer unzureichenden Analgesie bei pathologischem Wehenschmerz oder relative Überdosierung der Lokalanästhetika
- Versagerquote von ca. 5%
- Höhere Inzidenz von hypotensiven Nebenwirkungen
- Keine wesentlichen Unterschiede der Behandlung für die Eröffnungsphase im Vergleich zur Austreibungsphase
- Große systemische Pharmakabelastung

Nachteile der Epiduralanästhesie für den Kaiserschnitt

- Lange Anschlagzeit, Operationsbeginn erst nach >30 min möglich
- Relativ hohe Dosierungen von LAs und Opioiden
- Erhebliche Nebenwirkungen durch versehentliche intravasale oder intrathekale Injektion der verwendeten Medikamente

- Partielle Versagerquote von >5% führt zu unerwünschtem Wechsel zur Allgemeinanästhesie
- Geringere motorische Blockade
- Eine Blockausbreitung Th4/S3 wird nicht immer sicher erreicht
- Mehr und ausgeprägtere Hypotension

Die isoliere Spinalanästhesie ist für die **geburtshilfliche Analgesie** wegen der begrenzten Wirkungsdauer nicht geeignet. Beim Kaiserschnitt sind immer dann Probleme zu erwarten, wenn die Blockausbreitung nicht ausreichend ist. Die führt zur Verwendung höherer LA-Dosen mit hypotensiven Nebenwirkungen, was primär eine intrauterine Asphyxie fördert. Eine postoperative Schmerztherapie kann nach Spinalanästhesie ohnehin nur konventionell erfolgen.

Als Lösung bietet sich die Kombination beider Verfahren (Abb. 3) in Form der CSE („Combined Spinal-Epidural-Analgesie/Anästhesie) an [8, 16, 60, 61, 62, 63, 64, 65, 66, 75, 78, 83].

Vorteile der CSE zur geburtshilflichen Analgesie

- Schnelle Anschlagzeit führt zur unmittelbaren Analgesie nach 2–3 Wehen
- Eine differenzierte Schmerztherapie für Eröffnungs- und Austreibungsphase ist möglich (Eröffnungsphase: partiell nur Opioide, Austreibungsphase: Opioide kombiniert mit LAs)
- Sehr geringe Medikamentendosen und damit minimale allgemeine Belastung von Mutter und Kind
- Bei guter Analgesie bleibt die Gebärende mobil („walking CSE")
- Keine Zeitbegrenzung der Analgesie: bei Abklingen der intrathekalen Injektion erfolgt Weiterführung der Analgesie über den Periduralkathater als PCEA/"walking epidural";
- Kommt es zur Indikation für eine Sectio, ist eine problemlose und schnelle Verstärkung der Blockade in 10–15 min möglich;
- Sehr hohe Akzeptanz, sehr hoher Komfort für die Patientin, auch wenn kein pathologischer Wehenschmerz vorhanden war
- Positives Geburtserlebnis

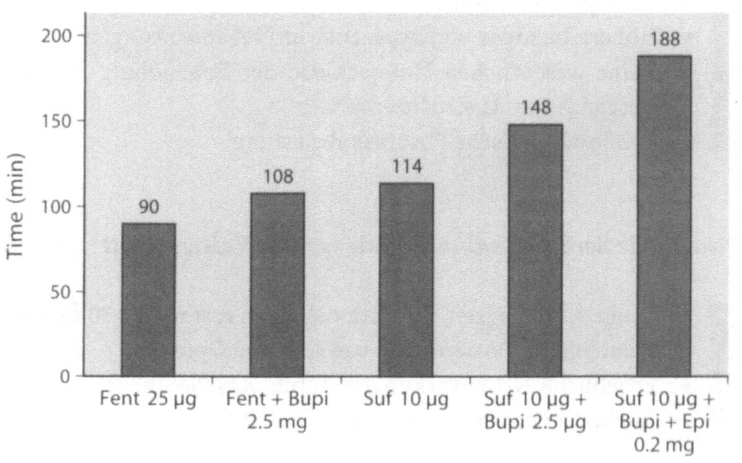

Abb. 3. Analgesiedauer nach Fentanyl und Sufentanil allein und in Kombination mit Bupivacain bei intrathekaler Applikation zur Behandlung des Wehenschmerzes. (Nach Arkoosh [6] in [56], p 326)

Vorteile der CSE zum isolierten Kaiserschnitt

- Schnelle Anschlagzeit ermöglicht frühzeitigen Op.-Beginn
- Weniger Pharmakabelastung
- Bessere Motorblockade
- Epidurale Supplementierung bei partiellen Versagen der spinalen Blockhöhenausbreitung möglich
- Kontinuierliche postoperative Analgesie über den Epiduralkatheter
- Möglichkeit der Anwendung einer sequentiellen Technik, wenn Hypotension absolut vermieden werden muß
- Hohe Akzeptanz durch positives Geburtserlebnis.
- Bei Verwendung von 27/29 G Sprotte-Spinalnadeln weniger PDPH als bei konventioneller Epiduralanalgesie.

Ropivacain, Fentanyl und Sufentanil zur intrathekalen Anwendung in der Geburtsmedizin

Die epidurale Anwendung von Fentanyl und Sufentanil [5, 8, 13, 20, 22, 26, 43, 55] kann allein ausreichende Analgesie, insbesondere in der frühen Phase der Geburt bewirken. Eine Kombination mit einem Lokalanästhetikum und Epinephrin verlängert die analgetische Wirkung.

Ropivacain produziert weniger Motorblockade als Bupivacain. Die geringeren kardiotoxischen Nebenwirkungen des Ropivacains im Vergleich zum Bupivacain spielen bei den zur spinalen Anwendung gebrauchten Dosen keine Rolle. Eine intrathekale Ropivacaindosis von 12 mg ist mit 8 mg Bupivacain bezüglich der Ausprägung der sensorischen und motorischen Blockade bei Nichtschwangeren äquipotent [35].

Inzwischen liegen viele Berichte über die intrathekale Anwendung [81] von Ropivacain allein und in Kombination mit Sufentanil oder Fentanyl auch in der Geburtshilfe vor [21, 41, 44, 58, 71]. Bei spinalen Dosen bis 3 mg konnte keine motorische Blockade festgestellt werden [71, 82]. Bei den mit Ropivacain behandelten Patientinnen traten signifikant weniger Motorblockaden auf [41]. Die analgetische Dauer von 2–4 mg Ropivacain entsprach der von 2,5 mg Bupivacain für die Behandlung des Geburtsschmerzes [41, 44, 59, 82].

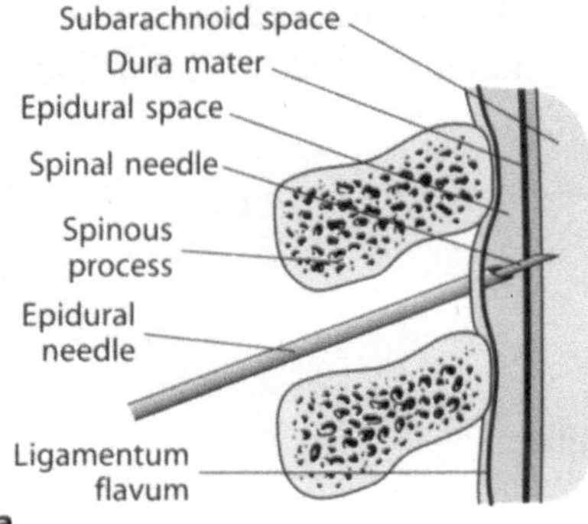

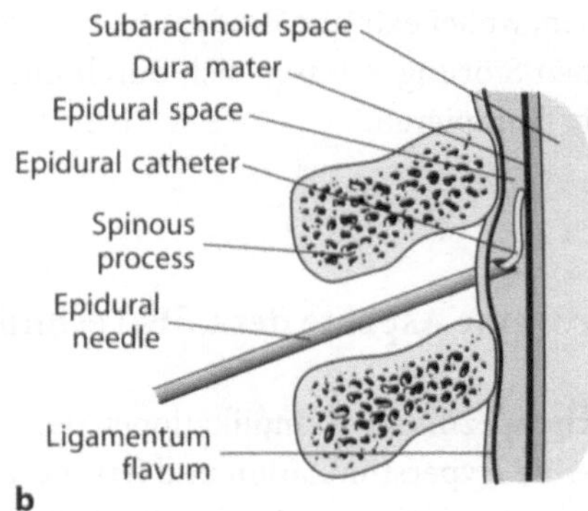

Abb. 4. CSE „Nadel durch Nadel-Technik" (*A*: spinale Injektion *B*: Einführen des Epiduralkatheters. (Nach [66], p 159)

Die ED$_{50}$ zur Behandlung des Wehenschmerzes für 60 min lag bei 4 µg Sufentanil bzw. 18 µg Fentanyl. Bei Anwendung der doppelten ED$_{50}$ Dosen wurde eine signifikant längere Analgesie für Sufentanil beobachtet [55]. Die Kombination von Ropivacain mit 10 µg Sufentanil oder Fentanyl reduzierte die postpinale Schmerzintensität deutlich und bewirkte eine Verlängerung der Analgesie. Wegen der langen Anschlagzeit sind Morphin und andere Opioide [1, 2, 3, 6] für die intrathekale Anwendung in der geburtshilflichen Analgesie nicht geeignet.

Komplikationen und Nebenwirkungen intrathekaler Opioide zur Behandlung des Wehenschmerzes

Nebenwirkungen intrathekaler Opioide:
- Pruritus,
- Übelkeit und Erbrechen,
- Blutdruckabfall,
- Harnretention,
- mütterliche Atemdepression.

In der Häufigkeit steht das Hautjucken ganz an der Spitze. Auf Befragen berichtet fast jede Patientin, insbesondere nach spinalen Sufentanildosen von >5 µg, über Pruritus, der in der überwiegenden Mehrzahl nicht behandlungspflichtig ist. Wenn die Patientin über diese Sensation und seine Harmlosigkeit aufgeklärt ist, erübrigt sich meist jede Therapie. Kommt es jedoch zu ganz erheblichem Pruritus, kann dies mit Opioidantagonisten (diese heben allerdings auch die Analgesie auf), Opioidagonisten/-antagonisten, Ondansetron (4 mg i.v.), ggf. subanästhetischen Dosen von Propofol (10 mg i.v.) behandelt werden.

Die anderen genannten Komplikationen sind auch bei häufiger Anwendung intrathekaler Opioide praktisch nicht gesehen worden.

Eine durch Sufentanil/Fentanyl induzierte zentrale Atemdepression ist in der Literatur beschrieben worden, auch bei Patientinnen, die keine zusätzlichen parenteralen Opioide erhielten. Da die Störung der Atmung akut nach der spinalen Gabe von Fentanyl/Sufentanil auftreten kann, sollten die Patientinnen mindestens 20 min nach der intrathekalen Injektion beobachtet werden. Mit den kurzwirkenden lipidlöslichen Opioiden Fentanyl/Sufentanil sind späte, zentral bedingte respiratorische Störungen sehr unwahrscheinlich. Bei der intrathekalen oder epiduralen Gabe von Morphin kann es extrem selten auch noch nach vielen Stunden zu einer respiratorischen Depression kommen, wobei extreme Bradypnoe Leitsymptom ist. Solche zentral bedingten respiratorischen Störungen lassen sich durch intravenöse Injektion von Naloxon schnell und effektiv therapieren.

Kontroverse Aspekte der CSE-Technik

Mögliche spezifische Komplikationen der CSE-Technik:
- Uterine Hyperstimulation und fetale Bradykardie,
- spinale Migration des Epiduralkatheters,
- epidurale Pharmakaleckage durch die Duraöffnung,
- Risiko bakterieller Kontamination durch das Loch in der Dura,

- Kontamination der Liquors mit Metallpartikeln durch Nadelabrieb bei der „Needle-through-needle"-Technik.

Clarke [19] vermutete, dass die nach spinaler Gabe von Opioiden nachgewiesene Abnahme der mütterlichen Katecholaminspiegel zu uterinem Hypertonus und fetaler Bradykardie führen kann. Nielsen et al [54] und Albright [4] beobachteten jedoch nach CSE keine erhöhte Häufigkeit kindlicher Bradykardien sowie von Notfallsectiones. Eine intravenöse Prähydratation mit 500 ml Elektrolytlösung kann Blutdruckabfälle bei der CSE zur Therapie des Wehenschmerzes nicht vermeiden, verhindert aber die uterine Hyperstimulation. Bei fehlender Prähydratation kann die durch die Analgesie verursachte erhöhte uterine Aktivität zu kurzfristigen ausgeprägten Dezelerationen führen [46].

Eine subarachnoidale Migration des Epiduralkatheters kann wegen der Gefahr der Injektion höherer LA-Dosen und einer resultierenden totalen Spinalanästhesie potentiell sehr gefährlich sein, ist jedoch bei CSE im Vergleich zur konventionellen Katheterepiduralanästhesie äußerst unwahrscheinlich[61]. Holmstrom [40a] zeigte, dass es praktisch nicht möglich ist, einen Standardepiduralkatheter durch ein von einer 25 G Spinalnadel erzeugtes Duraloch einzuführen. Bei der Verwendung von 27 G Spinalnadeln wird dies noch unwahrscheinlicher. Bei den verfügbaren Epiduralnadeln mit einer separaten Führungsöffnung für die Spinalnadel ist die versehentliche spinale Einführung des Epiduralkatheters vermeidbar. Von der Regel, dass jede epidurale Injektion die Größe einer Testdosis nicht überschreiten darf, sollte in keinem Falle abgewichen werden.

Es wurde wiederholt beobachtet, dass eine kleine epidurale LA-Dosis einen bestehenden spinalen Block markant verstärken kann [43, 64, 65]. Folgende Ursachen werden hierfür diskutiert:

- Leckage des epiduralen LA durch das Loch in der Dura nach intrathekal;
- Von der epiduralen Injektion unabhängige weitere Ausbreitung des spinalen Blocks;
- Verstärkung einer vorhandenen „subklinischen" Analgesie durch perineurale oder transdurale Ausbreitung des epiduralen LA;
- Veränderungen im epiduralen Druck führt zu einer besseren Ausbreitung des LA über Beeinflussung von Liquorvolumen und Zirkulation;
- Epiduralkatheter und epidurales LA führen zu einer Kompression des Spinalraumes und einer weiteren Ausbreitung des intrathekalen LA;
- Das erhöhte Volumen des Epiduralraumes bei der Graviden verursacht eine Abnahme des Liquorvolumens und somit eine verstärkte kraniale Ausbreitung des LA im Liquorraum.

Eine einwärts gerichtete Leckage ist unwahrscheinlich, da bei den verwendeten geringlumigen Spinalnadeln eher ein von intrathekal nach epidural gerichtetes Gefälle zu erwarten ist, als umgekehrt. Zu beachten ist auch, dass es bis zu 25 min dauern kann, bis eine Spinalanästhesie „fixiert" ist. Erst nach dieser Zeit dürfen epidurale Einflüsse auf den spinalen Block signifikant werden.

Jede Duraperforation erhöht das potentielle Risiko einer Ausbreitung infektiösen Materials im Liquor. Das Risiko wird sich stark erhöhen, wenn nicht sorgfältig steril gearbeitet wird, Sorglosigkeit bei der Vorbereitung der Medikamente besteht und mehrfache, traumatisierende Punktionsversuche notwendig sind. Die Verwendung vorsterilisierter CSE-Sets einschließlich der benötigten Medikamente, steriles Handling, sorgfältige Hautdesinfektion und die Verwendung von Bakterienfiltern vermindern das Risiko. Werden diese Vorsichtsmaßnahmen subtil eingehalten, kann davon ausgegangen werden, dass das Meningitisrisiko einer CSE nicht größer ist als bei einer normalen Spinalanästhesie.

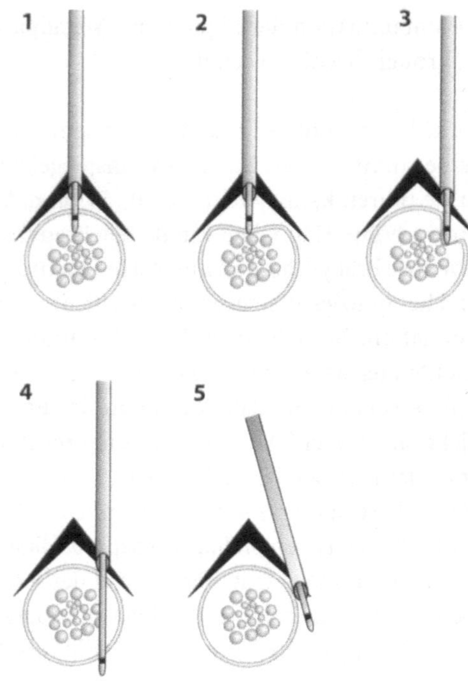

Abb. 5. Fehlerhafte Positionen der Spinalnadel bei der CSE als Ursachen für Versager der Methode. (Nach Wissler [83] in [56], p 307)

Theoretisch kann das Passieren der Spinalnadel durch die Tuohy-Kanüle einen Abrieb von Metallpartikeln erzeugen und nach deren intrathekalem Einschleusen zu einer aseptischen Meningitis führen [31, 32, 39]. Eine solche Komplikation ist allerdings äußerst unwahrscheinlich, da moderne Spinal- und Epiduralnadeln aus medizinischem Stahl hergestellt werden, wie er auch bei orthopädischen Langzeitimplantaten Verwendung findet. Darüber hinaus hat eine Reihe von Untersuchungen gezeigt, dass ein Abrieb von metallischen Partikeln bei der CSE-Technik nicht nachweisbar ist.

Versager bei der CSE-Technik

Die Anlage einer CSE ist etwas diffiziler als eine normale Spinal- oder Epiduralanästhesie. Wenn die Tuohy-Kanüle nicht strikt median eingeführt wird, gelingt es zwar meist den Epiduralraum zu identifizieren, die Spinalpunktion misslingt, weil die Kanüle seitwärts an der Dura abgelenkt wird (Abb. 5). Andere Versager resultieren bei Verwendung zu kurzer Spinalnadeln (die Spinalnadel sollte mindestens 13–15 mm aus der Spitze der Tuohy-Nadel herausragen können), aus einer doppelten Punktion der Dura und wenn die Spinalnadel die Dura lediglich eindellt ohne sie zu punktieren. Ist es nicht sicher möglich, einen Liquorrückfluss via Spinalnadel zu verifizieren, ist ein Versagen der Durapunktion sehr wahrscheinlich und ein weiterer Punktionsversuch, meist nach Korrektur der Lage der Tuohy-Nadel, erforderlich.

„Walking Analgesia"

Welche speziellen Vorteile das Herumlaufen („ambulation") unter der Geburt mit sich bringt, wird kontrovers diskutiert [23, 61]. Nach Chestnut [17] erhöht dies den mütterlichen Komfort, verstärkt die Wehentätigkeit, erleichtert den pelvinen Eintritt des kindlichen Kopfes und relaxiert die Beckenbodenmuskulatur. Andererseits konnten Berichte über eine positive Beeinflussung [30] des Geburtsablaufes nicht bestätigt werden: „Walking" hatte keinen Einfluss auf die Wehentätigkeit und die Geburt [9, 15, 53, 80]. Viele Gebärende haben zudem gar keine Lust auf größere Spaziergänge, genießen die Schmerzfreiheit unter der Wehentätigkeit nach erfolgreicher Analgesie und schlafen etwas. Die Verwendung geringer Medikamentendosen, die keine Beeinträchtigung der Motorik nach sich ziehen, wird allerdings immer positiv gesehen. Die Gebärende kann die Toilette selbst aufsuchen und eine Blasenkatheterisierung vermeiden.

Die oben geschilderte CSE-Technik kann insbesondere für die Eröffnungsphase schnelle Schmerzfreiheit ohne oder mit geringsten LA-Dosen (Tabelle 1) erreichen und über Stunden den Einsatz apparativer Methoden (PCEA-Pumpe) hinauszögern. Es ist allerdings auch mit laufender PCEA ein sicheres Herumlaufen der Gebärenden möglich.

Für eine „walking analgesia" sind neben ausreichender Muskelkraft und Sensibilität, Propriozeption, eine ungestörte Funktion des Visus und des Vestibularis notwendig.

Die folgenden Kriterien für eine „Ambulation" unter einer geburtshilflichen Analgesie sollten eingehalten werden:

- Nach Anlage der CSE bleibt die Patientin noch 20–30 min im Bett (Seitenlage).
- Keine Kreislaufeffekte.
- Kein Motorblock.
- Subjektiv muss sich die Patientin sicher fühlen; sie bleibt im Kreißsaalbereich.
- Eine Begleitung muss vorhanden sein.
- Optimal ist eine telemetrische Kontrolle der kindlichen Herzaktion.

Kopfschmerz nach Durapunktion und CSE

Bei der geburtshilflichen CSE ist das Auftreten von Kopfschmerzsyndromen (engl.: „postdural punction headache", PDPH) seltener als nach reiner Epiduralanästhesie [57] oder wurde nicht beobachtet [1, 24, 25, 33, 43].

Die Ursachen hierfür sind:

- Die Tuohy-Nadel ist eine ausreichend lange und stabile Einführhilfe für die Spinalnadel. Die spinale Punktion kann somit sorgfältiger und ohne mehrfache Punktionsversuche stattfinden;
- bei den überwiegend verwendeten „Pencil-point"-Spinalnadeln 27–29 G ist die Duraverletzung minimal;
- das Risiko einer Liquorleckage wird durch den erhöhten Druck im Epiduralraum bei der Schwangeren, den eingeführten Epiduralkatheter und die nachfolgenden epiduralen Injektionen erheblich reduziert;
- die Durapunktion erfolgt meist in einem Winkel, weil die Spinalnadel durch den Bewel der Tuohy abgelenkt wird;
- epidurale und intrathekale Opioide können einen prophylaktischen Effekt beim PDPH haben.

Auch bei erfahrenen Anästhesisten kann eine Durapunktion mit der Tuohy-Nadel in 1–2% der Fälle stattfinden. Danach kann es in bis zu 80% der Fälle zu Kopfschmerzen kommen. Wird dagegen anschließend in einem benachbarten Zwischenwirbelraum eine Epiduralanästhesie durchgeführt, so reduziert sich die Häufigkeit von PDPH auf ca. 50%. Differentialdiagnostisch sind zu diskutieren: Sinusitis frontalis, Thrombose der korticalen Venen, subdurales Hämatom. Es ist auch in Betracht zu ziehen, dass bei über 30% aller Spontangeburten ohne Epiduralanästhesie Kopf- und Rückenschmerzen postpartal auftreten.

Die als prophylaktische Maßnahmen zur Vermeidung des PDPH diskutierte Bettruhe und verstärkte orale Flüssigkeitszufuhr haben sich als nicht erfolgreich erwiesen.

Folgende therapeutische Möglichkeiten beim Auftreten von PDPH werden heute empfohlen:

- Bettruhe für 24 h nach Auftreten von Kopfschmerz, meist kombiniert mit konventionellen Analgetika.
- Coffein 500 mg i.v. oder Coffein p.o. 300 mg. Eine ähnlich hohe Erfolgsrate (30–40%) wird auch für Theophyllin (300 mg p.o.) berichtet.
- Ein prophylaktischer Blutpatch nach jeder akzidentellen Durapunktion wird nicht empfohlen, weil ein PDPH nicht immer auftritt.
- Ein epiduraler Blutpatch sollte dann vorgenommen werden, wenn die genannten Maßnahmen ohne Erfolg bleiben und/oder der Kopfschmerz ein erhebliches Ausmaß erreicht. 15–20 ml autologes Blut werden unter sorgfältiger *steriler* Technik in den Epiduralraum, entweder in Höhe der Durapunktion oder ein Segment tiefer, eingebracht.

Voraussetzungen sind normales Gerinnungsprofil, keine septischen Erkrankungen oder Infektionen im Bereich der Punktionsstelle. Bei septischen Patienten werden ersatzweise 20–30 ml Dextran 40 epidural empfohlen. Die in der Literatur angegebene Erfolgsrate des epiduralen Blutpatch liegt zwischen 90–100%, wobei es bei den meisten Patientinnen schon unmittelbar nach der Eigenblutinjektion zu einem Sistieren der sehr störenden Kopfschmerzen kommt. Eine Schmerzsensation an der Injektionsstelle kann dagegen noch einige Stunden persistieren und ist primär kein Grund zur Besorgnis.

Praktisches Vorgehen bei der Anlage einer CSE in der Geburtshilfe

Das nachfolgend geschilderte Vorgehen an unserer Klinik ist im Prinzip, sowohl für die Behandlung des Geburtsschmerzes, als auch für die operative Schnittentbindung identisch. Auf Abweichungen wird jeweils eingegangen.

Wenn möglich, erfolgt eine ausführliche präpartale Aufklärung der Patientin. War dies nicht machbar und liegt eine drohende intrauterine Asphyxie, verursacht durch pathologischen Wehenschmerz vor, so gehen wir wie oben beschrieben vor. Ein venöser Zugang und Monitoring von Herzfrequenz (Mutter und Kind), Blutdruck und Pulsoxymetrie ist Routine. Ein Flüssigkeitspriming zur geburtshilflichen Analgesie sollte aus 500 ml Elektrolytlösung bestehen. Wird die CSE zur Sectio angelegt, wird 1000 ml HAES 6% vor der Punktion infundiert. Bei sehr starken Wehen und ausgeprägten Wehenschmerz bzw. unkooperativer Patientin geht eine niedrigdosierte intravenöse Tokolyse voran.

Wir bitten üblicherweise die Angehörigen der Patientin zur Vornahme der CSE den Raum kurz zu verlassen. Aufgeregte Angehörige, die zudem meist medizinische Laien sind, können dem diffizilen Punktionsvorgang nicht förderlich sein. Daneben sprechen

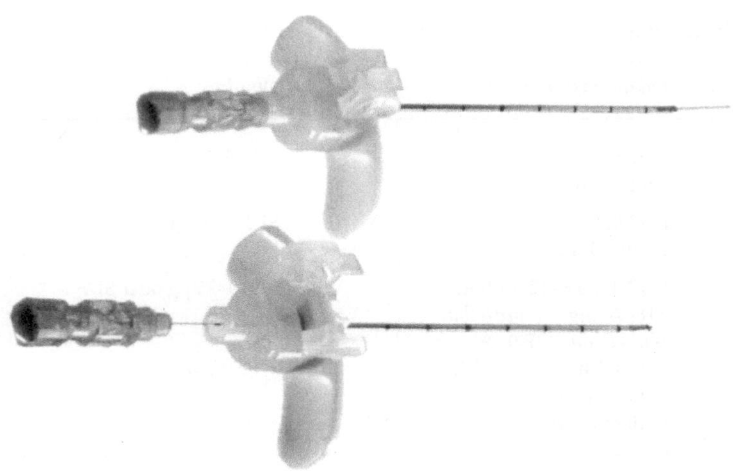

Abb. 6. Fixationsmodus zwischen Tuohy-Nadel und Spinalkanüle im neuen BD-Durasafe-Plus-Epidural-Lock-CSE-System (*oben* wird die Fixierung beider Nadeln gezeigt)

Abb. 7. Die Führung der Spinalnadel im neuen Escopan-CSE-Set (B. Braun), (Nach [65])

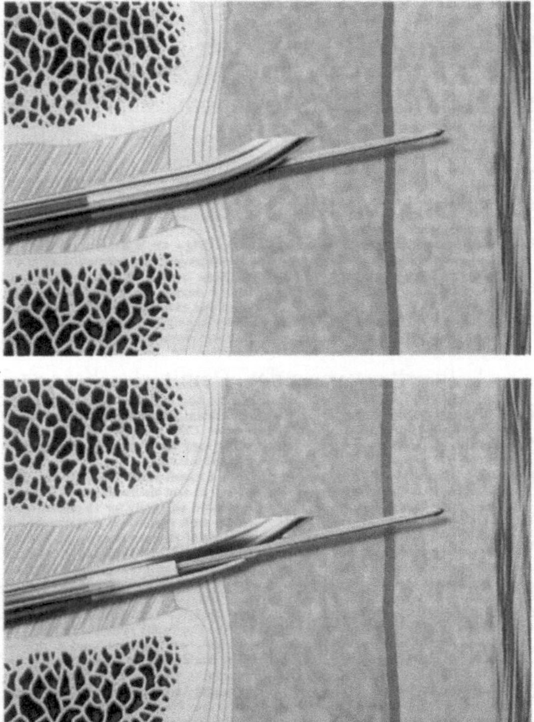

auch eine Reihe von medikolegalen Gründen für dieses Vorgehen: Angehörige sind in den Behandlungsvertrag nicht eingeschlossen und medizinische Laien können ausgeprägte Kollapszustände allein bei der Betrachtung selbst von lege artis stattfindenden Punktionsvorgängen entwickeln.

Die Patientin wird üblicherweise sitzend gelagert. Bei Punktion in Seitenlage ist es schwieriger, die Forderung nach medianer Punktionsrichtung einzuhalten und die Versagerquote der spinalen Punktion ist höher.

Tabelle 1. Dosisempfehlungen für die CSE zur Therapie des Geburtsschmerzes mit Ropivacain

	Lokalanästhetikum	Opioid
Intrathekale Injektion MM 2–5 cm	Kein oder ROP 0,2% 1 ml=2 mg	SUF 5–7,5 μg
Intrathekale Injektion MM >5 cm	ROP 0,2% 1,5 ml=3 mg	SUF 5–7,5 μg
Bei nachlassender Analgesie ⇒ PCEA	ROP 0,2% 8–12 ml Bolus, (16–24 mg), *unmittelbar gefolgt von* ROP 0,1% 8–12 ml/h (8–12 mg/h), *Patientenbolus* 8–10 ml/15 min	FE 20–25 μg oder SUF *3–10 μg* + FE 4 μg/ml

MM Muttermund; *FE* Fentanyl; *SUF* Sufentanil; *ROP* Ropivacain

Nach sorgfältiger Hautdesinfektion und Abdecken mit einer auf der Haut haftenden durchsichtigen Kunststoffolie erfolgt die LA der Haut und des Unterhautgewebes, sowie die Präparation der Medikamente in der Injektionsspritze.

Wir verwenden Punktionssysteme, die eine feste Verbindung von Epidural- und Spinalnadel während der intrathekalen Injektion gestatten: Durasafe CSE-Set, (Tuohy-Nadel 18 G mit Führung der Sprotte-Spinalnadel 27 G durch den Bewel der Tuohy-Nadel und der neuen „Interlocking"-Vorrichtung (Abb. 6)); das neue Braun Escopan CSE Set, wobei durch eine Plastikführung in der Tuohy-Nadel (17 G) die Spinalnadel (27/29 G) durch eine separates „back eye" so gerichtet wird (Abb. 7), dass das Abschaben von Metallpartikeln nicht mehr möglich ist und der Epiduralkatheter beim Einführen in den Epiduralraum von der Durapunktionstelle sicher entfernt bleibt.

Der Epiduralraum wird nach der Widerstandsverlustmethode identifiziert, wobei wir eine Luftspritze verwenden. Damit ist sichergestellt, dass ein „wet tap" der Epiduralnadel entweder Folge einer akzidentellen Punktion der Dura mit der Tuohy oder als Folge einer Injektion der spinal beabsichtigten Medikamente in den Epiduralraum erkannt werden kann.

Die Punktion soll in einer Wehenpause erfolgen, weil der Epiduralraum unter der Wehe eingeengt wird. Ist der Epiduralraum erreicht, wird mit der Spinalnadel die Dura punktiert, wobei keine andauernden Parästhesien auftreten dürfen. Dies wird durch Liquorrückfluss verifiziert, wobei zu beachten ist, dass bei den 27 G-Nadeln es einige Sekunden dauern kann, bis Liquor erscheint. Die Injektionsspritze wird fest auf die Sprottenadel aufgesetzt und nach einem Aspirationsversuch (Blut?) zügig die Medikamente intrathekal injiziert. Die verwendeten Dosen sind in Tabelle 1 aufgeführt.

Der Widerstand bei der Injektion ist bei dem minimalen Binnendurchmesser der Nadel hoch. Die Spinalnadel wird dann zügig entfernt und der Epiduralkatheter ca. 2 cm in den Periduralraum eingeführt. Wir verwenden ausschließlich nur noch Multilumenkatheter, die bei einer eventuell notwendigen epiduralen Fortführung der Analgesie eine bessere Erfolgsquote aufweisen. Nach Entfernung der Tuohykanüle wird der Epiduralkatheter an der Haut mit ausreichend Spiel festgeklebt, um ein Wandern der Katheterspitze auszuschließen. Der Katheter wird am Rücken so fixiert, dass in Schulterhöhe nachfolgende Injektionen von ventral über einen Bakterienfilter erfolgen können.

Bei der CSE zur Sectio muss die Patientin schnell in eine modifizierte Rückenlage (Uterus nach links gelagert) gebracht werden, um eine ausreichende Blockhöhe nach

Tabelle 2. Dosisempfehlungen für die CSE zur Therapie des Geburtsschmerzes mit Bupivacain

	Lokalanästhetikum	Opioid
Intrathekale Injektion MM 2–5 cm	Kein oder BUP 0,1–0,25% 1–1,5 mg	SUF 5–7,5 µg
Intrathekale Injektion MM >5 cm	BUP 0,2% 0,1–0,25% (1–2,5 mg)	SUF 5–7,5 µg
Bei nachlassender AnalgesiePCEA	BUP 0,2% 6–12 ml Bolus (12–24 mg), *unmittelbar gefolgt von* BUP 0,0625–0,125% 8–14 ml/h, *Patientenbolus* 8–10 ml/15 min	FE 20–25 µg oder *SUF 3–10 µg + FE 2–4 µg/ml*

MM Muttermund; *FE* Fentanyl; *SUF* Sufentanil; *BUP* Bupivacain

oben bis mindestens Th4 zu erreichen. Als Test für eine gelungene Injektion ist die Angabe der Patientin über Wärmeempfindung in den Beinen zu werten; bei den zur Sectio verwendeten höheren LA-Dosen sollte sie auch sehr bald über eine veränderte sensorische Empfindung berichten. Auch bei Verwendung von isobaren Lösungen kann in den ersten Minuten nach intrathekaler Injektion durch Kopftief-Lagerung noch ein Aufsteigen des Blocks erreicht werden.

Der Epiduralkatheter wird mit ca. 5–10 ml NaCl auf Durchgängigkeit getestet, es darf kein Blut aspiriert werden und Parästhesien dürfen nicht persistieren.

Wir verwenden seit ca. 3 Jahren ausschließlich Ropivacain, das sich, neben der geringeren Toxizität, durch eine etwas längere Anschlagzeit (ca. 4–6 min) im Vergleich zum Bupivacain auszeichnet. Die etwas langsamere Ausbreitung des Blocks nach Ropivacain garantiert auch eine bessere Kreislaufstabilität. Die intrathekale Anwendung von Ropivacain in der Geburtshilfe ist inzwischen durch eine Reihe von guten Publikationen wissenschaftlich so abgesichert, sodass die ärztliche Therapiefreiheit hier ohne Risiko ausgenutzt werden kann. Tabelle 2 gibt die in der Literatur empfohlenen Dosen an, wenn Bupivacain anstelle des Ropivacains verwendet werden soll.

Kommt es zu Blutdruckabfall von >30% der systolischen Ausgangswerte, ist primär ein aorto-cavales Kompressionssyndrom auszuschließen. Bei den geringen intrathekalen Dosen, die zur geburtshilflichen Analgesie verwendet werden, ist eine Minderung des venösen Rückstroms durch den graviden Uterus praktisch immer die Ursache für die Hypotension. Die weitere Therapie der Hypotension erfolgt durch Volumengabe (auch Hochlagern der Beine gehört dazu) und ggf. der intravenösen Gabe von Ephedrin [18, 27] in Einzeldosen von 5–10 mg i.v. Auch Akrinor kann verwendet werden.

CSE zur geburtshilflichen Analgesie. Bei der CSE zur geburtshilflichen Analgesie orientieren wir uns bezüglich des Erfolges primär an der Schmerzerleichterung unter der Wehe. Bei erfolgreicher CSE sollte bei den empfohlenen Dosierungen spätestens nach der 2.–3. Wehe eine deutliche Analgesie vorhanden sein. Daneben wird mittels „pin prick" oder Kältetest die sensorische Blockausbreitung getestet und dokumentiert. Eine motorische Blockade darf nicht auftreten. Wir überwachen die Patientin für ca. 20–30 min nach der spinalen Punktion. Ist keine Analgesie eingetreten, muss davon ausgegangen werden, dass die intrathekale Injektion nicht erfolgreich war. Wir beginnen dann frühzeitig mit der PCEA. Ist eine deutliche Analgesie zu beobachten, werden Patientin und Hebamme gebeten, bei Wiederauftreten von Wehenschmerz (was zwischen 60 und

180 min nach der Punktion sein kann) den Anästhesiedienst zu benachrichtigen, damit die Analgesie ohne Verzug per PCEA weitergeführt werden kann.

Die Patientin kann das Bett verlassen und herumlaufen, wenn die oben genannten Kriterien erfüllt sind.

Bei Wiederauftreten des Wehenschmerzes erfolgte eine Priming durch Testdosen von ca. 10 ml 0,2% Ropivacain epidural. Ist der Test positiv (aufsteigende sensorische Blockade), wird die PCEA-Pumpe mit ca. 10 ml/h 0,1% Ropivacain plus 4 µg Fentanyl/ml angestellt. Die kontinuierliche epidurale Infusion sollte bis zum Partus nicht unterbrochen werden, da nach Abstellen relativ schnell wieder heftige Wehenschmerzen auftreten können. Der sensorische Block sollte nicht höher als Th6/8 ansteigen und eine motorische Blockade nicht auftreten. Ist der Block stärker ausgeprägt, wird die Perfusormenge um ca. 2 ml/h vermindert. Unter diesen Vorgehen ist ein „walking" noch möglich, sofern der Wunsch besteht.

Kommt es unter der initialen Einstellung dennoch zu Wehenschmerzen, kann die Patientin einzelne „top ups" von 8–10 ml selbst epidural applizieren. Ist dies nicht ausreichend oder treten motorische Blockaden auf, muss der Anästhesiedienst gerufenen werden und über die Dosierung entscheiden oder bei Versagen der epiduralen Analgesie eine Korrektur des Epiduralkatheters vornehmen. Oft genügt es dabei, den Katheter für eine geringe Distanz zurückzuziehen. Der Anästhesist darf sich aber nicht scheuen, bei einem offensichtlichen Versagen der epiduralen Analgesie erneut zu punktieren.

Der Epiduralkatheter wird erst nach der Geburt vom Anästhesisten entfernt. Ein erneuter neurologischer Status und eine Inspektion der Punktionstelle ist dabei vorzunehmen und zu dokumentieren.

CSE zur Sectio caesarea. Wir verwenden die CSE zur sog. „*Notsectio*" (d. h. weniger als 10 min Zeit zwischen Indikationsstellung zur Operation und Hautschnitt) nicht, obwohl eine „schnelle Spinale" durch den Erfahrenen ausgeführt, möglich ist. Bei strenger Definition der „Notsectio" bleibt die Intubationsnarkose hier immer noch das bessere Verfahren.

Tabelle 3 zeigt die für eine CSE zur *Sectio caesarea* [14, 16, 28, 29, 34, 45, 49, 50, 68, 69, 70, 79] von uns verwendeten und in der Literatur empfohlenen Dosen von Ropivacain und Bupivacain.

Bei der CSE zur Sectio sollte spätestens 10 min nach der intrathekalen Injektion eine sichere sensorische Blockausbreitung Th4/S3 eingetreten sein. Wird dies nicht erreicht, supplementieren wir epidural mit Einzeldosen von 3 ml 0,75% Ropivacain und maximal 50 µg Fentanyl, bis der Block ausreichend ist. Ein Block, der deutlich unter Th4 liegt, ist für eine operative Schnittentbindung nicht geeignet. Manchen Patientinnen haben, nicht nur aus Gründen der sprachlichen Kommunikation, Schwierigkeiten die genaue Blockhöhe anzugeben. Der Anästhesist muss hier besonders sorgfältig versuchen, sich ein Bild von der tatsächlichen Ausbreitung des Blocks zu verschaffen. Eine Feststellung der motorischen Blockade der lumbalen Nervenwurzeln (L1–5; Beugung in der Hüfte, Heben des gestreckten Beins, Knieextension) kann zusätzliche Rückschlüsse auf das Ausmaß der sensorischen Blockade geben.

Wird ein nicht ausreichender Block erst nach Beginn der Operation festgestellt, ist primär ein Übergang auf eine Intubationsnarkose zu erwägen. Ist der Schmerz nur moderat ausgeprägt, kann durch subanästhetische Dosen von Propofol (10 mg i.v.), Fentanyl (0,01 mg/kg i.v.) und Lachgas/O_2-Inhalation die Zeit bis zur Entwicklung des Kindes meist überbrückt werden. Nach der Abnabelung können natürlich höhere Opioiddosen (z. B. Piritramid 15–22,5 mg i.v.) gegeben werden. Auch bei einer sensorischen Blockausbreitung bis Th4 sind bei der Kindsentwicklung durch Kristellern kurz unange-

Tabelle 3. Dosisempfehlungen für die CSE zur Sectio caesarea

		Lokalanästhetikum	Opioid
Standard CSE	Intrathekale Injektion	BUP 0.5–0,75% 7,5–15 mg oder ROP 0,75% 10–13 mg	FE 20–25 µg oder SUF 5–7,5 µg
	Epiduraler Top-up	BUP 0,25–0,5% 10–40 mg oder ROP 0,75% 37,5–75 mg	FE 20–25 µg oder SUF 5 µg oder MO 3 mg
Sequentielle CSE	Intrathekale Injektion	BUP 0,5% (hyperbar) 5–12,5 mg oder ROP 0,75% 7,5–11,25 mg	FE 20–25 µg oder SUF 3–5 µg
	Epiduraler Top-up	BUP 0,2–0,5% 10–50 mg oder ROP 0,2–0,75% 37,5–75 mg	FE 20–25 µg oder SUF 5–10 µg oder MO 3 mg
Postoperative PCEA		ROP 0,1% 10–12 ml/h, Bolus 8 ml, 15 min Intervall	+ FE 4 µg/ ml

FE Fentanyl; *SUF* Sufentanil; *MO* Morphin; *BUP* Bupivacain; *ROP* Ropivacain

nehme, gelegentlich auch schmerzhafte Sensationen möglich. Der Anästhesist sollte ohnehin während der ganzen Operation mit der Patientin verbal kommunizieren und sie darauf hinweisen, dass jetzt gerade das Kind geboren wird und die unangenehmen Sensationen nur kurz anhalten.

Nach der Geburt muss die Mutter in jedem Falle das Kind kurz sehen können. Ist ein guter APGAR-Status vorhanden, kann der Mutter das Kind für einige Zeit in den Arm oder an die Brust gelegt werden, ehe es weiter versorgt und kinderärztlich untersucht wird. Diese Maßnahmen tragen entscheidend dazu bei, dass auch der Sectio ein positives Geburtserlebnis erreicht wird.

Postoperativ belassen wir den Epiduralkatheter für 24 h. Das Abklingen der sensorischen Blockhöhe und der motorischen Blockade muss stündlich dokumentiert werden, eine Aufgabe, die vom Pflegepersonal übernommen werden kann. Bei Auftreten von signifikanten Wundschmerz wird der Periduralkatheter mit 0,2% Ropivacain getestet (10–12 ml), gefolgt von einer PCEA mit 10–12 ml/h 0,1% Ropivacain plus 4 µg Fentanyl/ml und abrufbaren Bolusdosen von 8–10 ml durch die Patientin. Ist die Analgesie nicht ausreichend, kann durch Novaminsulfon i.v. die Analgesie augmentiert werden.

Die Patientin wird nach jeder rückenmarksnahen Regionalanästhesie *postpartal* mindestens einmal, wünschenswert mehrfach, auf Residuen und mögliche Komplikationen der CSE/PCEA (Kopfschmerz, Reizung der Punktionstelle, neurologische Komplikationen u. a.) untersucht und dahingehend beraten, den Anästhesiedienst sofort erneut aufzusuchen, sollte es in den folgenden 4 Wochen zu Reizung und Schmerz im Bereich der Injektionsstelle und/oder zu sensorischen/motorischen Ausfällen kommen („the patient as a monitor").

Kontinuierliche Spinalanästhesie (CSA) in der Geburtsmedizin

Seit der Verfügbarkeit von Mikrokathetern ergibt sich die Möglichkeit der kontinuierlichen Spinalanästhesie (CSA) als Alternative [40, 42, 65, 66, 76, 83] zur kontinuierlichen Epiduralanästhesie und der „Single-shot"-Spinalanästhesie.

Vorteile der CSA

- Es werden geringere Dosen von LA und Opioiden im Vergleich zur Epiduralanästhesie benötigt.
- Nach Punktion in sitzender Position kann der Block unter Lagerungsbedingungen eingeleitet werden, welche Hypotension vermeiden.
- Eine optimale Titration des LA nach erwünschter Wirkung ist möglich.
- Die Erfolgsrate einer subarachnoidalen LA liegt über der einer epiduralen Blockade.
- Eine beliebige Verlängerung der Blockade ist bis in die postoperative Phase möglich.
- Durch die Verwendung eines Mikrokatheters wird die PDPH-Häufigkeit gesenkt.

Berichte über Neurotoxizität [33, 36, 37, 67] nach Verwendung der spinalen Mikrokatheter führten zu einer Rücknahme der FDA-Zulassung im Jahre 1992. Nachdem sich inzwischen herausgestellt hat, dass dies mit der Toxizität von konzentriertem Lidocain zusammenhing, ist mit der Wiederzulassung der Mikrokatheter in den USA sehr bald zu rechnen, und eine Renaissance der Methode ist zu erwarten.

In Deutschland waren die spinalen Mikrokatheter immer zugelassen und hier existieren auch umfangreiche Erfahrungen, speziell bei orthopädischen Eingriffen.

In der Geburtshilfe liegen bisher nur wenige Berichte zur CSA vor. Als Lokalanästhetika wurden u. a. Bupivacain und Ropicavain eingesetzt, die Kombination mit kleinen Dosen Fentanyl oder Sufentanil ist empfehlenswert.

Die alleinige Gabe von intrathekalen Opioiden über einen Mikrokatheter empfiehlt sich für Patientinnen, bei denen eine LA-induzierte Sympatikusblockade kontraindiziert ist, wie z. B. bei schwerer pulmonaler Hypertension und dem WPW-Syndrom. Weitere Indikationen für eine CSA in der Geburtshilfe sind Patientinnen mit obliteriertem Epiduralraum nach Wirbelsäulenchirurgie oder mit extremer Skoliose. Bei der krankhaften Fettsucht, wo das Risiko einer Intubation extrem hoch ist, aber auch die Plazierung eines Epiduralkatheters schwierig, bzw. die Erfolgsrate einer Epiduralanästhesie geringer, wird das frühzeitige Legen eines intrathekalen Katheters empfohlen, um ggf. eine CSA durchführen zu können.

Häufig wird die CSA mit dem üblichen epiduralen Makrokatheter empfohlen, wenn es zu akzidenteller Durapunktion und/oder versehentlicher intrathekaler Positionierung des Epiduralkatheters kam. Eine CSA über einen Makrokatheter bedarf einer besonders sorgfältigen Überwachung und Kennzeichnung, um die Injektion der für eine Epiduralanalgesie üblichen Dosen in den Spinalkatheter absolut zu vermeiden.

Der Einsatz der CSA zur Kaiserschnittoperation erscheint vielversprechend, weil der Katheter im sitzender Position gelegt werden kann, während die Blockade nach Umlagerung der Patientin in Rücken/Seitenlage und dazu titrierbar erfolgen kann. Postoperativ kann der Mikrokatheter für 12–24 h zur kontinuierlichen Analgesie belassen werden. Das bei uns verwendete „Cospan-System" hat eine Sprotte 22-G-Nadel durch die ein 28-G-Katheter intrathekal plaziert wird. Die Punktion der Dura erwies sich, durch den kurzen

Introducer bedingt, manchmal schwierig und das Handling des Mikrokatheters kann ein Geduldsspiel werden.

Negativ war das Auftreten unangenehmer Parästhesien bei einigen Patientinnen beim Versuch den Mikrokatheter aus der Sprotte-Nadel zu plazieren; einige Male gelang es nicht den Katheter einzuführen. Weitere Probleme entstehen bei der Adaptierung des Mikrokatheters für die intrathekale Injektion. Hier kommt es leicht zu Verstopfung und Abknickung. Die verwendeten LA-Dosen lagen um 50–75% über spinalen Dosierungen bei der CSE-Technik. Hier spielen offenbar Verteilungsstörungen im Liquor, z. T. bedingt durch die langsame Injektionsgeschwindigkeit, eine Rolle.

In der postoperativen Schmerztherapie bereitet die kontinuierliche intrathekale Infusion wegen des hohen Widerstandes des Mikrokatheters und der Möglichkeit von Abknickung Schwierigkeiten. Im Vergleich zu der bei der CSE verwendeten 27- bis 29-G-Nadeln birgt die 22-G-Nadel bei dem Cospan-System die Gefahr einer höheren Inzidenz von postspinalem Kopfschmerz.

Es ist abzuwarten, ob in der nächsten Zeit noch Modifikationen des verwendeten Systems erfolgen werden.

Die Alternative für die CSA mit 28 G Mikrokathetern stellt möglicherweise der „Spinokath" dar, wobei über einen Standard 27-G-Spinalnadel ein 22-G-Katheter intrathekal eingeführt wird. Das Handling dieses Katheters ist gegenüber dem 28-G-Mikrokatheter nicht leichter. Negativ im Vergleich zur CSE bleibt auch hier die durch den 22-G-Katheter erzeugte größere Öffnung in der Dura.

Literatur

1. Abouleish E, Rawal N et al. (1988) Combined intrathecal morphine and bupivacaine for cesarean section. Anesth Analg 67: 370–374
2. Abouleish E, Rawal N et al. (1991) Intrathecal morphine 0,2 mg vs. epidural bupivacaine 0,125% or their combination: effect on parturients. Anesthesiology 74: 711–716
3. Abboud T, Dror A, Mossad P (1988) Mini-dose intrathecal morphine for relief of postcesarean section pain. Anesth Analg 67: 370–374
4. Albright GA, Forester RM (1997) Does combined spinal-epidural analgesia with subarachnoid sufentanil increase the incidence of emergency cesarean delivery? Reg Anesth 22: 400–405
5. Arkoosh VA, Cooper M et al. (1998) Intrathecal sufentanil dose response in nulliparous patients. Anesthesiology 89: 364–370
6. Arkoosh VA (1999) Neuraxial analgesia in labor, intrathecal drugs. In: Norris z (ed) Obstetric anesthesia, 2nd edn. Lippincott/Williams & Wilkins, Philadelphia, p 317 ff.
7. Birnbach DJ, Gatt SP, Datta S (eds) (2000) Textbook of obstetric anesthesia. Churchill Livingstone, New York
8. Birnbach DJ (2000) Combined spinal-epidural (CSE) and other new techniques for labor analgesia. 51th Annual RefresherCourse Lecture, ASA Annual Meeting, San Francisco
9. Bloom S, McIntire D et al. (1998) Lack of effect of walking on labour and delivery. N Engl J Med 339: 76–79
10. Brownridge P (1981) Epidural and subrachnoid analgesia for elective caesarean section (letter). Anaesthesia 36: 70
11. Brown S, Campbell D et al. (1989) Characteristics of labor pain at two stages of cervical dilatation. Pain 38: 289–295
12. Buggy D, Hughes N, Gardiner J (1994) Posterior column sensory impairment during ambulatory extradural analgesia in labour. Br J Anaesth 73: 540–542
13. Camann WR, Minzter BH et al. (1993) Intrathecal sufentanil for labor analgesia: effects of added epinephrine. Anaesthesiology 78: 870–874
14. Carrie LES, O'Sullivan G (1984) Subarachnoid bupivacaine 0,5% for Caesarean section. Eur J Anaesth 1: 275–283
15. Cefalo RC, Bowes WA (1998) Managing labor – Never walk alone. N Engl J Med 339: 117–118
16. Cheng YG, Wang YP et al. (1994) Combined spinal and epidural anaesthesia for abdominal hysterectomia in a patient with myotonic dystrophy. Reg Anesth 19: 69–72

17. Chestnut DH (ed) (1994) Obstetric anesthesia, principles and practice. Mosby, St. Louis
18. Clark RB, Thompson DS, Thompson CH (1997) Prevention of spinal hypotension associated with cesarean section. Anesthesiology 45: 670–674
19. Clarke VT, Smiley RM, Finster M (1994) Uterine hyperactivity after intrathecal injection of fentanyl for analgesia during labor. A cause of fetal bradycardia? Anesthesiology 81: 1083
20. Clerckx K, van Aken H et al. (1991) Combined spinal epidural anesthesia in cesarean section. Acta Anaesth Belg 42: 123–124
21. Cohen S, Hronkova B et al. (2000) Combined spinal-epidural anesthesia (CSE) for C/S: Does epidural saline administration improve success rate? ASA Meeting, Abstract A 1074
22. Cohen SE, Yeh JY et al. (2000) Walking with labor epidural analgesia. The impact of bupivacain concentration and a lidocain-epinephrine test dose. Anesthesiology 92: 387–392
23. Collis RE, Baxandall ML et al. (1993) Combined spinal epidural analgesia with ability to walk throughout labour. Lancet I: 767–768
24. Collis RE, Davies DWL, Aveling W (1995) Randomised comparison of combined spinal-epidural and standard epidural analgesia in labour. Lancet II: 1413–1416
25. Cox M, Lawton G et al. (1995) Ambulatory extradural analgesia. Br J Anaesth 74: 114
26. D'Angelo R, Gerancher JC (1998) Combined spinal epidural analgesia in a parturient with severe myasthenia gravis. Reg Anesth Pain Med 23: 201–203
27. Datta S, Alper MH et al. (1982) Method of ephedrine administration and nausea and hypotention during spinal anesthesia for cesarean section. Anesthesiology 56: 68–70
28. Datta S, Alper MH (1980) Anesthesia for cesarean section. Anesthesiology 53: 142–160
29. Davies SJ, Paech MJ et al. (1997) Maternal experience during epidural or combined spinal-epidural anesthesia for cesarean section: a prospective, randomized trial. Anesth Analg 85: 607–613
30. Douglas MJ (1998) Walking epidural analgesia in labor. Can J Anaesth 45: 607–11
31. Dawson P et al. (1991) Epidural abscess associated with postoperative epidural analgesia. Anaesth Intens Care 19: 569–572
32. Eldor J, Brodsky V (1991) Danger of metallic particles using the needle-through-needle approach. Acta Anaesth Scand: 35: 461
33. Fan S-Z, Susetio L et al. (1994)Low dose of intrathecal hyperbaric bupivacaine combined with epidural lidocaine for cesarean section – a balance block technique. Anesth Analg 78: 474–477
34. Fernando R, Prior C (1995) Posterior column sensory impairment during ambulatory extradural analgesia in labour. Br J Anaesth 74: 349–350
35. Gautier PE, deKock M et al. (1999) Intrathecal Ropivacain for ambulatory surgery: A comparison between intrathecal bupivacain and intrathecal ropivacain for knee arthroscopy. Anesthesiology 91: 1239–45
36. Giuffrida JG, Bizzari DV et al. (1972) Continuous procaine spinal anesthesia for cesarean section. Anesth Analg 51: 117–124
37. Hampl K, Schneider M et al. (1993) Transient neurologic symtoms after spinal anesthesia. Anesth Analg 81: 1148–1153
38. Hawkins JL, Koonin ML et al. (1997) Anesthesia-related deaths during obstetric delivery in the Unided States 1979–1990. Anesthesiology 86: 373–376
39. Herman NL, Calicott R et al. (1997) Determination of the dose-response relationship for intrathecal sufentanil in laboring patients. Anesth Analg 84: 1256–1261
40. Hinebaugh MC, Lang WR (1994) Continuous spinal anesthesia for labor and delivery. Ann Surg 120: 143–151
40a.Holmstrom, Rawal N et al. (1995) Risk of catheter migration during combined spinal-epidural block. Anesth Analg 80: 747–753
41. Hughes D, Hill D, Fee H (2000) Intrathecal Ropivacain with Fentanyl for labor analgesia. ASA Meeting Abstract Nr. 1091
42. Hurley RJ (2000) Continuous spinal anesthesia techniques for labor and delivery. In: Birnbach z, Gatt z, Datta z (eds) Textbook of obstetric Anesthesia, Churchill Livingstone New York, pp 183 ff.
43. Kumar C (1987) Combined subarachnoid and epidural block for cesarean section. Can J Anaesth 34:329–330
44. Levin A, Datta S, Camann WR (1998) Intrathecal ropivacaine for labor analgesia: a comparison with bupivacaine. Anesth Analg 87: 624–627
45. Lussos Sa, Datta S (1992) Anesthesia for cesarean delivery. I. General considerations and spinal anesthesia. Int J Obstet Anesth 1: 79–91
46. Macaulay BD, Barton M et al. (2000) Prehydratation and combined spinal epidural labor analgesia. ASA Meeting Abstract A 1084
47. Melzack R, Taezner P et al. (1981) Labour is still painful after prepared childbirth training. Can Med Assoc J 125: 357–363
48. Melzack R (1984) The myth of painless childbirth. Pain 19: 321–337
49. Moir DD (1979) Extradural analgesia for caesarean section. Br J Anesth 51: 1093

50. Morgan BM, Aulakh JM et al. (1983) Anaesthesia for caesarean section – a medical audit of junior anaesthetic staff practice. Br J Anaesth 55: 885–889
51. Morgan BM (1995) „Walking epidurals" in labour. Anaesthesia 50: 839–840
52. Muralidhar V, Kaul HL, Mallick P (1999) Over the needle vs. microcatheter-through-needle technique for continuous spinal anesthesia: A preliminary study. Regional Anesth Pain Med 24: 417–421
53. Nageotte M, Larson D et al. (1998) Epidural analgesia compared with combined spinal-epidural analgesia during labor in nulliparous woman. N Engl J Med 337: 1715–1719
54. Nielsen PE, Erickson R et al. (1996) Fetal heart rate changes after intrathecal sufentanil or epidural bupivacaine for labor analgesia: Incidence and clinical significance. Anesth Analg 83:742–746
55. Nelson K, D'Angelo R et al. (2000) A Comparison of intrathecal Fentanyl and Sufentanil for labor analgesia. ASA Meeting Abstract A 1198
56. Norris MC (1999) Obstetric Anesthesia, 2nd Ed. Lippincott Williams&Wilkins Philadelphia
57. Norris MC, Griec WM et al. (1994) Complications of labor analgesia: epidural vs. combined spinal epidural techniques. Anesth Analg 79: 529–537
58. Palmer CM, Nogami WM, Alves D (2000) Intrathecal Ropivacain and Fentanyl for labor analgesia. ASA Meeting Abstract A 1090
59. Palmer CM, Nogami WM Alves D (2000) Are lower concentrations of Ropivacain effectice for initiation of epidural analgesia? ASA Meeting Abstract A 1091
60. Parry M, Bawa G, B et al (1996) Comparison of dorsal column functions in parturients receiving epidural and combined spinal epidural (CSE) for labour and elective caesarean section. Int J Obstet Anaesth 5: 213
61. Patel M (1992) Combined spinal and extradural anaesthesia. Anesth Analg 75: 640–641
62. Plaat F, Alsaud S et al. (1996) Selective sensory blockade with low-dose combined spinal/epidural (CSE) allows safe ambulation in labour: a pilot study. Int J Obstet Anaesth 5: 220
63. Randalls B, Broadway JW et al. (1991) Comparison of four subrachnoid solutions in needle-through-needle technique for elective caesarean section. Br J Anaesth 66: 314–318
64. Rawal N, Schollin J, Wesström G (1988) Epidural vs. combined spinal epidural block for Caesarean section. Acta Anaesthesiol Scand 32: 61–66
65. Rawal N (1999) The combined Spinal-Epidural-Technique. Publicidad Permanyer Mallorca
66. Rawal N, Holmström B, Van Zundert A, Crowhurst JA (2000) The combined spinal-epidural technique. In: Birnbach DJ, Gatt SP, Datta S (eds) Textbook of Obstetric Anesthesia, Churchill Livingstone New York, p 157ff.
67. Rigler ML, Drasner K, Krejcie et al. (1991) Cauda equina syndrome after continuous spinal anesthesia. Anesth Analg 72: 275–281
68. Riley ET, Cohen SE, Macario A et al. (19959 Spinal vs. epidural anaesthesia for cesarean section: a comparison of time efficiency, costs, charges and complicatons. Anesth Analg 80: 709–712
69. Robson SC, Boys RJ, Rodeck C et al. (19929 Maternal and fetal haemodynamic effects of spinal and extradural anaesthesia for elective caesarean section. Br J Anaesth 68: 54–59
70. Santos A, Petersen H (1994) Current controversies in obstetric anesthesia. Anesth Analg 78: 753–760
71. Soni AK, Sarna MC, Mille CG et al. (19979 Low dose intrathecal Ropivacaine and Sufentanyl is safe in labor and does not impair motor strength. Anesthesiology 87: A909
72. Stamer U, Wulf H et al. (2000) Geburtshilfliche Epiduralanalgesie: Aufklärung und Dokumentation. Anästhesiologie und Intensivmedizin 41: 104–112
73. Stamer UM, Messerschmid A et al. (1999) Practice of epidural analgesia for labour pain: a German survey. Eur J Anaeth 16: 308–314
74. Stamer UM, Messerschmid A et al. (1998) Anaesthesia for caesarean section. A German survey. Acta Anaesth Scand 42: 678–684
75. Thorp JA, Hu DH, Albin RM et al. (1993) The effect of intrapartum epidural analgesia on nulliparous labor: a randomized, controlled prospective trial. Am J Obstet Gynecol 169: 851–858
76. Tuohy EB (1945) The use of continuous spinal anesthesia. JAMA 128: 262–263
77. Ward ME, Cousins M (2000) Pain mechanisms in labor. In: Birnbach DJ, Gatt SP, Datta S (eds) Textbook of Obstetric Anesthesia, Churchill Livingstone New York, p 3ff.
78. Vandermeersch E (1996) Combined spinal-epidural anaesthesia. Curr Opin Anaesthesiol 9: 391–394
79. Vucevic M, Russel IF (19929 Spinal anaesthesia for caesarean section: 0.125% plain bupivacaine 12 ml compared with 0,5% plain bupivacaine 3 ml. Br J Anaesth 68: 590–595
80. Vallejo MC, Mandell GL et al. (2000) Walking epidural analgesia: The effect of ambulation on labor duration and maternal outcome. ASA Meeting Abstract A 1069
81. Wahedi W, Nolte H, Klein P (1996) Ropivacain in spinal anaesthesia. Anästhesist 45: 737–744
82. Wali A, Mena G et al. (2000) Determination of the dose response for intrathecal ropivacain in laboring parturients. ASA Meeting Abstract Nr A 1099
83. Wissler RN, Norris MC (1999) Neuraxial analgesia in labor, techniques. In: Norris MC (ed) Obstetric Anesthesia, Lippincott Williams&Wilkins, Philadelphia etc. 2nd Ed 1999, pp 293ff.

Narkoseverfahren und postoperative Erholung

J. Hobbhahn, C. Wiesenack, G. Rödig

Stadien der Erholung

Den zeitlichen Ablauf der Erholung nach Allgemeinanästhesie kann man in unmittelbare, mittlere und vollständige Erholung unterteilen (Übersicht in [21]). In der *unmittelbaren Erholungsphase* erlangt der Patient seine Schutzreflexe, das Bewusstsein und seine Motorik wieder. Als grobe Kriterien für das Erlangen des Bewusstseins werden beispielsweise das „Öffnen der Augen" (spontan oder auf Ansprache) bzw. das Befolgen von einfacheren Aufforderungen wie „Drücken der Hände" oder „Nennen des Namens" angegeben. Die Zeitabstände von Beendigung der Narkosegas- oder intravenösen Anästhetikazufuhr bis zu einem dieser Kriterien gelten als „Aufwachzeiten". In Abhängigkeit vom Narkoseverfahren liegen sie zwischen ca. 5–30 min [9]. Die Phase der unmittelbaren Erholung wird durch die Verlegungsfähigkeit aus dem Aufwachraum auf die Normalstation oder in einen überwachten Aufenthaltsbereich beendet. Kriterien, die erlauben den Zeitpunkt der Verlegungsfähigkeit festzulegen, sind z. B. der Aldrete-Score (Erwachsene) und der Soliman-Score (Kinder).

Bei beiden Scores handelt es sich um Punkteskalen, bei der für die Parameter Aktivität, Atmung, Kreislauf, Bewusstseinsklarheit und S_aO_2 bzw. Hautfarbe Punktwerte vergeben werden. 0 Punkte werden für den schlechtesten Wert (z. B. keine Reaktion auf Anruf/Schmerz bei der Bewusstseinslage) und 2 Punkte für den bestmöglichen Wert (z. B. vollkommen wach bei der Bewusstseinslage) vergeben. Im Idealfall werden somit 10 Punkte erreicht. Bei einem Score >8 gilt die Entlassungsfähigkeit aus dem Aufwachraum gegeben. Nachdem aber Analgesie, Übelkeit und Erbrechen, Körpertemperatur, operative Komplikationen und pflegerische Maßnahmen ebenfalls in die Entscheidung zur Verlegung aus dem Aufwachraum eingehen, ist die Verweildauer im Aufwachraum länger als wenn lediglich der Aldrete-Score zugrunde gelegt würde. In der Literatur werden bei Erwachsenen Aufwachraumzeiten von etwa 1–2,5 h angegeben (Übersicht bei [9]).

Im *mittleren Stadium der Erholung* normalisieren sich physiologische Funktionen und Koordination. Kognitive (= das Erkennen [Wahrnehmen, Denken] betreffend) bzw. psychomotorische Funktionen erholen sich zunehmend. In Studien praktikable Tests für einfache kognitive bzw. psychomotorische Funktionen sind z. B. der „Trieger-Dot-Test" (TDT) und der „Digit Symbol Substitution Test" (DSST). Beim „Trieger-Dot-Test" werden auf einem Blatt Papier in einer kurzen vorgegebenen Zeitspanne möglichst viele Punkte mit einem Stift durch Linien verbunden. Bei Kindern ist dieser Test besonders geeignet. Beim DSST wird der Patient aufgefordert, innerhalb von 90 s möglichst vielen Symbolen, die im Kopfteil der Vorlage vorgegebenen zugehörigen Ziffern zuzuordnen. Je mehr richtige Ziffern eingetragen werden, umso besser ist das Ergebnis. Beide Tests werden vor und zu verschiedenen Zeitpunkten nach der Anästhesie durchgeführt. In standardisierten Protokollen wird eine Normalisierung der TDT- bzw. DSST-Werte von 1– >6 h angegeben [9]. Am Ende der mittleren Erholungsphase kann im Falle eines tageschirurgischen Eingriffs die Entlassung aus dem Krankenhaus in Begleitung einer verantwortlichen erwachsenen Person stehen (dt. „Straßenfähigkeit"; engl./am. „home-readiness").

Die *vollständige Erholung*, nach der Patienten wieder im Vollbesitz ihrer psychomotorischen und kognitiven Funktionen sind und aufwendige Tests bestehen, dauert länger. „Verkehrsfähigkeit" (entspricht dem amerikanischen „street-fitness") nach ambulanten Eingriffen in Allgemeinnarkose wird in Deutschland nach etwa 24 h angenommen. In den letzten Jahren wird diskutiert, ob diskrete neuropsychologische Funktionsstörungen sogar bis zu mehreren Wochen nachweisbar sind. Die Frage ist allerdings noch offen, da ein Krankenhausaufenthalt per se bzw. ein operativer Eingriff auch ohne Allgemeinanästhesie zu beträchtlichen neuropsychologischen Störungen führen können. Dies gilt v. a. für ältere Patienten und für Kinder im Vorschulalter. Testverfahren zur Erfassung subtiler neuropsychologischer Störungen sind sehr aufwendig.

Einfluss von Anästhetika auf die postoperative Erholung

Anästhetika sind nur eine von vielen Determinanten, durch die die zerebrale Erholung nach Operation und Allgemeinanästhesie beeinflusst wird. Aufzuführen sind hier der operative Eingriff, Hypothermie, Hypoglykämie, Hypoxie, Alter, Geschlecht, Vorerkrankungen und vorbestehende Medikation der Patienten. Dieses multifaktorielle Geschehen macht Aussagen über (Nach)wirkungen der Anästhetika schwierig, zumal während Anästhesie mehrere Medikamente mit jeweils unterschiedlicher Kinetik und Dynamik, sowie unterschiedlicher Dosierung zum Einsatz kommen.

Unmittelbare Erholungsphase

In den letzten Jahren ist die Erholung nach Operation und Anästhesie v. a. durch die Entwicklung von Anästhetika mit kürzerer Wirkdauer, wie Sevofluran, Desfluran und Remifentanil, thematisiert worden. Rasche und besser kalkulierbare Beendigung der Anästhesie und schnelle Erholung der Patienten werden möglicherweise auch aus ökonomischer Sicht relevant: kürzere Wechsel- und Überwachungszeiten sowie Verlegung direkt auf Normalstation („fast tracking" nach unkomplizierten Eingriffen bei ASA I und II) sind Themen, denen sich der Anästhesist eventuell stellen muss.

Inwieweit die heute verwendeten Anästhetika hier Perspektiven bieten, soll für die wesentlichsten Komponenten einer Allgemeinanästhesie diskutiert werden.

Aufwachzeiten

Volatile Anästhetika und Propofol
Die *Aufwachzeiten* nach Sevofluran- oder Desfluran-Anästhesie sind kürzer als nach Halothan-, Enfluran- oder Isofluarananästhesie. Dies gilt v. a. für längere Eingriffe. Hier waren die Aufwachzeiten nach Sevofluran von der Gesamtdosis (MAC-h) unabhängig, d. h. die Aufwachzeiten entsprachen auch nach Applikation über mehrere Stunden (4–6 MAC-h) denen nach kürzeren Narkosen (ca. 8 min) [22]. Nach Isofluran und Enfluran hingegen waren die Aufwachzeiten dosisabhängig, nach 4–6 MAC-h lagen die Aufwachzeiten bei ca. 20–30 min [22].

Dazu kommt, dass die interindividuelle Variabilität der Aufwachzeiten nach Sevofluran und Desfluran geringer ist als nach den „alten" volatilen Anästhetika. Ihr Einsatz ermöglicht also eine rasche und besser kalkulierbare Beendigung der Anästhesie. Aus der schnelleren Erholung vitaler Parameter (frühzeitigere Entfernung einer Larynxmaske bei Kindern nach Sevoflurannarkose) wurden potentiell kürzere Überleitungszeiten abgeleitet, die sich besonders in Operationsbereichen mit hohem Patientenumsatz auswirken könnten [8].

Zahlreiche Studien haben die neuen volatilen Anästhetika mit Propofol verglichen: Die Ergebnisse sind schwer zu bewerten, da unklar ist, welche Dosierung von Propofol der der volatilen Anästhetika entspricht und häufig das volatile Anästhetikum mit Stickoxydul, Propofol hingegen mit einem Opioid kombiniert wurde bzw. das volatile Anästhetikum und Propofol mit unterschiedlichen Opioiden kombiniert wurden. Nimmt man die Studien, in denen die volatilen Anästhetika und Propofol mit dem gleichen Analgetikum kombiniert wurden, so waren die Aufwachzeiten vergleichbar [11, 17] oder es gab Vorteile zugunsten von Sevofluran/Desfluran [16, 20].

Opioide

Durch *Opioide*, z. B. Fentanyl, werden die Aufwachzeiten in klinisch üblicher Dosierung nach Narkosen mit volatilen Anästhetika nicht relevant verlängert. Erklärt wird dies durch den Befund, dass niedrige bis mittlere Plasmakonzentrationen von Opioiden den MAC_{awake}-Wert der volatilen Anästhetika nicht reduzieren [10]. Dadurch erlangen Patienten mit z. B. 0,2–0,3 mg Fentanyl im Rahmen eines 1-stündigen Eingriffs am Ende der Narkose bei den gleichen alveolären Konzentrationen das Bewusstsein wie ohne Opioid. Damit kann auch bei einer Opioid-supplementierten Anästhesie durch Messung der alveolären Konzentration des volatilen Anästhetikums abgeschätzt werden, zu welchem Zeitpunkt ein Patient aufwacht.

Bie Narkosen mit Propofol ist der Zeitpunkt des Erwachens schwieriger einzuschätzen, da die Plasmakonzentrationen von Propofol – analog der alveolären Konzentration der volatilen Anästhetika – nicht kontinuierlich gemessen werden können.

Über kurze Aufwachzeiten wird auch bei der Kombination von *Remifentanil* mit den neuen volatilen Anästhetika und Propofol berichtet. Das liegt vorrangig daran, dass Remifentanil relativ hoch dosiert werden kann. Dies wiederum hat zur Folge, dass Hypnotika nur in einem Konzentrationsbereich angewendet zu werden brauchen, der eine sichere Ausschaltung des Bewusstseins ermöglicht (durch die hohe Opioiddosierung treten weniger oder keine Schmerzspitzen auf, die eine Weckreaktion auslösen könnten). Das entspricht bei den volatilen Anästhetika im „steady state" alveolären Konzentrationen von 0,5 MAC, also ca. 1,0–1,2 Vol.-% Sevofluran bzw. 3–4 Vol.-% Desfluran, beim Propofol vermutlich 5–6 mg/kgKG/h.

Die rasche Erholung nach Narkosen mit Remifentanil wird mit sofort und verstärkt empfundenen Schmerzen und ausgeprägtem „Shivering" erkauft [6, 7]. Das Verfahren erscheint deshalb bei Eingriffen mit relevanten postoperativen Schmerzen weniger empfehlenswert.

Benzodiazepine und Clonidin

Die Prämedikation oder intraoperative Supplementierung mit *Benzodiazepinen* kann die Aufwachzeiten verlängern. Dies gilt insbesondere für kürzere Eingriffe bei Kleinkindern [1, 19]: Nach Prämedikation mit Midazolam wachten die Kindern nach Propofolanästhesie erheblich (20 min) [1], nach Sevoflurananästhesie leicht verzögert (5 min) auf. Die mit Midazolam prämedizierten Kinder waren unmittelbar postoperativ unruhiger [19].

Clonidin verlängert die Aufwachzeiten um ca. 5 min, wenn es einige Minuten vor Ende des operativen Eingriffs zur Prophylaxe des postoperativen Kältezitterns intravenös [5] oder als Prämedikation oral appliziert wird [4]. Da Clonidin den Bedarf an volatilen Anästhetika deutlich reduziert, ist eine Verlängerung der Aufwachzeiten durch die Prämedikation mit Clonidin kaum zu erwarten, wenn die Dosis der volatilen Anästhetika tatsächlich entsprechend reduziert wird.

Verlegung aus dem Aufwachraum

Die meisten Studien zeigen, dass Kinder nach Eingriffen in Sevofluran-Anästhesie 5–15 min (Mittelwertangaben) eher aus dem Aufwachraum entlassen werden können, als nach Halothan [9] oder Propofol [18]. Die Prämedikation mit Midazolam kann die Verlegung von Kleinkindern aus dem Aufwachraum verzögern [19].

Bei Erwachsenen ergeben sich in der Mehrzahl der Studien im Zeitpunkt der Entlassungsfähigkeit aus dem Aufwachraum keine Unterschiede zwischen Sevofluran, Isofluran, Desfluran und Propofol [9, 11]. Eine eher den klinischen Routinebetrieb widerspiegelnde, retrospektive Untersuchung bei 20.060 Patienten, zeigt nach balancierter Anästhesie mit Sevofluran bzw. Isofluran eine ca. 20 min kürzere Verweildauer im Aufwachraum als nach Propofol/Remifentanil bzw. Propofol/Fentanyl [15]. Bei geriatrischen Patienten vermögen i.v. vor der Einleitung verabreichte 0,5 bzw. 2 mg Midazolam die Verlegungsfähigkeit um 20 min zu verzögern. Dies kommt v. a. bei kurzen Eingriffen zum Tragen [3, 19].

Mittlere Erholungsphase

Die *kognitiven Funktionen* erholen sich nach Narkosen mit Sevofluran bzw. Desfluran rascher als nach Narkosen mit den „alten" volatilen Anästhetika, insbesondere mit Halothan. Gemessen am Propofol waren die beiden neuen Inhalationsanästhetika in der Erholung psychomotorischer Funktionen gleichwertig oder überlegen [2, 9]. Die Erholung kognitiver Funktionen wird durch niedrige, vor Anästhesie i.v. applizierte Dosen von Midazolam (2–3 mg) verzögert [12].

Kürzere Aufwachzeiten und schnellere Erholung kognitiver Funktionen führen zu einer frühzeitigeren und eventuell stärkeren Wahrnehmung von Schmerzen, die eine Anpassung der Schmerztherapie erforderlich macht. Angestrebt werden sollte daher eine intraoperative Schmerztherapie, die über die Beendigung der Anästhesie hinaus noch wirksam ist.

Auch wenn die zügige Erholung physiologischer und kognitiver Funktionen durch die neueren Anästhetika klinisch augenfällig ist, so geht sie bei ambulanten Eingriffen im Vergleich zu älteren Substanzen (Halothan, Isofluran) nicht mit einer früheren Entlassung aus dem Krankenhaus einher [9]. Der Grund hierfür mag sein, dass die Entlassungsfähigkeit aus dem Krankenhaus von vielen Faktoren abhängt, die mit den Nachwirkungen der Anästhetika wenig zu tun haben. Hier spielen „organisatorische Routinen" vermutlich eine große Rolle. Als durchschnittliche Entlassungsfähigkeit werden in Studien Zeiträume zwischen ca. 1,5–3,5 h angegeben [9].

Vollständige Erholung

Untersuchungen zur vollständigen Erholung nach Anästhesie und Operation sind vergleichsweise spärlich. Sie kommen v. a. aus dem Bereich der Kardioanästhesie bzw. -chirurgie und heben v. a. auf die Problematik der extrakorporalen Zirkulation ab. Jüngst wurde aber gezeigt, dass Patienten 2 Monate nach elektiver Operation eines Bauchaortenaneurysmas in der Selbsteinschätzung ihrer kognitiven Fähigkeiten („Cognitive Failures Questionnaire" von Broadbent) vergleichbar eingeschränkt waren, wie Patienten nach elektiver Koronarbypass-Operation [13]. Daraus ist zu schließen, dass außer der extrakorporalen Zirkulation noch andere Faktoren vorliegen, die zu postoperativen kognitiven Funktionsdefiziten führen. Aus den Daten kann aber nicht abgeleitet werden, dass Anästhetika die Erklärung darstellen.

Allerdings wurde von der gleichen Autorin gezeigt, dass pharmakologische Unterschiede in der Narkoseführung die Gedächtnisleistung koronarchirurgischer Patienten in der frühen postoperativen Phase beeinflussen: Patienten, die zur Narkoseaufrechterhaltung Isofluran erhalten hatten, wiesen im Vergleich zu Patienten, deren Narkose mit Midazolam geführt worden war, am 4. postoperativen Tag in der Gedächtnisleistung ein signifikant besseres Testergebnis auf. Die Autorin diskutiert als Erklärung eine zerebroprotektive Wirkung von Isofluran unter den Bedingungen der extrakorporalen Zirkulation und/oder eine Beeinträchtigung durch Midazolam [14].

Schlussfolgerungen

Mit den modernen Anästhetika ist eine rasche und besser kalkulierbare Beendigung der Anästhesie und eine schnelle Erholung der Patienten möglich. Dieses Ziel wird vermutlich am ehesten erreicht, wenn Hypnotika auf der Basis einer guten intraoperativen Analgesie nur so hoch dosiert werden, dass das Bewusstsein zuverlässig ausgeschaltet wird. Es gibt Anhaltspunkte dafür, dass auch kurzwirksame Benzodiazepine – zumindest unter dem Aspekt der postoperativen Erholung – eher ungünstig sind. Ob Anästhetika längerfristig neuropsychologische Defizite bewirken, ist eine offene Frage.

Literatur

1. Bevan JC, Veall GR, Macnab AJ, Ries CR, Marsland C (1997) Midazolam premedication delays recovery after propofol without modifying involuntary movements. Anesth Analg 85: 50–54
2. Biedler A, Juckenhofel S, Feisel C, Wilhelm W, Larsen R (2000) Cognitive impairment in the early postoperative period after remifentanil-propofol and sevoflurane-fentanyl anesthesia. Anästhesist 49: 286–290
3. Fredman B, Lahav M, Zohar E, Golod M, Paruta I, Jedeikin R (1999) The effect of midazolam premedication on mental and psychomotor recovery in geriatric patients undergoing brief surgical procedures. Anesth Analg 89: 1161–1166
4. Goyagi T, Tanaka M, Nishikawa T (1998) Oral clonidine premedication reduces the awakening concentration of isoflurane. Anesth Analg 86: 410–413
5. Grundmann U, Berg K, Stamminger U, Juckenhöfel S, Wilhelm (1997) Vergleichende Untersuchung von Pethidin und Clonidin zur Prophylaxe des postoperativen Kältezitterns. Anästhesiol Intensivmed Notfallmed Schmerzther 32: 36–42
6. Grundmann U, Risch A, Kleinschmidt S, Klatt R, Larsen R (1998) Remifentanil-Propofol-Anästhesie bei Bandscheibenoperationen: ein Vergleich mit einer Desfluran-N2O-Inhalationsanästhesie. Anästhesist 47: 102–110

7. Guignard B, Bossard AE, Coste C et al. (2000) Acute opioid tolerance: intraoperative remifentanil increases postoperative pain and morphine requirement. Anesthesiology 93: 409–417
8. Hahnenkamp K, Goldmann K, Thomas O, Braun U (1998) Kann Sevofluran im klinischen Alltag den zeitlichen Ablauf beschleunigen? Ein Vergleich mit Halothan bei Kinderanästhesien. Anästhesist 47: 335–338
9. Hobbhahn J, Schwall B, Prasser C, Vogel H, Taeger K (1997) Der Einfluss von Sevofluran und Desfluran auf die Einleitungs- und Aufwachphase – ein Vergleich mit den herkömmlichen Inhalationsanästhetika und Propofol. Anästh Intensivmed 38: 607–615
10. Katoh T, Ikeda K (1998) The effects of fentanyl on sevoflurane requirements for loss of consciousness and skin incision. Anesthesiology 88: 18–24
11. Loop T, Priebe HJ (2000) Recovery after anesthesia with remifentanil combined with propofol, desflurane, or sevoflurane for otorhinolaryngeal surgery. Anesth Analg 91: 123–129
12. Richardson MG, Wu CL, Hussain A (1997) Midazolam premedication increases sedation but does not prolong discharge times after brief outpatient general anesthesia for laparoscopic tubal sterilization. Anesth Analg 85: 301–305
13. Rodig G, Rak A, Kasprzak P, Hobbhahn J (1999) Evaluation of self-reported failures in cognitive function after cardiac and noncardiac surgery. Anaesthesia 54: 826–830
14. Rödig G (2001) Frühe postoperative Gedächtnisfunktionen bei kardiochirurgischen Patienten: Einfluss des Anästhesieverfahrens und ein Vergleich mit gefäßchirurgischen Patienten. Habilitationsschrift Universität Regensburg, S 1–67
15. Schindler E, Benson M, Junger A, Muller M, Sticher J, Hempelmann G (2000) Recovery of balanced anesthesia with various inhalation anesthetics in comparison to intravenous anesthetics: a retrospective analysis of 20.060 patients. Anasthesiol Intensivmed Notfallmed Schmerzther 35: 375–380
16. Song D, Joshi GP, White P (1998) Fast-track eleigibilty after ambulatory anesthesia: a comparison of desflurane, sevoflurane, and propofol. Anesth Analg 86: 267–273
17. Tang J, Chen L, White PF et al. (1999) Recovery profile, costs, and patient satisfaction with propofol and sevoflurane for fast-track office-based anesthesia. Anesthesiology 91: 253–261
18. Uezono S, Goto T, Terui K et al. (2000) Emergence agitation after sevoflurane vs. propofol in pediatric patients. Anesth Analg 91: 563–566
19. Viitanen H, Annila P, Viitanen M, Yli-Hankala A (1999) Midazolam premedication delays recovery from propofol-induced sevoflurane anesthesia in children 1–3 yr. Can J Anaesth 46: 766–771
20. Wandel C, Neff S, Böhrer H, Browne A, Motsch J, Martin E (1995) Recovery characteristics following anaesthesia with sevoflurane or propofol in adults undergoing out-patient surgery. Eur J Clin Pharmacol 48: 185–188
21. Wiesenack C, Wiesner G, Hobbhahn J (1997) Verlegungs- und Entlasskriterien bei tageschirurgischen Patienten nach Allgemeinnarkose. Anaesth Intensivmed 38: 61–68
22. Wiesner G, Wild K, Merz M, Hobbhahn J (1995) Aufwachzeiten, Kreislaufverhalten und unerwünschte Wirkungen bei Anwendung von Sevofluran und Enfluran: Eine offene, randomisierte, vergleichende Phase-III-Studie. Anästhesiol Intensivmed Notfallmed Schmerzther 30: 290–296

Pharmakainteraktionen und Anästhesie

J. M. CALAMINUS

Eine Allgemeinanästhesie beruht nahezu ausnahmslos auf der Kombination mehrerer Pharmaka. Die meisten der verwendeten Substanzgruppen greifen zumindest partiell an ähnlichen Wirkorten im ZNS an. Daraus resultiert regelmäßig eine Überschneidung der unterschiedlichen Wirkprofile. Die möglichst exakt quantifizierende Beschreibung dieser Überschneidungen ist Thema der Interaktionsforschung.

Grundbegriffe

Die Interaktion zwischen 2 Medikamenten kann rein additiv sein, d. h. jede Substanz ruft die ihr eigenen Wirkungen unabhängig von anderen im selben Zeitraum wirksamen Medikamenten hervor. Wenn sich 2 Substanzen hinsichtlich einer ihrer Wirkungen gegenseitig verstärken, nennt man das eine synergistische Interaktion. Wenn andererseits 2 Medikamente sich in ihrer Wirkung gegenseitig abschwächen, nennt man diese Interaktion antagonistisch.

Solche Wechselwirkungen zwischen mehreren Substanzen können pharmakokinetische Ursachen haben, etwa indem der Metabolismus einer Substanz durch die zeitnahe Verabreichung einer anderen mit der Folge einer stärkeren, länger anhaltenden Wirkung behindert wird. Die Ursachen einer Interaktion können auch pharmakodynamischer Natur sein: wenn beide interagierenden Substanzen am selben Rezeptor eine ähnliche Wirkung auslösen, kann es bei gleichzeitiger Verabreichung zu einer gegenseitigen Wirkungsbeeinflussung kommen.

Des Weiteren wird der Begriff der „Summe der fraktionalen Dosen" erklärt. Wenn man die quantitativen Aspekte einer Medikamentenwechselwirkung beschreiben will, muss man zunächst klar definieren, welchen der Effekte der beteiligten Substanzen man untersuchen möchte. Man legt dann von beiden Substanzen die jeweilige ED_{50} bzw. ED_{95} zu Grunde. Wenn man mit der jeweils halben ED_{95} beider Medikamente bei simultaner Verabreichung bei 95% der Probanden oder Patienten den untersuchten Effekt auslöst, beträgt die Summe der beiden Teildosierungen 1; die Teildosierungen werden auch fraktionale Dosen genannt, Wechselwirkungen, bei denen die Summe der fraktionalen Dosen 1 beträgt, sind additiv; ist die Summe der fraktionaler Dosen >1, ist die Interaktion antagonistisch und „vice versa".

Die graphische Darstellung dieser Beschreibungstechnik nennt man *Isobolographie*: hier wird die Natur einer Interaktion unmittelbar sichtbar gemacht. Auf den beiden Achsen des Koordinatensystemes werden die jeweils benötigten Dosen der beiden beteiligten Medikamente aufgetragen.

Bei additiven Interaktionen liegt der resultierende Punkt nahe der Verbindungslinie zwischen den beiden Punkten auf Ordinate bzw. Abszisse, welche die jeweilige ED_{50} oder ED_{95} markieren. Diese Linie bezeichnet man als Linie der Additivität. Liegt der resultierende Punkt deutlich innerhalb dieser Linie, ist die Interaktion synergistisch und „vice versa". Eine fortgeschrittene Variante dieser Darstellung wurde von Vuyck (1997) benutzt, um die errechnete Wirkdauer verschiedener Mischungsverhältnisse von Propofol und einem Opioid in einer 3-dimensionalen Grafik darzustellen. Dies erlaubt in der klinischen Anwendung die Auswahl desjenigen Mischungsverhältnisses, das die schnellste Erholung bietet.

Interaktionen zwischen volatilen Anästhetika

Hinsichtlicher der Unterdrückung motorischer Antworten auf den operativen Reiz wie Abwehr- oder Fluchtbewegungen, wie sie in der klassischen Definition der MAC festgelegt ist, verhalten sich volatile Anästhetika im wesentlichen additiv. Dies ist auch für Sevofluran und Desfluran bestätigt worden. Einschränkend wird ein Arbeit von Cole (1990) zitiert, die zeigt, dass im Tiermodell Abweichungen von dieser rein additiven Wechselwirkung hinsichtlich der MAC gefunden werden können. Wenn man als Zieleffekt nicht die MAC, sondern die Dämpfung der Hirnaktivität – gemessen am Median des Powerspektrum – untersucht, zeigt sich bei höheren N_2O-Konzentrationen eine Zunahme der Summe der fraktionalen Dosen eines Isofluran/N_2O-Gemisches (Röpcke u. Schwilden 1996), also eine eher antagonistische Interaktion.

Interaktionen zwischen volatilen Anästhetika und nichtdepolarisierenden Relaxanzien

Volatile Anästhetika verstärken die Wirkung nichtdepolarisierender neuromuskulärer Blocker beträchtlich. Für Desfluran wurde von Pereon (1999) gezeigt, dass dessen relaxierende Wirkung durch Dämpfung der spinalen Erregbarkeit entsteht, aber nicht durch eine unmittelbare Wirkung auf die motorische Endplatte. Man kann kein Summe der fraktionalen Dosen definieren, da die ED_{50} oder ED_{95} für die Relaxierung durch ein volatiles Anästhetikum aus ethischen Gründen nicht bestimmt werden kann, sie liegt wohl weit jenseits der doppelten MAC. Das Ausmaß der Potenzierung der Relaxanzien ist auch nicht für alle inhalativen Anästhetika gleich.

Als Faustregel genügt es, sich zu merken, dass eine Inhalationsanästhesie verglichen mit einer TIVA den Bedarf an nichtdepolarisierenden Ralaxanzien um 25–33% senkt.

Interaktionen zwischen volatilen Anästhetika und Opioiden

Opioide unterdrücken die motorische Reizantwort; die Interaktionen mit volatilen Anästhetika sind synergistisch. Um die MAC von Isofluran um 50% zu senken, sind folgende Opioidplasmakonzentrationen erforderlich:
- Fentanyl 0,5–1,7 ng/ml,
- Sufentanil 0,15 ng/ml,
- Alfentanil 29 ng/ml,
- Remifentanil 1,4 ng/ml.

Die MAC$_{awake}$ von Isofluran, definiert als die Konzentration, bei der 50% der Probanden aufwachen, wird aber durch Morphin in analgetischer Dosis nicht beeinflusst, d. h. die synergistische Interaktion bezieht sich nicht auf den hypnotischen Effekt. Dies gilt auch für Sevofluran/Fentanyl (Katoh 1994).

Die Dämpfung der hämodynamischen Reizantwort durch volatile Anästhetika setzt relativ hohe Dosierungen voraus, etwa für Desfluran 1,3 MAC in 60% N_2O. Diese Dosis nennt man MAC$_{BAR}$ („blocks adrenergic response"). Durch 1,5 μg/kgKG Fentanyl wird diese Dosis auf 0,4 MAC reduziert (Daniel 1998).

Interaktionen zwischen Opioiden und Hypnotika

Gerade für Propofol und die modernen Opioide sind diese Interaktionen weitgehend untersucht. Die hypnotische Wirkung ist synergistisch, die Summe der fraktionalen Dosen liegt etwa im Bereich von 0,70, auch die hämodynamische Reizantwort wird synergistisch gedämpft. Die synergistische Interaktion hinsichtlich Hypnose ist auch für Midazolam-Opioid-Gemische gut dokumentiert. Die hypnotische Wirkung von Midazolam zusammen mit Propofol ist ebenfalls synergistisch. Die Kombination von 3 Substanzen (Propofol, Opioid, Midazolam) führt nicht zu einer weiteren Senkung der Summe der fraktionalen Dosen (Short 1992; Vinik 1994).

Insgesamt zeigt die Thematik der Publikationen deutlich, dass Forschung ganz überwiegend kommerziell gesteuert ist. Hinsichtlich der Interaktionen bei Nebenwirkungen finden sich nur spärlich Daten. Immerhin zeigt eine Untersuchung von Bailey (1990) an 12 gesunden Probanden, dass zwar weder Fentanyl 2 μg/kgKG noch Midazolam 0,05 mg/kgKG eine Apnoe auslösen; bei kombinierter Verabreichung wurden 6 von 12 Probanden apnoisch. Nach Midazolam allein wurde kein Proband hypoxämisch, nach Fentanyl 6, nach kombinierter Gabe 11 von 12 Probanden. Auch die atemdepressive Wirkung von Remifentanil wird durch sedierende Dosen von Midazolam verstärkt.

Die hypnotische Interaktion von Midazolam und Ketamin ist additiv.

Interaktionen von Relaxanzien untereinander

In diesem Teilbereich gibt es eine recht umfassende Datenlage. Dies mag damit zusammenhängen, dass die Wirkung der Relaxanzien mit den seit längerem verfügbaren Überwachungsmethoden gut gemessen werden können. Bei diesem Thema spielt die zeitliche Reihenfolge der Applikationen eine ausschlaggebende Rolle, dies hängt damit zusammen, dass die erstverabreichte Substanz offenbar die Rezeptoren besetzt und von einem nachfolgend applizierten 2. Relaxans nicht ohne weiteres dort verdrängt wird.

Im Einzelnen:
- Eine Präcurarisierung erhöht den Dosisbedarf des Succinylcholin ca. auf das 1,5-fache der ursprünglichen Dosis.
- Bei simultaner Verabreichung von nichtdepolarisierenden neuromuskulären Blokkern spiegeln die Eigenschaften der Kombination die Eigenschaften der beteiligten Interaktionspartner wider.
- Bei sequentieller Applikation hat die Repetitionsgabe zunächst die gleichen Eigenschaften wie das erste Relaxans; erst nach mehreren Plasmahalbwertszeiten setzen

sich die pharmakokinetischen Eigenschaften des zweitverabreichten Relaxans allmählich durch.

Beispielsweise wirkt Mivacurium, appliziert zur Aufrechterhaltung einer mit Pancuronium begonnenen Blockade, 50 min; bei einer mit Mivacurium begonnenen Blockade nur 6 min (Kim 1997).

1998 haben Beaussier et al. eine sehr schöne Studie publiziert: sie macht deutlich, dass es nach Relaxierung mit Pancuronium ca. 4 h dauert, bis Mivacuriumrepetitionsgaben die für Mivacurium typischen Eigenschaften zeigen.

Die Verabreichung von Succinylcholin während einer abklingenden nichtdepolarisierenden Blockade führt zu einer strikt vom Erholungsgrad abhängigen, in der Regel 2-phasigen Reaktion; wegen der Komplexität dieser Situation ist diese Technik im klinischen Betrieb nicht geeignet, um eine am Operationsende ungenügende Relaxierung zu kaschieren.

Literatur

1. Beaussier M, Deriaz H, De Traverse A, Abdelhalim Z, Lienhart A (1998) Duration of the pharmacodynamic interaction between pancuronium and mivacurium. Br J Anaesth 81: 251–252
2. Cole DJ, Kalichman MW, Shapiro HM, Drummond JC (1990) The nonlinear potency of sub-MAC concentrations of nitrous oxide in decreasing the anesthetic requirement of enflurane, halothane, and isoflurane in rats. Anesthesiology 73: 93–99
3. Daniel M, Weiskopf RB, Noorani M, Eger EI (1998) Fentanyl augments the blockade of the sympathetic response to incision (MAC-BAR) produces by desflurane and isoflurane. Anesthesiology 88: 43–49
4. Katoh T, Uchiyama T, Ikeda K (1994) Effect of fentanyl on awakening concentration of sevoflurane. Br J Anaesth 73: 322–325
5. Kim KS, Shim JC, Kim DW (1997) Interactions between mivacurium and pancuronium. Br J Anaesth 79: 19–23
6. Pereon Y, Bernard JM, Nguyen The Tich S, Genet R, Petitfaux F, Guiheneuc P (1999) The effects of desflurane on the nervous system: from spinal chord to muscles. Anesth Analg 89: 490–495
7. Röpcke H, Schwilden H (1996) Interaction of isoflurane and nitrous oxide combinations similar for median electroencephalographic frequency and clinical anesthesia. Anesthesiology 84: 782–788
8. Short TG, Plummer JL, Chui PT (1992) Hypnotic and anaesthetic interactions between midazolam, propofol and alfentanil. Br J Anaesth 69: 162–167
9. Vinik HR, Bradley EL, Kissin I (1994) Triple anesthetic combination: propofol-midazolam-alfentanil. Anesth Analg 78: 354–358
10. Vuyck J, Mertens MJ, Olofsen E, Burm AGL, Bovill JG (1997) Propofol anesthesia and rational opioid selection. Determination of optimal EC50–EC95 propofol-opioid concentrations that assure adequate anesthesia and a rapid return of consciousness. Anesthesiology 87: 1549–1562

Analgosedierung in der Intensivmedizin: Wann und wie?

S. Zielmann, T. Schneider, Heike Petrow, Katrin Zielmann

Intensivmedizin ist z. T. Fortführung einer Narkose, wenn der Patient nach der Operation nicht gleich erwachen kann oder soll. Meist liegt eine Instabilität von Herz-Kreislauf- und Lungenfunktion vor, aber auch andere Bedingungen einschließlich der Sterbeerleichterung nach Laparotomie bei Darmgangrän sind möglich. Andererseits wird im Fall lebensbedrohlicher Akuterkrankungen durch Intensivmedizin versucht, den Ausfall von Organsystemen zu überbrücken, bis natürliche Reparatur- und Erholungsvorgänge eingetreten sind. Die Ursachen reichen von respiratorischer Insuffizienz bei nosokomialer Pneumonie bis zum Multiorganversagen verschiedener Genese.

Eine weitere Aufgabe ist die intensive Überwachung, um im Falle des Eintretens drohender Komplikationen keine Minute Zeit zur Gegenregulation zu verlieren. Hier sei die 24-stündige Überwachung bei Verdacht auf Entwicklung einer malignen Hyperthermie bei Narkoseeinleitung genannt.

Eine Analgosedierung ist nicht bei allen Patienten erforderlich. Indikation und Auswahl einer solchen Therapie richtet sich nach den individuellen und belastenden Einflüssen insgesamt. So wird beim (schmerzarmen) schweren Alkoholentzugssyndrom ein anderes Konzept erforderlich als bei Patienten nach Brandverletzungen, Polytrauma, bei akuter nekrotisierender Pankreatitis, Sepsis oder primärem Herz- oder Lungenversagen. Deshalb gibt es nicht nur ein sondern mehrere vernünftige Therapieschemata. Wie bei der Auswahl von Antibiotika macht derjenige am meisten falsch, der nur eines nutzt.

In den Anfängen der Intensivmedizin war die Analgosedierung ein Hilfsmittel zur Anpassung des Patienten an den Respirator. Als ein schlechter Ersatz für unzureichend entwickelte Beatmungstechnik wurde regelmäßig relaxiert, „um den Kampf des Patienten gegen den Respirator zu verhindern" [13].

Die heutigen Ziele der Analgosedierung sind in Tabelle 1 zusammengefasst. Die erste Priorität hat die Analgesie, dann folgen Anxiolyse, psychovegetative Abschirmung und Amnesie. Dabei ist hervorzuheben, dass die Qualität der Analgosedierung hinsichtlich einer gesundheitsbezogenen Lebensqualität nach der Intensivtherapie von entscheidender Bedeutung ist [37]. Mit Zunahme der offenen Besucherregelung auf Intensivstationen

Tabelle 1. Ziele der Langzeitsedierung

- Schmerzfreiheit bzw. ausreichende Schmerzdämpfung
- Angstfreiheit, psychovegetative Abschirmung
- Stressreduktion, Amnesie
- Hypnose, damit z. B. extreme Atemnot nicht bewusst wird
- Senkung des Sauerstoffverbrauchs
- Senkung des erhöhten intrakraniellen Drucks
- Dämpfung motorischer Unruhe zur Herbeiführung der Behandlungstoleranz
- Sterbeerleichterung
- „Beruhigung der Angehörigen"

wurde auch der Aspekt „Für die Angehörigen" deutlich, ebenso wie die Tatsache, dass die Beurteilung einer ausreichenden Sedierungstiefe etwas Subjektives ist.

Auswahl an Arzneimitteln für die Langzeitsedierung

Die Auswahl an Arzneimitteln für die Analgosedierung ist in Tabelle 2 zusammengestellt.

In den vergangenen Jahrzehnten folgte die Auswahl an Arzneimitteln zur Langzeitsedierung auf der Intensivstation den jeweils favorisierten intravenösen Narkosetechniken, obwohl es einen Unterschied macht, ob nachteilige Wirkungen wie die Hemmung der gastrointestinalen Motilität über Stunden oder Tage und Wochen in Kauf genommen werden.

Als Analgetikum hielt sich das Fentanyl über Jahrzehnte und wird auch heute noch aus vermeintlichen Kostengründen benutzt. Auch die Kombination von Fentanyl mit Dehydrobenzperidol war ein Standard über 30 Jahre. Bei den Benzodiazepinen wurde das Diazepam erst durch Flunitrazepam, dann durch Midazolam ersetzt. Parallel gab es bei entsprechender Indikation für eine tiefe Sedierung lange Zeit keine Alternative zu den Barbituraten Thiopental und Methohexital. Inzwischen hat sich das Propofol aufgrund der besseren Verträglichkeit und guten Steuerbarkeit nicht nur für die postoperative Sedierung etabliert. Mögliche Indikationen für den Einsatz der Gammahydroxybuttersäure (GHBS) werden im weiteren Text ausführlich besprochen, ebenso wie der Stellenwert der Neuroleptika.

Rationale Auswahl der Arzneimittel für die Langzeitsedierung: Pharmakokinetische Betrachtungen

Bei der Beurteilung von Arzneimitteln müssen pharmakokinetische und pharmakodynamische Gesichtspunkte berücksichtigt werden. Die Pharmakokinetik gibt Antworten auf die Frage: Was macht der Organismus mit dem Arzneimittel (Aufnahme, Verteilung, Verstoffwechselung und Ausscheidung). Folgende pharmakokinetische Variablen sollen berücksichtigt werden: Die Plasmaproteinbindung, die hepatische Extraktion, das Verteilungsvolumen und die kontextsensitive Halbwertszeit.

Tabelle 2. Auswahl an Arzneimitteln zur Langzeitsedierung

1. Analgetika	a) Opioide: (Morphin), Piritramid, Fentanyl, Alfentanil, Sufentanil, Remifentanil b) Ketamin c) Verfahren der Regionalanästhesie
2. Anxiolytika, Sedativhypnotika	a) Benzodiazepine: Diazepam, Lorazepam, Flunitrazepam, Midazolam b) Barbiturate: Thiopental, Methohexital c) Propofol d) 4-Hydroxybuttersäure (Gammahydroxybuttersäure) e) Volatile Anästhetika: Halothan, Isofluran, Xenon
3. Sonstige	a) α 2-Agonisten: Clonidin, (Dexmedetomidin) b) Neuroleptika c) Clomethiazol d) *Fälschlich*: Muskelrelaxanzien

Plasmaproteinbindung

Eiweißmangelzustände sind bei Intensivpatienten häufig anzutreffen. Für die Arzneimitteltherapie ist dies prinzipiell von Bedeutung, weil in unterschiedlichem Maß eine Bindung an Plasmaproteine erfolgt. Dabei ist zu berücksichtigen, dass nur der freie, ungebundene Anteil biologisch wirksam ist. Dies ist dann von besonderer Bedeutung, wenn normal eine hohe, über 90%ige Plasmaproteinbindung (PPB) vorliegt. Dies trifft z. B. auf Midazolam, Sufentanil und Propofol zu. Verringert sich aufgrund einer ausgeprägten Hypoalbuminämie die PPB von Propofol von 98% auf 97%, so bedeutet dies eine Zunahme der freien Fraktion um 50%. Klinisch ist dies eher bei der Narkoseeinleitung mit Bolusapplikation von Bedeutung als in der Langzeitsedierung.

Ein weiterer Aspekt betrifft den Umstand, dass nur die freie Fraktion dem Eliminationsorgan Leber zur Verfügung steht. Bei normaler Leberfunktion stellt sich im Fall einer erniedrigten PPB schnell ein neues Gleichgewicht ein. Ist jedoch die metabolische Leistungsfähigkeit der Leber gleichfalls vermindert, können Kumulationen des Arzneimittels auftreten [42]. Die klinische Bedeutung der verminderten PPB wird eher überschätzt.

Andererseits gibt es Intensivmediziner, die nach langjährigem Missbrauch von Albumin dies nun gänzlich für überflüssig halten. Dabei wird die Trägerfunktion des Albumins nicht berücksichtigt. Nach Untersuchungen über die PPB von Phenytoin bei Intensivpatienten haben wir eine rationale Interventionsgrenze zur Albuminsubstitution von 2,5 g/dl Albumin bei Patienten mit Nieren- und/oder Leberinsuffizienz vorgeschlagen. Bei Patienten ohne Nieren- und Leberinsuffizienz gilt als Grenze 2,0 g/dl Albumin [43, 45].

Hepatische Extraktion

Zentral wirksame Arzneimittel sind lipophil und müssen im ersten Schritt der Metabolisierung von der Leber verstoffwechselt werden (Ausnahme: Remifentanil). Das Ausmaß der Metabolisierung oder der hepatischen Clearance ist abhängig von der Durchblutung und der enzymatischen Kapazität der Leber. Bei Intensivpatienten können beide Größen wesentlich beeinträchtigt sein. Die hepatische Clearance (Cl_H) ist das Produkt aus dem hepatischen Plasmafluss (F_H) und der hepatischen Extraktion (E_H):

$$Cl_H = F_H \times E_H.$$

Ein Arzneistoff, der bei einmaliger Passage der Leber vollständig, also zu 100%, verstoffwechselt wird, hat eine Extraktion von 1, in der Clearancegleichung könnte man für ein solches Arzneimittel schreiben:

$$Cl_H = F_H \times 1 \text{ oder } Cl_H = F_H \text{ (Clearance = Fluss).}$$

Hieraus wird deutlich, dass die Clearance bei Arzneimitteln mit hoher hepatischer Extraktion entscheidend von der Leberdurchblutung abhängig ist.

Zu den Arzneimitteln zur Langzeitsedierung (Tabelle 2) mit einer hohen hepatischen Extraktion von 0,83 und mehr zählen die kurzwirksamen Opioide Fentanyl, Alfentanil und Sufentanil sowie die Hypnotika Methohexital und Propofol. Die Überdruckbeatmung senkt die Leberdurchblutung allein um etwa 10–20%, weitere negative Einflüsse sind durch Hyperventilation und die Zufuhr von Vasodilatanzien möglich [19].

Bei intraabdominellen Krankheitsprozessen muss mit einer mechanischen Behinderung der Leberdurchblutung gerechnet werden, und im schweren Schockzustand kann die metabolische Leberfunktion aufgrund der mangelnden Perfusion um 50–90% gesenkt sein [4, 23, 26]. In dieser Situation können also auch Medikamente mit hoher hepatischer Extraktion kumulieren. Ist dagegen das Herzzeitvolumen gesteigert und die Leberdurchblutung proportional normal, so ergeben sich klinische Situationen, wo extrem hohe Dosierungen z. B. von Sufentanil und Propofol erforderlich werden, um den gewünschten Sedierungsgrad zu erreichen. Hier wäre es günstiger, Arzneimittel mit mittlerer hepatischer Extraktion (E=0,3–0,7) zu wählen, die nicht bei jeder Passage durch die Leber nahezu vollständig eliminiert werden. Von den in Tabelle 2 genannten Arzneimitteln wären dies Midazolam, GHBS, Ketamin und Piritramid.

Arzneimittel mit niedriger hepatischer Extraktion unter 0,3 sind per se schlecht steuerbar und sollten in der Langzeitsedierung nicht eingesetzt werden. Hierzu gehören Diazepam, Lorazepam, Flunitrazepam und Thiopental. Scholz u. Steinfath [36] beschreiben Thiopental als kurzwirksames Hypnotikum. Dies ist aber nur für die einmalige Injektion gemeint, wo der Wirkverlust bekanntermaßen nicht auf der Elimination, sondern auf Verteilungsphänomenen beruht. Die hepatische Extraktion von Thiopental ist mit <0,3 niedrig [17], sodass nach langer Applikation mit einer Tage andauernden Aufwachphase gerechnet werden muss. Die hepatische Extraktion von Methohexital ist dagegen mit 0,87 hoch [18], sodass, wenn überhaupt, nur dieses Barbiturat zur Langzeitsedierung Verwendung finden sollte.

Verteilungsvolumen

Das Verteilungsvolumen (V_d) berechnet sich aus dem Quotienten von Dosis und interpolierter maximaler Plasmakonzentration unabhängig davon, ob sich der Fremdstoff im zentralen Kompartiment des Blutplasmas befindet oder nicht.

$$\text{Verteilungsvolumen} = \frac{\text{Dosis}}{\text{Konzentration}}$$

Diffundiert der Arzneistoff in periphere Kompartimente wie Muskel- und Fettgewebe, so erscheint im Blutplasma eine geringe Konzentration, und das virtuelle Verteilungsvolumen ist entsprechend groß. Für die Auswahl von Arzneimitteln zur Langzeitsedierung ist ein überwiegend vernachlässigter Zusammenhang von Verteilungsvolumen, Plasmahalbwertszeit und Clearance von Bedeutung. Die Clearance gibt an, wieviel Plasmavolumen pro Zeiteinheit vollständig von der Fremdsubstanz befreit wird. Die meisten Ärzte glauben, dass die Plasmahalbwertszeit nur eine Funktion der Clearance sei, konkret eine Funktion der Eliminationsorgane Leber und Nieren. Aus folgender Gleichung wird die Bedeutung des Verteilungsvolumens deutlich:

$$\text{Plasmahalbwertszeit} = Vd \times \frac{\ln2}{\text{Clearance}}$$

In Worten: Je größer das Verteilungsvolumen, desto länger ist die Plasmahalbwertszeit [42]. Im sogenannten „Steady state" hat Fentanyl ein ca. 5-fach größeres Verteilungsvolumen als Sufentanil [22]. Dieser Umstand bedingt die wesentlich längere Wirkdauer von Fentanyl nach langen Infusionszeiten, obwohl die hepatische Extraktion von Fentanyl mit 0,83 nicht so markant niedriger ist wie die von Sufentanil mit 0,92 [19, 20].

Die kontextsensitive Halbwertszeit

Um die pharmakokinetischen Bedingungen nach langdauernder Applikation bei gleichbleibenden Plasmakonzentrationen besser verständlich zu machen, wurde zur deskriptiven Klassifizierung der Begriff „kontextsensitive Halbwertszeit" eingeführt [16]. „Kontextsensitiv" bezieht sich auf die Infusionsdauer. In der Literatur wird die kontextsensitive Halbwertszeit auch als 50%iger Abfall der sogenannten Biophase interpretiert [12]. Im klinischen Kontext kann man formulieren, dass mit Hilfe von Computersimulationen im Mehrkompartimentmodell die aus variabler Infusionsdauer resultierende effektive Plasmahalbwertszeit extrapoliert wird. Hierbei bleibt die individuelle Variabilität, die jedem Anästhesisten und Intensivmediziner bestens vertraut ist, unberücksichtigt.

Bei den Zahlen, die zur kontextsensitiven Halbwertszeit angegeben werden, handelt es sich um saubere Daten aus dem Computer. Die klinische Überprüfung hinsichtlich Sensitivität und Spezifität ist ein interessantes Forschungsprojekt. Wenn die kontextsensitiven Halbwertszeiten nach je 8 h Infusionsdauer von Fentanyl mit 300 min und von Sufentanil mit 40 min angegeben werden, kommen manchem erfahrenen Anästhesisten, der nach entsprechend langen Narkosen mit Fentanyl seine Patienten extubiert in den Aufwachraum legte, Zweifel an der Zuverlässigkeit dieser Daten.

Diese kritische Anmerkung erfolgt in der Überzeugung, dass die Einführung der kontextsensitiven Halbwertszeit als notwendiger und sinnvoller Brückenschlag von der theoretischen Pharmakokinetik zur klinischen Pharmakologie verstanden wird.

Konsequenzen aus der Betrachtung pharmakokinetischer Variablen

Wenn die Arzneimittel, die wegen niedriger hepatischer Extraktion und langer kontextsensitiver Halbwertszeit zur Langzeitsedierung als ungeeignet eliminiert werden, so reduziert sich die Auswahl der Arzneimittel der Tabelle 2 um Fentanyl, Diazepam, Lorazepam, Flunitrazepam und Thiopental.

Pharmakodynamische Aspekte der Analgosedierung: Die Analgesie hat die höchste Priorität

Nach wie vor müssen Patienten in Krankenhäusern unter Schmerzen leiden. Für Intensivmediziner sollte zumindest eine Grundausbildung in der Schmerztherapie gefordert werden, um den differenzierten Einsatz aller Möglichkeiten zu kennen. Analgetika wie Metamizol und NSAID werden hier nicht besprochen, da sie kein Hauptbestandteil der Langzeitanalgosedierung sind. Der Einsatz von Verfahren der Regionalanästhesie, insbesondere die Epiduralanalgesie, sollte immer in Erwägung gezogen werden. Die Frage, ob auch der Patient mit akutem Lungenversagen wegen nosokomialer Pneumonie ein Analgetikum erhalten soll, obwohl seine Krankheit ihm eigentlich keine Schmerzen bereitet, beantworten Anästhesisten mit „ja".

Wenn eine Sedierung erforderlich ist, führt die kombinierte Gabe von Analgetika und Sedativa wie bei jeder balancierten Anästhesie zu einer Verminderung der Dosis beider Arzneimittel und damit zu weniger unerwünschten Wirkungen. Weiterhin können Schmerzen auch von der liegenden Magensonde, dem Endotrachealtubus und durch unbequeme und uniforme Lagerung hervorgerufen werden. Der sedierende und euphorisierende Effekt von Opioiden kann über die Analgesie hinaus andere Sedativa teils entbehrlich machen. Als Basisanalgetika kommen Opioide und Ketamin zur Anwendung, sodass die Frage resultiert: Welches Opioid bevorzuge ich und wann setze ich alternativ Ketamin ein?

Auswahl des Opioids

Morphin hat von allen Opioiden die stärkste histaminfreisetzende Wirkung. Aus diesem Grund haben wir es in der Liste der in Frage kommenden Arzneimittel (Tabelle 2) eingeklammert. Die Erhöhung der venösen Gefäßkapazität, Verminderung des systemischen Gefäßwiderstands und hierüber Reduzierung des myokardialen O_2-Bedarfs sind Gründe, warum Morphin bei Myokardinfarkt oder Lungenembolie eingesetzt wird. Wir setzen Morphin noch bei der Sterbeerleichterung ein.

Die bessere Alternative ist *Piritramid*. Im Vergleich zu Morphin ist die Therapie mit Piritramid von einer geringeren Inzidenz an Übelkeit und Erbrechen verbunden, Piritramid zeigt ein besseres Wirkprofil bei der patientengesteuerten „On-demand"-Analgesie, negative Effekte auf das kardiovaskuläre System und den Atemantrieb sind geringer ausgeprägt, allergische Reaktionen durch Piritramid sind selten bis fehlend, und wie Morphin zeigt auch Piritramid einen euphorisierenden Effekt.

Aus all diesen Gründen ist Piritramid da zu bevorzugen, wo eine kontinuierliche, sehr starke Schmerzdämpfung nicht erforderlich ist. Wenn der Patient nicht in der Lage ist, eine PCA-Pumpe zu bedienen, so wird dies durch die Aufmerksamkeit und das Einfühlungsvermögen des Pflegepersonals ersetzt. Nach dem Prinzip, die nächste Dosis muss appliziert werden, bevor der Schmerz kommt, wird bei intermittierender Bolusapplikation der Dosierungsabstand ermittelt, der zwischen 1- und 4-stündlich variiert. Die erforderliche Einzeldosis wird durch Beobachtung oder – falls möglich – durch Befragung ermittelt.

Fentanyl kann nach verdienstvollen Jahrzehnten von der Intensivstation verabschiedet werden, da das Bessere des Guten Feind ist. Wer es aus vermeintlichen Kostengründen einsetzt, hat noch nicht verstanden, wie Kosten entstehen und begrenzt werden. *Alfentanil* ist für die Langzeitsedierung wesentlich besser geeignet als Fentanyl, hat sich für diesen Zweck aber nicht durchgesetzt. So wird es durch die Neuentwicklungen mit Sufentanil und Remifentanil bleiben. *Sufentanil* bezeichnen wir als neuen Standard in der Analgosedierung. Neben einer hervorragenden Analgesie weist es eine ausgeprägte sedierende Komponente mit der erwünschten psychovegetativen Abschirmung auf.

Wo ist nun der Stellenwert von *Remifentanil*, dem Opioid für die Analgosedierung von Intensivpatienten im 21. Jahrhundert [39]? Wir wissen es nicht. Wir kennen auch keine vergleichende Untersuchung Sufentanil vs. Remifentanil zur Langzeitsedierung. Remifentanil wurde unter anderem bei Brandverletzten mit Erfolg eingesetzt [3]; bei Dosierungen bis zu 153 mg/24 h wäre unsere Intensivmedizin jedoch nicht mehr bezahlbar. Wir setzen Remifentanil in speziellen Situationen ein, wo die pharmakokinetischen Eigenschaften als absolut vorteilhaft bezeichnet werden können, z. B. bei Patienten mit hochgradiger Leberinsuffizienz.

Wann empfiehlt sich nun der Verzicht auf Opioide zugunsten des Ketamins?
a) Opioide hemmen die gastrointestinale Motilität. In den Situationen, wo diese Wirkung bedeutungsvoll wird, ist der Einsatz von Ketamin vorteilhaft [44].
b) Opioide haben einen hemmenden Einfluss auf die Spontanatmung. In Situationen, wo die Spontanatmung gefördert werden kann und soll, die Analgosedierung aber noch lange Zeit erforderlich ist, ist der Einsatz von Ketamin vorteilhaft. Es muss

allerdings ausdrücklich darauf hingewiesen werden, dass Spontanatmung bei Intensivpatienten auch ausdrücklich unerwünscht sein kann (s. auch „Vor- und Nachteile der erhaltenen Spontanatmung").

Ketamin

Ketamin ist ein potentes Analgetikum, auch in niedriger Dosierung. Die hypnotischen Effekte im Sinn der dissoziativen Anästhesie treten bei höherer Dosierung auf und werden von uns nicht angestrebt. *Vorteile* von Ketamin betreffen die fehlende Beeinflussung des Magen-Darm-Trakts, den weitgehenden Erhalt des Atemantriebs und den kreislaufstabilisierenden Effekt, der z. B. bei Patienten mit Sepsissyndrom als vorteilhaft imponiert [2]. Schließlich kann der bronchodilatatorische Effekt von Ketamin in Einzelfällen nützlich sein [40]. Für Patienten mit eingeschränkter myokardialer Reserve, Hypertonus usw. gelten die bekannten *Anwendungseinschränkungen* auch für das rechtsdrehende Ketamin-Isomer [47]. Bei Patienten, die nach Schädel-Hirn-Trauma spontan atmen und hypoventilieren, ist Ketamin kontraindiziert; da solche Patienten intubiert und beatmet werden müssen, entfällt die Voraussetzung dieser Anwendungseinschränkung.

Von allen Arzneimitteln, die in der Analgosedierung angewandt werden, ist für Ketamin ein zerebroprotektiver Effekt am besten belegt [15, 24, 25]. Das rechtsdrehende Isomer S-(+)-Ketamin besitzt eine wesentlich höhere analgetische Potenz als das Razemat, sodass die vergleichbare Dosis auf 70–50% gesenkt werden kann. Die höhere Clearance von S-(+)-Ketamin hat kürzere Aufwachzeiten zu Folge. Da generell die Forderung besteht, Arzneistoffe nur in ihrer pharmakologisch reinen Wirkform zur Anwendung zu bringen, gibt es keinen vernünftigen Grund, das Ketamin-Razemat weiter zu benutzen.

Grundsätzlich soll Ketamin immer zusammen mit einem Benzodiazepin verabreicht werden. Zur sicheren Vermeidung des Auftretens psychomimetischer Nebenwirkungen empfehlen wir, nach Beendigung der Ketaminzufuhr die Applikation von Midazolam grundsätzlich einen Tag länger fort zu setzen.

Benzodiazepine

Benzodiazepine wirken anxiolytisch, sedierend, antikonvulsiv und muskelrelaxierend. Aufgrund der erstgenannten Eigenschaften sind sie seit langem ein berechtigter Standard in der Langzeitsedierung [34]. Die pharmakokinetischen Eigenschaften lassen aus unserer Sicht nur die Verwendung von Midazolam zu. Die Möglichkeit der Antagonisierung durch Flumazenil ist von untergeordneter Bedeutung. Der Stellenwert von Midazolam bedarf keiner Erläuterung, wohl aber die häufigen Fehler im Umgang mit dieser Substanz.

Fehler im Umgang mit Midazolam

Die meisten und schwerwiegendsten Fehler mit Midazolam machen Nichtanästhesisten [41]; anlässlich der Reanimation kommt es dann zu akuten Aufnahmen auf die Intensivstation. Die Fehler im Umgang mit Midazolam auf der Intensivstation betreffen zu hohe Dosierungen, zu lange Applikationsdauer sowie das Nichterkennen einer eingetretenen Toleranz. Vor 10 Jahren haben wir Midazolam noch unverdünnt infundiert (16 Ampullen Midazolam à 15 mg=48 ml), im Normalfall mit 2–6 ml/h. Insbesondere bei ARDS- und neurochirurgischen Patienten waren extreme, unsinnige Dosierungen üblich. Anstatt bei aktuell zu geringer Sedierung eine zusätzliche Bolusinjektion vorzunehmen, wurde die Geschwindigkeit an der Motorspritzenpumpe ständig bis zu 20 ml/h erhöht.

Im Lehrbuch *Interdisziplinäre Intensivmedizin* werden auch heute noch annähernd hohe Dosierungen mit bis zu 20 ml/h bei einem Ansatz von 150 mg Midazolam/50 ml empfohlen [1]. Hierzu muss man anmerken, dass irgendwann einmal alle Benzodiazepinrezeptoren besetzt sind, und aufgrund des Ceiling-Effektes ist die sedierende Wirkung der Benzodiazepine durch extreme Dosierungen nicht zu steigern. Man verlängert nur die Aufwachzeit. Diese beträgt nach langer Applikationsdauer im Normalfall schon 24 h, bei Patienten mit eingeschränkter Leber- und/oder Nierenfunktion auch 3 Tage und länger.

Deshalb sagen wir vergleichend: „Man fährt ja auch nicht mit 100 km/h in die Garage, sondern bremst vorher ab." Wenn also während der Langzeitsedierung erkennbar wird, dass der Patient bei weiterer Besserung in 3 Tagen neben dem Bett im Sessel sitzen könnte, dann wird die Analgosedierung mit Propofol oder mit Sufentanil allein weitergeführt. Die anxiolytische Nachwirkung von Midazolam ist hierbei willkommen.

Nach etwa 7 Tagen kontinuierlicher Zufuhr von Midazolam kann ein deutlicher Wirkverlust sichtbar werden, der pharmakokinetisch nicht erklärbar ist. Eine „Down-regulation" des GABA/Benzodiazepin-Rezeptorkomplexes ist annehmbar. Praktisch hat sich das Absetzen von Midazolam für 1–2 Tage bewährt. Anschließend kann wieder mit einer normalen Reaktion auf Midazolam gerechnet werden.

Ältere Menschen reagieren besonders empfindlich auf Benzodiazepine. Hier gelten vergleichbar die Indikationseinschränkungen wie bei Patienten mit muskulären Erkrankungen einschließlich der Myasthenie sowie bei annehmbarer oder nachgewiesener schwerer Leberfunktionsstörung.

Barbiturate

Über viele Jahrzehnte gab es für bestimmte Patienten, v. a. in der neurologischen und neurochirurgischen Intensivtherapie keine Alternative zu den Barbituraten. Deshalb liegen auch reichhaltige Erfahrungen mit den unerwünschten Wirkungen vor. Diese betreffen die negativ-inotropen und vasodilatierenden Eigenschaften, die Lähmung des Magen-Darm-Trakts bei hohen Dosierungen, die antianalgetischen Effekte und die Immunsuppression. Die klinische Beobachtung, dass Patienten im Barbituratkoma früher einsetzende und schwerer verlaufende nosokomiale Infektionen erleiden, wird durch experimentelle Daten gestützt [38]. Ob die Immunsuppression eine Eigenschaft nur der Thiobarbiturate ist, bezweifeln wir.

Wie immer in der Medizin gibt es verschiedene Überzeugungen. Scholz u. Steinfath benennen Barbiturate als Mittel 1. Wahl in der Therapie des erhöhten Hirndrucks [36]. Wir bezeichnen Barbiturate als Mittel letzter Wahl und setzen Methohexital nur selten ein, meist bei Kindern aufgrund der Anwendungseinschränkungen für Disoprivan. Thiopental scheidet aus pharmakokinetischer Sicht völlig als Alternative aus.

Propofol

Aus pharmakokinetischer Sicht ist Propofol neben Midazolam am besten für die Langzeitsedierung geeignet. Die Aufwachzeiten nach Propofol-Infusion sind erwartungsgemäß kürzer als nach Midazolam [32]. Der Vorteil der besseren Steuerbarkeit von Propofol ist allerdings mit relativ höheren Kosten verbunden, außerdem treten Unruhezustände nach Sedierung mit Midazolam seltener auf. Die Triglyceridwerte sind unter Propofol-Infusion oft erhöht, wobei wir das Doppelte des Normalwerts noch akzeptieren. Auch Propofol hat negativ-inotrope und vasodilatierende Eigenschaften, bei alten Patienten kann die Reflextachykardie ausbleiben. Manchmal treten Grünverfärbungen des Urins durch Phenolderivate (renal eliminierte, inaktive Metaboliten) auf, was klinisch ohne Bedeutung ist.

Vereinfacht kann festgestellt werden: Je mehr der Vorteil der besseren Steuerbarkeit ins Gewicht fällt, um so eher ist Propofol dem Midazolam vorzuziehen und umgekehrt. Wenn Anxiolyse und Amnesie erreicht werden sollen, ist Midazolam eindeutig von Vorteil.

Gammahydroxybuttersäure (Somsanit)

Die Gammahydroxybuttersäure (GHBS) ist ein Endothel-Glia-Barriere-gängiges Strukturisomer der Gammaaminobuttersäure, die als physiologischer Neurotransmitter im Gehirn durch Dekarboxylierung der Glutaminsäure synthetisiert wird. Nach ersten Untersuchungen wurde der GHBS eine narkotische und analgetische Wirkung zugeschrieben. Der klinische Einsatz als Monoanästhetikum bei kleinen chirurgischen Einsätzen zeigte jedoch keinen überzeugenden schmerzdämpfenden Effekt; weiterhin war der hypnotische Effekt mehr als Sedierung denn als tiefe Hypnose zu interpretieren. Eigene Erfahrungen bestätigten, dass GHBS für Narkosezwecke prinzipiell nicht geeignet ist, weil sich einerseits keine verlässlich tiefe Hypnose erreichen lässt und die Aufwachzeiten mit 30 min–4 h gleichfalls nicht kalkulierbar sind.

GHBS ist sowohl vertikal und als auch horizontal schlecht steuerbar. Diese Nachteile können sich in der Langzeitsedierung relativieren. Als Vorteile der GHBS können trotz meist guter Sedierung die fast immer erhaltene Spontanatmung und die Kreislaufstabilität genannt werden.

Des Weiteren konnten wir bisher keine Toleranzentwicklung und keine Entzugssymptomatik beobachten. Nachteilhaft sind neben der schlechten Steuerbarkeit eine mögliche Verschlechterung der neurologischen Beurteilbarkeit (z. B. Veränderungen der Pupillengröße und Lichtreaktion) sowie eine ausgeprägte anterograde Amnesie. Letzteres wurde zufällig erkannt, als Patienten über ihr Erleben der Zeit auf der Intensivstation nachbefragt wurden: Mit GHBS sedierte Patienten, die bis zu 2 Wochen nach Sedierung auf der Station wach und kooperativ waren, konnten sich an diese Zeit nicht mehr erinnern. Der Nachteil der hohen Natriumbelastung spielt bei niedrigen Dosierungen kaum eine Rolle (1 ml GHBS enthalten 2 mval Natrium).

Wir applizieren maximal 4 ml/h, normal 2 ml/h bei Erwachsenen. Die Dosierungsempfehlungen des Herstellers, der eine steigende Dosierung in Abhängigkeit vom Körpergewicht empfiehlt und somit 10 ml/h bei 100 kgKG, waren für uns nie nachvollziehbar. Ob es eine Korrelation des Dosisbedarfs zum Hirngewicht gibt, ist uns nicht bekannt. Umfangreiche eigene Erfahrungen lassen folgende Indikationen für die Sedierung mit GHBS formulieren:

Indikationen für GHBS

- Additiv bei Patienten mit erhöhtem intrakraniellen Druck, wenn die Basis-Sedierung (bei uns mit S-(+)-Ketamin und Midazolam) nicht ausreicht. GHBS und Midazolam sind chemisch nicht kompatibel und müssen über getrennte venöse Zugänge appliziert werden!

- Additiv bei Patienten mit starker motorischer Unruhe trotz einer Standard-Analgosedierung, z. B. ARDS-Patienten, die über eine sehr lange Zeit sediert werden müssen.
- Monosedierung bei alten Patienten als gut verträgliche und auch preiswerte Alternative zu Disoprivan. Die kontinuierliche Zufuhr von GHBS sollte 2–3 Tage (!) vor der erwarteten Beendigung der Langzeitsedierung abgestellt werden.
- Patienten mit starker motorischer Unruhe, z. B. im Alkoholentzugsdelir.
- Aufgrund der Stabilität von Atmung und Kreislauf ist GHBS auch bei verschiedenen Sedierungsverfahren von Nutzen, wenn primär nicht intubiert und beatmet werden soll. So auch bei zerebral eingeschränkten und verwirrten Patienten, die in Verfahren der Regionalanästhesie operiert werden oder zur fiberoptischen Intubation.
- Als Nebenerkenntnis zeigte sich GHBS zur einmaligen Injektion als ideal bei Patienten mit akutem, aggressiven Psychosyndrom [46].

Der α_2-Agonist Clonidin

Die Wirkungen der zentral angreifenden α_2-Agonisten umfassen Sedierung und vegetative Dämpfung. Durch Stimulation von postsynaptischen α_2-Adrenorezeptoren werden sympathische Impulse im Vasomotorenzentrum unterdrückt. An *unerwünschten Wirkungen* ist die Hemmung der AV-Überleitung zu nennen, wenn es zum Auftreten von Bradykardien kommt; weiterhin tritt bei hohen Clonidin-Dosierungen eine ausgeprägte Hemmung der Darmmotilität und Hemmung der Speichel- und Schleimproduktion auf. Nach tierexperimentellen Befunden hemmt Clonidin die Insulinsekretion [21], was klinisch selten von Bedeutung zu sein scheint. Clonidin soll nicht abrupt abgesetzt werden, weil es zu „Rebound"-Phänomenen mit drastischem Blutdruckanstieg kommen kann. Die Infusion von Clonidin darf nur unter kontinuierlicher EKG-Kontrolle erfolgen.

Die klinischen Symptome Hypertonus, Tachykardie, motorische Unruhe, Schwitzen und Hyperthermie werden durch Clonidin gemildert. Deshalb gehört es beim Alkohol- oder Opiatentzugssyndrom zur Basistherapie. Wenn gleiche Symptome in der Entwöhnungsphase erwartet werden, kann es stadiengerecht vor dem Reduzieren der Analgosedierung eingesetzt werden. Bei Patienten mit hypertensiver Ausgangslage kommt Clonidin auch frühzeitig als Komponente der Analgosedierung in Frage. Der selektivere α_2-Agonist *Dexmedetomidin* wird die therapeutische Vielfalt in Kürze bereichern.

Inhalationsanästhetika

Die Verwendung von Halothan war früher bei Patienten im Status asthmaticus üblich, auch Isofluran wurde zur Langzeitsedierung eingesetzt. Der zusätzliche apparative Aufwand mit Verdampfer und Absaugung, die Verfügbarkeit guter Alternativen und andere Gründe haben die Inhalationsanästhetika in den Hintergrund gedrängt.

In der Zukunft könnte *Xenon* ins Gespräch kommen, wenn weitere klinische Studien die Vorteile von Xenon bestätigen [30] und gerätetechnisch ein extrem sparsamer Verbrauch ermöglicht wird.

Neuroleptika

Eine weite Verbreitung der Neuroleptika in der Anästhesie wurde durch Arbeiten von De Castro u. Mundeleer [8] induziert, die auch den Begriff der Neuroleptanalgesie einführten. Im Jahre 1989 führte Prof. Henschel das *7. Bremer Neuroleptanalgesie-Symposium* durch, wo man auf 30 Jahre Erfahrung mit vielfältigen Medikamentenkombinationen zurückblicken konnte [14]. Der jahrzehntelange Narkosestandard mit hochdosierten Infusionen von Dehydrobenzperidol (DHB) und Fentanyl ist jüngeren Anästhesisten heute zu Recht nicht mehr bekannt.

Auch in der Intensivmedizin waren Infusionen von DHB und Fentanyl zur Langzeitsedierung lange Standard. Neuroleptika wie Promethazin, Chlorpromazin, Haloperidol und Triflupromazin wurden zur Sedierung und als Antiemetika eingesetzt. Bei zentralisierten, hoch fieberhaften Patienten kommt der lytische Cocktail aus Pethidin, Promethazin und Dihydroergotoxin zur Anwendung.

Neuroleptika sind nach unserer Auffassung zur Langzeitsedierung nicht geeignet, wohl aber bei den häufigen Vigilanzstörungen in der anschließenden Phase. Der Tatsache, dass Vigilanz und Antrieb zwei lebensnotwendige Grundfunktionen des zentralen Nervensystems sind, wird in der (Intensiv)Medizin wenig Beachtung geschenkt.

Vigilanz (gleich Bewusstseinshelle oder Wachheit) ist die Fähigkeit und Bereitschaft zur Zuwendung, gekennzeichnet vom Organisationsgrad des normalen menschlichen Verhaltens sowie adäquater Reaktionen auf Reize der Umwelt.

Antrieb umfasst die Funktionsfähigkeit von Vitaltrieben wie z. B. der Nahrungsaufnahme und wirkt sich auf zielgerichtetes Wollen und Bewegen sowie zweckmäßige Kommunikation aus.

Beide Funktionen, Vigilanz und Antrieb, bedingen sich in gewissen Graden, und im Regelfall findet sich bei motorisch unruhigen Intensivpatienten eine kombinierte Störung. Die Folge ist ein ernsthaftes Stagnieren des Heilprozesses, charakterisiert durch die eingeschränkte Behandlungstoleranz. Die Nahrungsaufnahme ist erschwert, Kommunikation und Kooperation sind oft kontraproduktiv, Atemgymnastik und Physiotherapie sowie Mobilisation meist nicht durchführbar. Darüber hinaus gefährdet der Patient sich und das medizinische Personal. Schließlich machen sich die Angehörigen Sorgen, der Zustand könne von Dauer sein. Die zur Behandlungstoleranz erforderliche medikamentöse Dämpfung soll keinen nachteiligen Einfluss auf Spontanatmung und Kooperationsfähigkeit haben. Der Patient muss führbar sein und nicht narkotisiert werden. Dabei muss der Therapieerfolg in einer nützlichen Zeit erreicht werden, d. h. innerhalb von 1–4 h, und nicht von Schicht zu Schicht als ungelöstes Problem weitergereicht werden.

In Einzelfällen sind Erfolge mit *Clomethiazol*, einem Benzodiazepin oder durch kontinuierliche, niedrig dosierte Zufuhr z. B. von Propofol möglich, evtl. in Kombination mit einem Opioid. Viele Erfahrungen belegen jedoch, dass eine ausreichende motorische Dämpfung mit einer oft akut auftretenden respiratorischen Insuffizienz verbunden ist. Aus diesem Grund verbieten wir in unserem Wirkungsbereich die i.v.-Applikation von Clomethiazol. Die Prinzipien der Neuroleptanalgesie, die De Castro u. Mundeleer 1961 aufstellten, beinhalteten die „Beibehaltung der sogenannten Mineralisation", ein Begriff aus der französischen Psychiatrie, mit dem kein richtiger Schlafzustand und auch kein richtiger Wachzustand gemeint war, sondern psychische Indifferenz und motorische Ruhe.

Sowohl in der Notfall- als auch Intensivmedizin wird *Haloperidol* als Mittel der Wahl empfohlen. Dieser Empfehlung schließen wir uns nicht an. Haloperidol hat eine gute antipsychotische Wirkung. Die effektive Kontrolle der Agitiertheit ist aber meist nicht in einer „nützlichen Zeit" von 1–4 h erreichbar bzw. nur mit extrem hohen Dosierungen bis zu 1000 mg am Tag [31]. Auch durch Kombination anderer potenter Neuroleptika kann ein Zustand erreicht werden, der eher einer Narkose entspricht. Das Ziel ist aber „Dämpfung der motorischen Unruhe bei Wiederherstellung bzw. Förderung der Kooperationsfähigkeit". Dies kann wesentlich besser mit dem Neuroleptikum *Perazin* (Taxilan®) in Dosierungen von initial 100 mg und folgend 50 mg alle 30 min titrierend erreicht werden.

Unter Monotherapie mit Perazin erreichten wir in 2/3 der Fälle ein gutes Ergebnis innerhalb von 1–4 h [48]. Der enorme Pflegeaufwand bei stark agitierten Patienten wurde normalisiert und erwünschte Aktivitäten wie Nahrungsaufnahme, Atem- und Physiotherapie ermöglicht. In weiteren 15% der Fälle führte die zusätzliche Gabe von Clonidin zum Therapieziel. In 20% der Fälle war die Situation nur durch ein stark wirksames Hypnotikum mit resultierender Notwendigkeit der Beatmung zu beherrschen.

Eigene Standards in der Langzeitsedierung

Der Beginn einer Langzeitsedierung muss begründbar sein (1-mal im Therapieplan angesetzte Motorspritzenpumpen machen sich selbständig!). Eine erforderliche Atemhilfe ist per se kein Grund für eine Sedierung. Vor 10 Jahren war überwiegend der Standard mit Fentanyl und einem Benzodiazepin oder Dehydrobenzperidol für alle Patienten üblich. Heute werden Stufenkonzepte empfohlen, die sich nach der klinischen Situation und den individuellen Eigenschaften des Patienten (Alter, Organdysfunktionen) richten [29, 36]. Nachfolgend eigene Beispiele für die Anwendung unterschiedlicher Schemata:

- Der Patient ohne Besonderheiten erhält Sufentanil als Analgetikum. Wird eine Sedierungsdauer unter 3 Tagen erwartet, wird zusätzlich Propofol eingesetzt, bei längerer Sedierungsdauer Midazolam.
- Der Patient mit *Sepsis* wird zunächst mit S-(+)-Ketamin und Midazolam, später mit Sufentanil analgosediert.
- Der *polytraumatisierte Patient mit Schädel-Hirn-Trauma* erhält zunächst S-(+)-Ketamin und Midazolam, falls nötig zusätzlich GHBS, dann Sufentanil und Propofol, dann wenig Sufentanil und Clonidin und schließlich meist Clonidin und ggf. Perazin als Neuroleptikum.
- Der Patient mit *Alkoholentzugssyndrom und Multiorganversagen* erhält Clonidin und GHBS sowie Piritramid intermittierend nach Plan, z. B. 4,5 mg/3 h.
- Patienten mit *Leberversagen* erhalten Remifentanil und GHBS.
- Die PCA mit *Piritramid* wird in der Situation eingesetzt, wo z. B. Patienten nach Multiorganversagen wach und kooperativ sind, und wegen erforderlicher intermittierender Atemhilfe noch auf der Intensivstation behandelt werden müssen.
- Bei der *Sterbeerleichterung* wird Morphin oder Piritramid eingesetzt.
- *Kinder bis zu 3 Jahren* erhalten Midazolam oder Methohexital und Piritramid.
- (Noch) keine Routine findet sich bei uns hinsichtlich der Verwendung von Nikotinpflastern bei ehemaligen Rauchern und von Ohrstöpseln zur akustischen Abschirmung der Patienten in der Nacht.

Bei 90% unserer Patienten werden Sufentanil, S-(+)-Ketamin und Piritramid als Analgetika sowie Midazolam und Propofol als Sedativhypnotika eingesetzt. Folgende Standarddosierungen werden in der eigenen Abteilung angewandt:

- *Sufentanil*: 4 Amp.=1,0 mg/50 ml, normal mit 2–4 ml/h.
- *S-(+)-Ketamin*: 1250 mg/50 ml, normal mit 2–4 ml/h.

- *Midazolam*: 50 mg/50 ml oder 100 mg/50 ml, normal mit 2–4 ml/h.
- *Propofol*: 50 ml 2%ig, normal mit 4–12 ml/h.
- *GHBS*: 10 g/50 ml, normal mit 2–4 ml/h.
- *Clonidin*: 5 Amp.=0,75 mg, normal 2–6 ml/h.

Vor- und Nachteile der erhaltenen Spontanatmung

Unter physiologischen Bedingungen ist der die Lunge ausdehnende transpulmonale Druck zwerchfellnah am größten, sodass diese Lungenbereiche besser belüftet werden. Hier ist auch die Kollapsneigung der Alveolen am größten und die Perfusion am besten. Negativierung des intrathorakalen Drucks bei der Inspiration bewirkt eine Verbesserung der venösen Füllung und damit einen Anstieg des HZV auch bei identischem Atemwegsmitteldruck (im Vergleich zur reinen Beatmung).

Eine kontrollierte Beatmung ohne eigene Atemmuskelaktivität führt auch beim lungengesunden Patienten in kurzer Zeit zur Ausbildung basaler Atelektasen, d. h. intrapulmonaler Shunts mit relativer Überblähung nicht abhängiger Lungenbereiche, d. h. Zunahme des funktionellen Totraums. Aktive Zwerchfellkontraktionen bewirken dagegen eine bessere Entfaltung der dorsalen Lungenpartien. Durch partielle Spontanatmung kann der Beatmungsaufwand (zunächst messbar am Spitzendruck) reduziert werden. Es kommt zeitabhängig zu einem deutlichen Recruitement und durch Verbesserung des Herzzeitvolumens zusätzlich zu einer Verbesserung des Sauerstoffangebotes [6].

Spontanatmung kann sich aber auch negativ auswirken. Der Sauerstoffverbrauch für die Atemmuskulatur beträgt normal 2–3%, bei extremer Arbeit erfolgt ein Anstieg bis auf 20%. Im Schockzustand kommt es zu einem Anstieg der Atemarbeit und zu einem 6- bis 10-fachen Anstieg der Durchblutung der Atemhilfsmuskulatur. Die Auswahl und Dosierung der Arzneimittel zur Langzeitsedierung muss also auch die Auswirkungen auf den Atemantrieb berücksichtigen.

Beurteilung der Sedierungstiefe und Schlafqualität

Die Arbeit von Ramsay et al. [27] würde kaum zitiert, wenn nicht ein Score zur Beurteilung der Sedierungstiefe eine breite Akzeptanz gefunden hätte und noch findet. Attribute wie „orientiert und kooperativ" finden sich bei unseren Intensivpatienten, die Langzeitsedierung benötigen, selten, neurologische Beeinträchtigungen durch die Grundkrankheit dagegen häufig. Der Ramsay-Score ist für Kinder nicht geeignet und fragt nicht nach Luftnot, Schmerz und Angst. Interessant ist, dass es Autoren gibt, die die Sedierung auch bei relaxierten Patienten beurteilen können [11]. Das Schöne am Ramsay-Score sei eben der Umstand, dass dieser selbst vom Pflegepersonal angewandt werden kann. So kann der Arzt mit wenig Aufwand feine Publikationen schreiben. Die Tatsache, dass seit 1974 mehr als 20 weitere Scores zur Beurteilung der Sedierung entwickelt wurden [9] lässt die Vermutung zu, dass der Richtige noch nicht gefunden wurde.

Bekannt ist, dass Schlafstörungen in ihren verschiedenen Formen bei Intensivpatienten regelhaft vorkommen und dass traumatische Erlebnisse während der Intensivtherapie zum „posttraumatischen Stresssyndrom" führen können [33]. Im Unterschied zu den wechselnden Zyklen des physiologischen Schlafs ist unter Langzeitsedierung ein eher statischer Zustand vorgegeben, der einer objektiven Beurteilung seiner Qualität bedarf.

Hierzu stehen einige Methoden zur Verfügung, die sich in Hinblick auf ihre Aussagefähigkeit sowie den personellen und finanziellen Aufwand unterscheiden.

Beurteilung des Schlafs mittels apparativer Diagnostik

Das kontinuierliche bispektrale Elektroenzephalogramm ist ein originär anästhesiologisches Überwachungsverfahren, welches inzwischen auch in der Intensivmedizin Verbreitung erfährt. Bei dieser Methode wird das EEG-Rohsignal im Sekundentakt „aufgebrochen" und Artefakte, etwa durch Bewegung oder das Elektrokardiogramm, erkannt und eliminiert. Der „Bispektralindex" (BIS) wird aus dem EEG und dem anästhetischen Effekt kalkuliert. Es entstehen Werte von Null (Abwesenheit von elektrischer Hirnaktivität) bis 100 (vollkommene Wachheit). Zur Auswertung und Beurteilung des BIS werden vom behandelnden Personal keine Grundlagenkenntnisse benötigt, da der BIS als Absolutwert angegeben wird. Die qualitativen Aussagen beschränken sich auf Skalenwerte innerhalb dieses Bereichs, die zwischen Wachheit, Bewusstlosigkeit oder Möglichkeit des Erwachens unterscheiden. Inzwischen wurden auch Versuche unternommen, BIS zur Messung der Schlaftiefe zu benutzen [35].

Eine einfache und kostengünstige Methode zur Überwachung des Aktivitätszustandes des Gehirns ist die Actigraphie. Ein Actigraph ist ein Gerät von der Größe einer Armbanduhr, bestehend aus einem accelometrischen Bewegungsdetektor und einer mikroprozessorgesteuerten Speichereinheit, welches am Handgelenk getragen wird. Gemessen am „golden standard" der Schlafevaluation, der Polysomnographie, ergaben sich für den normalen Schlaf Reliabilitätskoeffizienten von 0,89–0,98 [7]. Bei Messungen schwer schlafgestörter Patienten ergaben sich Werte von 0,78–0,88 [5]. Auch bei Intensivpatienten findet die Actigraphie Verwendung, allerdings fehlen hier polysomnographisch kontrollierte Studien.

Der „golden standard" zur Diagnostik und Therapieevaluation in der Schlafmedizin ist die Polysomnographie [28]. Hier werden Hirnströme der Positionen C3/C4 entsprechend dem internationalen 10:20-System elektroenzephalographisch abgeleitet. Weitere unabdingbare Parameter zur Schlafstadienanalyse sind das Elektrookulogramm (EOG) und das Elektromyogramm (EMG) des Mundbodens. Optional können diese Minimalvoraussetzungen durch EMG an den Extremitäten und die Erfassung von Atemparametern erweitert werden. Als Aufzeichnungsgeräte werden Polygraphen benutzt. Die Echtzeitkurven werden in Epochen von 30 s Länge unterteilt und ausgewertet. Es entstehen sogenannte Schlafprofile (Hypnogramme). Ermittelt werden die Schlafarchitektur, Schlaflatenz, Gesamtschlafzeit, prozentuale Gewichtung einzelner Stadien, Periodizität, Zyklizität und viele weitere quantitative und qualitative Parameter.

Bisher stand diese Technik nur als stationäres Messsystem in Schlaflaboren zur Verfügung. Mit der Entwicklung computergestützter Aufnahmesysteme und der damit einhergehenden Miniaturisierung stehen seit einigen Jahren transportable, PC-gestützte Polysomnographiemessplätze zur Verfügung. Die Ergebnisse solcher Untersuchungen an Intensivpatienten sprechen für das Vorhandensein von Zuständen schwerer Schlafdeprivation und -fragmentation [10]. Die Polysomnographie ist ein teures Verfahren, das speziell geschultes Personal erfordert. Deshalb wird der Ramsay-Score noch eine ungewisse Zeit weiter zitiert. Die Bedingungen, unter denen intensivmedizinisch behandelte Patienten schlafen sollen, sind alles andere als der Restitution förderlich. Im Gegenteil würden Gesunde in eben diesem Umfeld krank.

Wirtschaftliche Aspekte zur Langzeitsedierung

Die Sachkosten einer interdisziplinären Intensivstation entfallen überwiegend (bei uns zu 70%) auf die Ausgaben für Blutprodukte, Antibiotika, Medikamente für Langzeitsedierung und für parenterale Ernährung. Die Bevorzugung von „teuren" Medikamenten für die Analgosedierung führte nach eigenen Berechnungen zu Mehrkosten von 11.000 DM pro Bett und Jahr. Insgesamt wurden die Arzneimittelkosten jedoch um 6.000 DM pro Bett und Jahr gesenkt. Es wurden also an anderen Stellen 17.000 DM pro Bett und Jahr eingespart.

Der Erstautor hat schon als Stationsarzt der anästhesiologischen Intensivstation an der Universitätsklinik in Göttingen aufgezeigt, dass eine qualitätsorientierte Intensivtherapie die Kosten senkt. Die Ergebnisse der vergangenen 2 Jahre bestätigten diese Philosophie. Zum 01.01.1999 begann der Erstautor seine Tätigkeit als Chefarzt der Klinik für Anästhesie und Intensivtherapie am Heinrich-Braun-Krankenhaus in Zwickau. Das Stammpersonal wurde behalten, weil es eine hervorragende Mannschaft ist. Dennoch wurde mit Einführung der kontinuierlichen Hämofiltration, der BIPAP-Beatmung und vielen kleinen Verbesserungen, die andere nicht benennen können, folgendes erreicht: Bei gleichbleibendem Budget (!) wurden 1998 in 9 Monaten (Eröffnung der Station am 01.04.98) insgesamt 242 Patienten behandelt, 1999 waren es 503, und am 24.12.2000 sind es aktuell 540 Patienten. Die mittlere Verweildauer und die Fallkosten wurden nahezu halbiert, nicht obwohl, sondern weil wir unter anderem nicht Fentanyl, sondern Sufentanil verwenden und auch Disoprivan, Surfactant und Immunglobuline einsetzen. Dabei ist darauf hinzuweisen, dass an diesem 900-Betten-Krankenhaus, von pädiatrischen Intensivbetten abgesehen, nur eine interdisziplinäre Intensivstation mit 10 Beatmungsplätzen vorgehalten wird. Die Beatmungsquote beträgt 70%, der täglich erstellte TISS-Score liegt im Median bei 38 Punkten.

So wie die Wirkungen und Nebenwirkungen therapeutischer Konzepte miteinander vernetzt sind, so sind auch die Ergebnisse und der finanzielle Aufwand in einem Verbund. Als Beispiel nennen wir die Zusammenhänge zwischen Beatmung, Langzeitsedierung, Ernährung und nosokomialen Infektionen. Die kontinuierliche Synchronisation von maschineller und Spontanatmung im BIPAP-Modus senkt den Verbrauch an Sedativhypnotika um 40% im Vergleich zu Patienten mit drucklimitierter Beatmung am Servo 900 C. Auswahl und Menge an Analgetika und Hypnotika beeinflussen die gastrointestinale Motilität [44] und damit die Möglichkeit der kompletten enteralen Ernährung, die wiederum technisch durch frühzeitige Sondierung des Dünndarms erleichtert werden kann. Der parenteral ernährte Intensivpatient kostet pro Tag 100 DM mehr und hat häufiger schwer verlaufende nosokomiale Infektionen. Dass ein guter Intensivmediziner auch gute Chirurgen braucht, rundet die Sache nur ab!

Fazit

Die Langzeitsedierung ist kein Ersatz für verminderte Zuwendung zum Patienten. Trotz hoher Personaldichte ist auf Intensivstationen ein absoluter und relativer Mangel an Personal eher regelhaft gegeben. Die Arbeit des Pflegepersonals müßte durch ein fest integriertes Physiotherapieteam ergänzt werden. Wir würden gern den Beweis führen, dass 2 Physiotherapeuten auf unserer Intensivstation, ergänzt durch einen halbtags beschäftigten Ergotherapeuten und die stundenweise Verfügbarkeit eines Psychologen, am Ende eines Jahres budgetneutral sind. Von der Kostenneutralität abgesehen erwarten wir eine größere Patientenzufriedenheit, eine spürbare Erleichterung für das Pflegepersonal sowie Verminderungen der mittleren Verweildauer und der Mortalität.

Die Arbeit auf der Intensivstation stellt außergewöhnliche Anforderungen an die fachliche und menschliche Kompetenz aller Mitarbeiter. Das Pflegepersonal verdient unseren Dank, und darüber hinaus steht ihm eine leistungsbezogene Vergütung zu.

Literatur

1. Abdulla W (1999) Schmerztherapie und Sedierung. In: Abdulla W (Hrsg) Interdisziplinäre Intensivmedizin. Urban Fischer, München Stuttgart, S 141–153
2. Adams HA (1993) Die Analgosedierung von Patienten mit Sepsissyndrom. Anästhesist 44 (Suppl 3) S573-S579
3. Andel H, Felfernig M, Knabl J, Andel D, Kapral S, Zimpfer M (2000) Erste Erfahrungen mit der Langzeitanwendung von Remifentanil auf der Intensivpflegestation für Brandverletzte. Anästh Intensivmed 41: 674–678
4. Armstrong VW, Zielmann S, Oellerich M (1996) Therapeutic Drug Monitoring in Critical Care Medicine. In: Dellinger RP, Burchardi H, Gobb GJ, Bion J (eds) Curr Top Intensive Care 3, pp 1–22
5. Brooks JO, Friedman L, Bliwise DL et al. (1993) Use of the wrist actigraph to study insomnia in older adults. Sleep 16: 151–155
6. Burchardi H, Sydow M, Ephraim E, Zielmann S (1994) Airway pressure release ventilation vs. volume controlled inverse ratio ventilation in patients with acute lung failure. Eur J Anaesthesiol 11: 143–144
7. Cole RJ, Kripke DF, Gruen W et al. (1992) Automatic sleep/wake identification from wrist actigraphy. Sleep 15: 461–469
8. De Castro J, Mundeleer P (1959) Anesthésie sans Barbeturiques: La Neuroleptanalgésie (R. 1406, R. 1625, Hydergine, Procaine). Anesth Analg Réanim (Paris) 16: 1022–1026
9. De Jonghe B, Cook D, Appere-De-Vechi C, Guyatt G, Meade M, Outin H (2000) Using and understanding sedation scoring systems: a systematic review. Intensive Care Med 26: 275–285
10. Edwards GB, Schuring LM (1993) Pilot study: Validating staff nurses observations of sleep and wake states among critically ill patients, using polysomnography. Am J Crit Care 2: 125–131
11. Farling PA, Johnston JR, Coppel DL (1989) Propofol infusion for sedation of patients with head injuty in intensive care. Anaesthesia 44: 222–226
12. Freye E (1998) Differentialindikation für Opioide in Anästhesie und Intensivmedizin. In: Refresher Course (24) – Aktuelles Wissen für Anästhesisten. Springer, Berlin Heidelberg New York Tokio, S 207–222
13. Hannich HJ, Scherer R, Wendt M (1983) Der Stellenwert von Sedierung und Mobilisation im Therapiekonzept beatmeter Patienten. Anästh Intensivther Notfallmed 18: 177–180
14. Henschel WF (1990) 30 Jahre Neuroleptanalgesie. Urban & Schwarzenberg, München
15. Himmelseher S, Pfenninger E, Georgieff M (1996) The effect of ketamin-isomers on neuronal injury and regeneration in rat hippocampal neurons. Anesth Analg 83: 505–512
16. Hughes MA, Glass PSA, Jacobs JR (1992) Contextsensitive half-time in multicompartment pharmacokinetic models for intravenous anesthestic drugs. Anesthesiology 76: 334–341
17. Lange H, Stephan H, Zielmann S, Brandt C, Sonntag H (1992) Hepatische Elimination von Thiopental bei koronarchirurgischen Patienten. Anästhesist 41: 171–178
18. Lange H, Stephan H, Brand C, Zielmann S, Sonntag H (1992) Hepatic disposition of methohexitone in patients undergoing coronary bypass surgery. Br J Anaesth 69: 478–481
19. Lange H, Zielmann S (1993) Arzneimitteltherapie bei Leberinsuffizienz. In: Neander KD, Meyer G, Friesacher H (Hrsg) Handbuch der Intensivpflege. Ecomed-Verlag, Landsberg, Kap V, Abschn 4.2.1, S 1–3
20. Lange H, Stephan H, Zielmann S, Sonntag H (1993) Hepatic disposition of sufentanil in patients undergoing coronary bypass surgery. Acta Anaesthesiol Scand 37: 154–158
21. Langer J, Panten U, Zielmann S (1983) Effects of alpha$_2$-adrenoceptor antagonists on clonidine-induced inhibition of insulin secretion by isolated pancreatic islets. Br J Pharmacol 79: 415–420
22. Lauven PM, Röper A (1995) Grundlagen der Pharmakokinetik. Anästhesist 44: 663–676
23. Macnab MSP, Macrae DJ, Guy E, Grant IS, Feely J (1986) Profound reduction in morphine clearance and liver blood flow in shock. Intensive Care Med 12: 366–369
24. Pfenninger E (1994) Zerebrale Effekte des Ketamin - eine neue Sicht? Anästhesist 43 (Suppl 2): S1
25. Pfenninger E, Himmelseher S (1997) Neuroprotektion durch Ketamin auf zellulärer Ebene. Anästhesist 46 (Suppl 1): S47-S54

26. Quentin SH, Zielmann S, Sydow M, Volkmar F, Schütz E, Oellerich M, Burchardi H (1993) Der MEGX-Test als frühzeitiger und zuverlässiger Indikator zur Klassifizierung des Leberversagens im Rahmen des Multiorganversagens. Anästhesist 42 (Suppl 1): S160
27. Ramsay MA, Savege TM, Simpson BR, Goodwin R (1974) Controlled sedation with alphaxalone-alphadolone. Br Med J 920: 656–659
28. Rechtschaffen A, Kales A (1968) A manual for standardized terminology, techniques and scoring systems for sleep stages of human subjects. Public Health Service, US Government Printing Office, Washington DC, pp 1–56
29. Reeker W, Böhrer H (1999) Sedierung und Analgesie. In: Schwab S, Krieger D, Müllges W, Hamann G (Hrsg) Neurologische Intensivmedizin. Springer, Berlin Heidelberg New York Tokio, S 876–893
30. Reyhle-Hahn M, Rossaint R (2000) Xenon – ein neues Anästhetikum. Anästhesist 49: 869–874
31. Riker RR, Fraser GL, Cox PM (1994) Continuous infusion of haloperidol controls agitation in critically ill patients. Crit Care Med 22: 433–440
32. Sanchez-Izquierdo-Riera JA, Caballero-Cubedo RE, Perez-Vela JL et al. (1998) Propofol vs. midazolam: Safety and efficacy for sedating the severe head trauma patient. Anesth Analg 86: 1219–1224
33. Schelling G, Stoll C, Haller M et al. (1998) Health-related quality of life and posttraumatic stress disorder in survivors of the acute respiratory distress syndrome. Crit Care Med 26: 651–659
34. Shafer A (1998) Complications of sedation with midazolam in the intensive care unit and a comparison with other sedative regimens. Crit Care Med 26: 947–956
35. Sleigh JW, Andrzejowski J, Steyn-Ross A, Steyn-Ross M (1999) The bispectral index: a measure of depth of sleep? Anesth Analg 88/3: 659–661
36. Scholz J, Steinfath M (2001) Analgesie und Sedierung beim kritisch Kranken. In: Van Aken H, Reinhart K, Zimpfer M (Hrsg) AINS 2: Intensivmedizin. Thieme, Stuttgart New York, S 467–477
37. Stoll C, Haller M, Briegel J et al. (1998) Gesundheitsbezogene Lebensqualität. Langzeitüberlebende, erwachsene Patienten mit ARDS nach extrakorporaler Membranoxygenation (ECMO). Anästhesist 47: 24–29
38. Stover JF, Stocker R (1998) Barbiturate coma may promote reversible bone marrow suppression in patients with severe isolated traumatic brain injury. Eur J Clin Pharmacol 54: 529–534
39. Thompson JP, Rowbotham DJ (1996) Remifentanil – an opioid for the 21st century. Br J Anaesth 76: 341–343
40. Wiedemann K, Diestelhorst Ch (1995) Einfluss der Sedierung auf die pulmonale Funktion. Anästhesist 44 (Suppl 3): S588–S593
41. Zielmann S, Munter K (1992) Vermeidung von Zwischenfällen bei der intravenösen Applikation von Benzodiazepinen am Beispiel von Midazolam (Dormicum). Arzneiverordnung in der Praxis 1: 6–10
42. Zielmann S (1993) Arzneimitteltherapie in der Intensivmedizin. Teil 1: Grundlagen der Pharmakokinetik. In: Neander KD, Meyer G, Friesacher H (Hrsg) Handbuch der Intensivpflege. Ecomed, Landsberg, Kap V, Abschn 4.2, S 1–7
43. Zielmann S, Mielck F, Kahl R et al. (1994) A rational basis for the measurement of free phenytoin concentration in critically ill trauma patients. Ther Drug Monit 16: 139–144
44. Zielmann S, Grote R (1995) Auswirkungen der Langzeitsedierung auf die intestinale Funktion. Anästhesist 44 (Suppl 3): S549–S558
45. Zielmann S, Mielck F, Roth ATP et al. (1995) Die Bestimmung von Gesamteiweiß eignet sich nicht zur Diagnose der therapiebedürftigen Hypoalbuminämie bei Intensivpatienten. Anästhesist 44: 700–704
46. Zielmann S, Weidmann K, Dravecz M, Burchardi H (1996) Therapie der Durchgangssyndrome. In: Refresher Course (22) – Aktuelles Wissen für Anästhesisten. Springer, Berlin Heidelberg New York Tokio, S 97–107
47. Zielmann S, Kazmaier S, Schnüll S, Weyland A (1997) S-(+)-Ketamin und Kreislauf. Anästhesist 46 (Suppl 1): S43–S46
48. Zielmann S, Petrow H, Richter S, Walther P, Kern C (2000) Perazin (Taxilan) bei starken motorischen Unruhezuständen von Intensivpatienten. Intensivmed 37 (Suppl 2): S65

Ecstasy und Co. – Sind Partydrogen wirklich harmlos?

Helmut Hentschel

Unter dem verharmlosenden Begriff *Partydrogen* werden Substanzen subsummiert, „die häufig beim Ausgehen und zum Tanzen genutzt werden". Sie werden eingenommen, um mehr „Spaß" zu haben, damit „die Party einfach abgeht" [36]. Dabei kommt es häufig zur massenhaften Anwendung von Wirkstoffen, über deren Gefahren die Konsumenten wenig oder gar nichts wissen. Es wird geschätzt, dass etwa die Hälfte der Partygänger zumindest gelegentlich Drogen einnimmt [17, 34]. Auch im Bereich der notärztlichen Versorgung und bei der teilweise notwendigen intensivmedizinischen Betreuung der Patienten werden Unsicherheiten deutlich. Die folgende Darstellung konzentriert sich auf die Wirkstoffe, die in der Szene derzeit von Bedeutung sind. Soweit möglich wurden Fallbeispiele aus der täglichen Beratungspraxis der jüngsten Zeit gewählt.

Synthetische Verbindungen

Lachgas

Synonyme. Azooxid; Distickstoffoxid; „Gas Hilarant"; Lachgas; „laughing gas"; Lustgas; „nitrous oxide"; Stickoxydul [33].

Chemie. N_2O; farblos, schwach angenehm süsslich riechendes und schmeckendes Gas; technisches Lachgas kann Verunreinigungen von CO, N_2, NO, NH_4 und H_2NO_3 enthalten [34].

Verwendung. Lachgas wurde 1776 von Joseph Pristley entdeckt, der es für ein heimtückisches Gift hielt. 1799 beschreibt Humphry Davis als erster die euphorisierende Wirkung. John Mankey Riggs führte am 11.12.1844 bei Horace Wells die erste Zahnextraktion in Lachgasanästhesie durch. Seit 1830 wurden Lachgasparties für die Londoner „High Society" durchgeführt, die öffentliches Ärgernis erregten. Die fahrlässige Verwendung durch Schausteller führte schon damals zu schweren Vergiftungen und Todesfällen, sodass Lachgas in England vorübergehend verboten wurde. Erst nach 1933 kommt es durch englische Geburtshelfer und seit 1935 durch US-amerikanische Zahnärzte wieder zur Anwendung für Narkosezwecke, die sich nach 1945 allgemein durchsetzt.

1987 verstarben 2 Zahnärzte an den Folgen eines chronischen Missbrauchs. 1992 kam es bei 3 Jugendlichen zu tödlichen Vergiftungen [34]. Seit den 1990er Jahren verbreitete sich Lachgas in der Technoszene (10 Patronen für Sahnesprüher à 10 DM; eine Patrone à 10 ml reicht für einen gasgefüllten Luftballon) [21].

Pharmakologie. Starke analgetische und schwache narkotische Wirkung durch Beeinflussung der Membraneigenschaften neuronaler Zellen; Wechselwirkung mit dem NMDA-Rezeptor [21].

Kinetik. Inhalation aus Ballons für einige Sekunden bis 1 min; Wirkungseintritt 30–40 s nach Beginn der Einatmung; Wirkungsmaximum nach 2 min; Wirkungsdauer nicht länger als 30–50 s nach Ende der Inhalation [33].

Toxizität. Als übliche Dosis werden 1–2 Atemzüge aus einem Luftballon eingeatmet; Analgesie nach 1 min bei Konzentrationen von 40–50%, Narkose bei 50–60%, Erstickungsgefahr bei >80% [33]; akute Todesfälle sind bekannt geworden [34].

Analytik. Lachgas wird vom Drogenscreening nicht erfasst [21]; bei Todesfällen wurden im Blut postmortal 46–180 ml/l gemessen [33].

Symptome. Vereisung der Atemwege (beim Versuch, Gas direkt aus Tanks oder mittels Schlauch aus Gasflaschen einzuatmen); Atemwegsreizung (technisches Lachgas); Übelkeit; Kopfschmerzen; Wärmegefühl, rauschartiges Wohlbehagen, unmotivierte Vergnügtheit, Rede- und Bewegungsdrang; Lachattacken; kurzzeitige emotionale Überreaktionen; Veränderung aller Sinneswahrnehmungen; rasch einsetzende Bewusstlosigkeit mit Verletzungs- und Hypoxiegefahr; Krampfneigung durch Hirndrucksteigerung und Senkung der Krampfschwelle.

Chronischer Missbrauch führt zu psychischer Abhängigkeit und Toleranz sowie depressiver Verstimmung und Antriebsminderung. Es kommt zur Hemmung Vitamin-B$_{12}$-abhängiger Stoffwechselwege durch Oxidation von Kobalt, die infolge Myelodepression zur aplastischen Anämie und Polyneuropathie führen kann [19, 21, 33].

Therapie. Maßnahmen der Giftentfernung haben keine Bedeutung; Frischluftzufuhr oder O$_2$; Intubation und Beatmung; kardiovaskuläres Monitoring; bei Krampfneigung Diazepam; bei Herzrhythmusstörungen differenziertes Vorgehen [19].

■ *Kasuistiken*

Eigene Fälle liegen bisher nicht vor, jedoch zahlreiche Anfragen zur Legalität des Verkaufs gasgefüllter Ballons. Dazu ist grundsätzlich zu vermerken, dass die Anwendung von Lachgas zwar nicht illegal ist, aber bei medizinischer Anwendung dem Arzneimittelgesetz und bezüglich technischem Lachgas den Bestimmungen des Chemikaliengesetzes unterliegt. Insofern handelt es bei der Verwendung als Partydroge in jedem Fall um eine missbräuchliche Anwendung.

Ecstasy und andere Designerdrogen

Synonyme. Für die verschiedenen „Pillen" existieren viele Fantasienamen (teilweise nach den aufgeprägten Motiven), von denen hier nur einige wenige wiedergegeben werden können. Hinter gleichen „street names" verbergen sich u. U. verschieden Substanzen oder Gemische [36]: *2,5-Dimethoxy-4-bromoamphetamin (DOB)*: 100X; Bromo; Bromo-STP); *DMA; Golden Eagle; PBR; LSD-25; Psychodrine; Tile; 2,5-Dimethoxy-4-methylamphetamin (DOM)*: Pink Wedge; STP (Serenity, Tranquility, and Peace); Super-LSD; *3,4-*

Methylendioxyamphetamin (MDA): Harmony; Love; Love Drug; Love Pill; Speed for Lovers; *3,4-Methylendioxyethamphetamin (MDEA)*: Eva; Eve; *3,4-Methylendioxymethamphetamin (MDMA)*: Adam; Ecsta; Ecstasy; Essence; Love pill; MDM; XTC; Whizz; *4-Bromo-2,5-methoxyphenylethylamin (2C-B)*: „Afterburner"; Brom-Meskalin; Bromo; Erox; Eve; MFT; Nexus; Spectrum; Venus [21, 27, 33].

Chemie. Methoxylierte und/oder methylendioxylierte Derivative des Amphetamins; die Synthese von MDMA ist aus Safrol (Bestandteil von Sassafrasöl) möglich [21].

Verwendung. 1912 erfolgte die Anmeldung des Reichspatents für MDMA als Appetitzügler durch die Firma Merck. Seine Entwicklung wurde aber nicht weiter verfolgt. Erst in den 1950er Jahren prüfte die US-Armee die Eignung von MDMA als „Wahrheitsdroge". Mitte der 60er Jahre führte Shulgin Selbstversuche mit zahlreichen Derivaten (179 „Rezepte") durch [28]. Gleichzeitig wird MDMA als Adjuvans in der Psychoanalyse und -therapie erprobt. Seit 1981 tauchte die Substanz erstmals unter der Bezeichnung Ecstasy als Partydroge auf und verbreitet sich ab 1987 explosionsartig in der Technoszene. Seit 1986 unterliegen MDMA und zahlreiche Derivate der BtMVV [21, 34]. 1999 wurden durch die Polizei rund 1,4 Mio. Tabletten sichergestellt, mehr als 3-mal soviel wie 1998. Es kursieren Tabletten und Kapseln verschiedenen Aussehens; selten wird auch Pulver angeboten (Einzelpreis 15–40 DM) [21].

Pharmakologie. Entaktogene und halluzinogene Wirkungen durch Beeinflussung des Serotoninstoffwechsels stehen im Vordergrund [21].

Kinetik. Wirkungseintritt 20–60 min nach der Einnahme; Wirkungsdauer 3–5 h [21].

Analytik. Die meisten Substanzen werden aufgrund ihrer Kreuzreaktivität mit Amphetaminen im Drogenscreening erfasst; Nachweisbarkeit im Blut ca. 6 h, im Urin ca. 1–2 (– 3) Tage [19, 27].

Toxizität. Es besteht bei jeder Einnahme die Gefahr der Überdosierung oder toxischer Wirkungen, weil die Identität der „Pillen" nicht bekannt und ihre Wirkstoffe nicht pharmakologisch und toxikologisch untersucht sind. Einzeldosis allgemein 50–150 mg (bei *DOB* 0,5–1 mg!) [27]; toxische Dosis >100–120 mg bzw. >1,5 mg/kg KG; schwere toxische Wirkungen >200 mg.

Darüber hinaus wurden verschiedene „Streckungsmittel" (Amphetamin, Ephedrin, Cannabis, Chinin, Coffein, Flunitrazepam, Methamphetamin, Paracetamol, Testosteron) nachgewiesen [36]. 1995 verzeichnete der Drogenbericht der Bundesregierung 18 Todesfälle im Zusammenhang mit dem Konsum von Ecstasy, darunter 11 Suizidfälle mit tödlichem Ausgang, 5 Todesfälle durch Überdosierung und 2 tödliche Verkehrsunfälle.

Symptome. Glücksgefühl, Antriebssteigerung, Kontaktfreudigkeit; Unterdrückung von Hunger, Durst und Müdigkeit führen zu körperlicher Überanstrengung und Dehydratation; Übelkeit und Erbrechen, Mydriasis, Tremor, Tachykardie und Arrhythmie, Hypertonie, Schweißausbrüche, Hyperthermie, Gerinnungsstörungen, Rhabdomyolyse, Halluzinationen, Angstzustände und psychotische Reaktionen, Krampfanfälle; schwere Nieren- und Leberfunktionsstörungen sind möglich [19, 21, 25, 34, 36].

DOB kann einen dem Ergotismus ähnlichen Gefäßspasmus auslösen, der in eine Gangrän münden kann [19].

Der chronische Missbrauch hinterlässt auch beim Menschen neurotoxische Wirkungen (Stimmungslabilität, Paranoidität, Störung des Kurzzeitgedächtnisses, Persönlichkeits- und Verhaltensstörungen) [31]. Die Auslösung endogener Psychosen und Depressionen bei prädisponierten Konsumenten gilt als wahrscheinlich.

Therapie. Maßnahmen der Giftentfernung sind nicht von Bedeutung; wenn überhaupt sollte nur einmalig Aktivkohle gegeben werden. In den meisten Fällen steht die psychische Führung des Patienten im Vordergrund. Er sollte sediert (Benzodiazepine) oder neuroleptisch (Haloperidol) behandelt werden.

Symptomatische Maßnahmen: Volumensubstitution; Ausgleich der metabolischen Azidose; bei Krampfneigung initial Diazepam; bei Rhabdomyolyse Alkalisierung mit Natriumbikarbonat; bei Hypertonie, Hyperthermie und Herzrhythmusstörungen differenziertes Vorgehen [19, 25].

■ *Kasuistik GGIZ 199701136*

Eine 20-jährige Patientin entwickelte 7 Tage nach der letzten Einnahme von Ecstasy eine schwere toxische Hepatitis mit Hyperbilirubinämie, Anstieg der Transaminasen und einem pathologischen Gerinnungsstatus. Bereits 4 Tage vor der stationären Aufnahme war die Patientin ikterisch, während gastrointestinale Beschwerden und Juckreiz schon vor einer Woche aufgetreten waren. Die Patientin blieb fieberfrei. Die sonographischen Befunde der parenchymatösen Abdominalorgane waren unauffällig. Eine Viruserkrankung wurde ausgeschlossen. Im Urin der Patientin wurde MDMA nachgewiesen. Unter konservativer Therapie bildeten sich die Symptome nur langsam zurück [11].

Kommentar. Über Fälle von Leberschädigung nach akutem und chronischem Missbrauch von Designerdrogen wurde (auch mit tödlichem Ausgang) mehrfach berichtet. Eine schlüssige Erklärung für diese schwere Komplikation gibt es bisher nicht [25].

■ *Kasuistik aus der Literatur*

6 Teilnehmer einer Technoparty hatten ein alkoholisches Getränk zu sich genommen, dem zuvor eine pulvrige Substanz mit der Bezeichnung MDA zugesetzt wurde. Alle Patienten zeigten die gleichen klinischen Symptome und einen übereinstimmenden zeitlichen Verlauf. Sie wurden aufgrund kolikartiger Bauchschmerzen und Symptome einer Leberschädigung stationär aufgenommen. Innerhalb von 2 Tagen entwickelten sie einen akuten cholestatischen Ikterus. Die alkalische Phosphatase erreichte Werte von 800 U/l, die γ-Glutamyltransferase von 380 U/l, wohingegen die Transaminasen nur geringfügig erhöht waren. Zwischen dem 5. und 7. Tag hatten alle Patienten für 1 Tag Temperaturen bis 40°C. Hinweise auf eine Hämolyse oder eine infektiöse Hepatitis ergaben sich nicht. Die toxikologische Analyse zeigte Werte von 130 mg 4,4'-Methylendianilin/l Urin [32].

Kommentar. Dieser Vergiftung liegt eine Verwechslung zugrunde. MDA bzw. MDMA ist nicht nur die Abkürzung für Methylendioxyamphetamin, sondern auch für 4,4'-Methylendianilin, das nach oraler Aufnahme gut absorbiert und hauptsächlich über die Galle wieder ausgeschieden wird [16]. Die Verbindung wirkt hepatotoxisch und löst in den

Gallenwegen eine Entzündung aus. Über den genauen Wirkungsmechanismus ist bisher nichts bekannt. Die Behandlung erfolgt symptomatisch [15].

Methamphetamin

Synonyme. Crank; Crystal; Crystal-Speed; Freebase-Speed; Glass; Go; Hitler-Droge; Ice; Jaba; Meth; Nazi-Crank; Pervitin; Pico; Shabu; Speed; Super-Speed; Thai-Pillen; Yaba [21, 27, 33].

Chemie. $C_{10}H_{15}N$; weiße oder beige Kristalle (ähnlich Zuckerkristallen, aber nur halb so groß); die Herstellung erfolgt meist aus Ephedrin oder Pseudoephedrin in illegalen Labors; Gemische mit anderen Amphetaminen, Cocain, Coffein und anderen Phenylpropanolaminen sowie LSD und Phencyclidin sind möglich [33].

Verwendung. Methamphetamin wurde in den 1930er Jahren synthetisiert und unter dem Namen „Pervitin" im 2. Weltkrieg in der deutschen Wehrmacht (Luftwaffe) angewendet. Anfang der 90er Jahre tauchte die Droge unter dem Begriff „Ice" in Hawaii auf. Über Japan verbreitete sie sich nach den USA (vorzugsweise Kalifornien) und von dort auch nach Europa [33].

Seit 1998 ist sie auch in Deutschland (Bayern, Sachsen, Thüringen) vorzugsweise als „Crystal", „Crystal-Speed" oder „Yaba" in Form von Kristallen, Pulver und Tabletten im Umlauf (1 g im Straßenverkauf für 15–40 DM; enthält im Allgemeinen nur 6–10% Wirkstoff) [21]. Methamphetamin unterliegt der BtMVV.

Pharmakologie. Beeinflussung der dopaminergen und serotoninergen Systeme des Gehirns 21].

Kinetik. Die Wirkung tritt nach Ingestion innerhalb von 30–60 min ein und hält in der Regel mindestens 4–6(-8) h an. Beim Rauchen oder Inhalieren tritt die Wirkung sehr viel schneller (u. U. innerhalb von 10 s) ein und kann (8-)12–24 h anhalten. Halbwertszeit 12–34 h [33].

Analytik. Vgl. *Ecstasy*; therapeutischer Plasmaspiegel 20–30 ng/ml [33].

Toxizität. Einzeldosis 5–15(-20) mg bzw. 0,2–0,4 mg/kgKG (oral, geraucht, geschnupft, inhaliert oder injiziert); toxische Wirkungen sind nach Aufnahme von mehr als 1 mg/kgKG zu erwarten [19]. Dauerkonsumenten nehmen wegen der Toleranzentwicklung meist 10–20 mg/kg/d ein. Todesfälle sind bekannt geworden [33].

Symptome. Starke psychische Erregung und aggressives Verhalten, Steigerung der physischen Leistungsfähigkeit durch Unterdrückung von Hunger, Durst und Müdigkeit; Mydriasis, Tremor, Halluzinationen mit räumlicher und zeitlicher Desorientierung, paranoide Psychose; Tachykardie, Arrhythmie, Hypertonie, Hyperthermie, Rhabdomyolyse, Myokloni, Krampfanfälle, Delir, Leber- und Nierenschädigung [19, 21]. Es setzt rasch eine ausgeprägte psychische Abhängigkeit und Toleranzentwicklung ein.

Entzugserscheinungen äußern sich mit Kopfschmerzen, Angstreaktionen, abdominellen Krämpfen, gastrointestinalen und vegetativen Beschwerden. Besonders ausgeprägt ist die depressive Verstimmung mit Suizidgedanken (maximal 2–3 Tage nach dem letzten Konsum). Mit Einsetzen des Entzugs kann sich eine paranoide Psychose manifestieren, die bis zu 8 Wochen anhalten kann, sich danach aber im Allgemeinen wieder zurückbildet [33].

Therapie. Vgl. *Ecstasy*; bei toxischer Psychose können Benzodiazepine, Haloperidol und Droperidol eingesetzt werden.

■ *Kasuistik GGIZ 199908337*

Eine 16-jährige Patientin war ihren Eltern seit ca. 5 Wochen durch deutliche Veränderungen ihres Verhaltens aufgefallen. Sie sei in der letzten Zeit nächtelang unterwegs gewesen. Auch zum Zeitpunkt der stationären Aufnahme war die Patienten übermüdet, exsikkiert und zeigte deutliche psychomotorische Störungen (Zuckungen im Gesicht, permanentes Zwinkern, Schmatzen, Zähneknirschen und –klappern, unkontrollierte Kopfbewegungen, verwaschene Sprache). Auffällig war eine beidseitige Mydriasis. Bei leichter Tachykardie (HF 100/min) und leicht erhöhtem Blutdruck (145/98 mmHg) waren im EKG keine pathologischen Veränderungen auffällig. Die Patientin wurde rehydriert und kardiovaskulär überwacht. Im Urin wurden im Drogenscreening Amphetamin, Methamphetamin und Cannabis (THC) nachgewiesen. Nach Abklingen der Müdigkeit stellten sich am zweiten Behandlungstag visuelle Halluzinationen und aggressives Verhalten ein. Innerhalb der nächsten 24 h normalisierte sich der psychische Zustand wieder.

Kommentar. Der bei dieser Patientin beobachtete klinische Verlauf ist als Erschöpfungszustand nach mäßigem chronischen Missbrauch zu werten. Die psychischen Störungen in der Abklingphase entsprechen Entzugssymptomen.

Gamma-Hydroxybutyrat

Synonyme. *Gamma-Hydroxybutyrat (GHB)*: Cherry Menth; Easy lay; Everclear; Fantasy; G Caps; Gamma; Gamma Hydrate; Gamma-OH; Georgia Home Boy; G-Juice; Great Hormones at Bedtime; Grievous Bodily Harm; G-Riffick; Jolt; Liquid E; Liquid Ecstasy; Liquid X; Natural Sleep-500; Organic quaalude; Oxy-Sleep; Pearl; Salty Water; Scoop; Soap; Somatomax; Somsanit; Vita G; WaterEasy Lay [19, 21, 33]; *Gamma-Butyrolacton (GBL)*: Blue Nitro or Blue Nitro Vitality; Firewater; Gamma G; GH Revitalizer; Insom-X; Invigorate; Longevity; Remforce; Renewtrient; Revivarant oder Revivarant G [19, 33]; *1,4-Butadienol (1,4-BD)*: Biocopia; Borametz; BVM; Cherry FX Bomb; Enliven; GHRE; Lemon FX Drop; NRG3; Orange FX Rush; Pine-Needle Oil or Extract; Promusol; Revitalize Plus; Serenity; SomatoPro; Thunder Nectar; Weight Belt Cleaner; Zen [19, 33].

Chemie. $C_4H_8O_3$; Derivat der Gamma-Aminobuttersäure; kommt im Organismus auch natürlich vor; Einwirkung von NaOH auf GHB oder GBL führt zu gut wasserlöslichem Natrium-4-hydroxybutyrat; bei Raumtemperatur flüssig; <15°C kristallin, farblos, geruchlos, salzig, bei unsauberer Herstellung auch seifig schmeckend [12, 21].

Verwendung. 1960 ursprünglich als Antidepressivum entwickelt, wird GHB heute als Injektionsnarkotikum und zur Behandlung beim Alkoholentzug eingesetzt. GHB unterliegt dem Arzneimittelgesetz, aber nicht der BtMVV. Seit den 1980er Jahren verwenden Bodybuilder GHB als „Aufbaumittel". Seit einigen Jahren hat auch GHB als Partydroge

Einzug gehalten (Trinkfläschchen mit 40 ml à 30 DM, aber auch als Pulver, Tabletten oder Kapseln) [21].

Pharmakologie. Antidepressive Wirkung durch Erhöhung von Endorphinen, Dopamin und Acetylcholin im Gehirn [12]; geringe analgetische Wirkung [12]; anabole Wirkung durch Freisetzung von Wachstumshormonen [19]; eine Ähnlichkeit mit der Wirkung von Ecstasy (MDMA) besteht nicht, wie die Namensgebung irreführend vermuten lässt.

Kinetik. Nach Ingestion rasche Aufnahme; GBL und 1,4-BD werden im Organismus enzymatisch rasch zu GHB umgewandelt; Wirkungseintritt 10–15 min, Wirkungsmaximum 25–45 min nach der Einnahme, 1–2,5 h anhaltend; Wirkungsdauer insgesamt 3 h (Spanne: 15 min bis 8 h); „come down" 15–30 min; Halbwertszeit 20–60 min [12, 19].

Analytik. Plasmaspiegel: physiologisch 0,1 µg/ml; nach Ingestion von 1 g GHB 25 µg/ml; bei Plasmaspiegeln >50 µg/ml tritt Bewusstlosigkeit ein; bei einem Spiegel >260 µg/ml ist mit Koma zu rechnen [12, 19]; Urin: physiologisch 2,5 µg/ml [12]; im Urin 4–6 h nach der Einnahme nachweisbar [19]. Mit dem üblichen Drogenscreening wird GHB nicht erfasst [19, 21, 27].

Toxizität. Einzeldosis als Droge 5–10 ml bzw. 0,75–2,0 g; Euphorie: 1–2 g bzw. 10–20 mg/kg; Somnolenz: 2,5 g bzw. 30 mg/kg; Narkose: 3–4 g bzw. 50 mg/kg; Koma: 4–5(–30) g bzw. >60 mg/kg; bisher wurde kein Todesfall beschrieben [12, 19, 21].

Symptome. Verätzung durch überschüssige NaOH; initial Kopfschmerzen, Übelkeit und Erbrechen; der Alkoholwirkung vergleichbare Euphorie; Bradykardie, Herzrhythmusstörungen, Blutdrucksenkung; Verwirrtheit, Myokloni, Miosis, Krampfanfälle; Koma für einige Stunden, Atemdepression, Hypothermie; die Bewusstlosigkeit kann schlagartig eintreten und ebenso schnell wird das Bewusstsein wieder erlangt; kein „Hangover". Bei häufigem Gebrauch wurde über psychische Abhängigkeit und Toleranzentwicklung berichtet.

Entzugserscheinungen: Tremor, paranoide Psychose, Erregungszustände, Verwirrtheit, Delir, optische und akustische Halluzinationen, Tachykardie, Hypertonie [12, 19, 21].

Therapie. Primäre Giftentfernung aufgrund des raschen Wirkungseintritts meist nicht sinnvoll; nach Ingestion einer großen Dosis sollte Kohle unter Intubationsschutz appliziert werden. Symptomatische Maßnahmen: Behandlung der Verätzungen; bei Atemdepression Intubation und Beatmung; kardiovaskuläres Monitoring; bei Hypotension Volumensubstitution und Katecholamine; bei Bradykardie initial Atropin; bei Krampfneigung initial Diazepam; Antidot nicht bekannt; Naloxon und Flumazenil sind unwirksam.

Der sekundären Giftentfernung kommt wegen der kurzen Halbwertszeit keine Bedeutung zu. Entzugserscheinungen können mit Benzodiazepinen oder Phenobarbital behandelt werden [12, 19].

■ *Kasuistik GGIZ 200004754*

Ein 20-jähriger männlicher Patient hatte während einer Technoparty eine unbekannte Menge „Liquid Ecstasy" eingenommen und danach mehrfach erbrochen. Die rasch einsetzende Somnolenz war von überschießenden Bewegungen der Extremitäten begleitet. Zum Zeitpunkt der stationären Aufnahme war der Patient bewusstlos und bradykard (HF 38/min; Sinusbradykardie und AV-Knoten-Rhythmus wechselnd). Initial wurde mit Atropin behandelt, danach mit Infusionen. Im weiteren Verlauf klarte der Patient wieder auf und wurde normofrequent. Im Langzeit-EKG fielen mehrfach oberer AV-Knoten-Rhythmus mit retrograder Vorhoferregung und AV-Blockierungen II. Grades auf, sodass eine weitere kardiologische Diagnostik veranlasst wurde.

Im Zusammenhang mit der oben genannten Veranstaltung wurde ein weiterer bewusstseinsgetrübter Patient (20 Jahre; m.) mit Krampfneigung in der Klinik vorgestellt, der wegen einer ausgeprägten Bradykardie bereits vom Notarzt Atropin erhalten hatte. Er wurde mit einer Sinusarrhythmie und inkomplettem Rechtsschenkelblock aufgenommen, die sich auch durch ein Langzeit-EKG bestätigen ließen.

Kommentar. Über Bradykardie und Herzrhythmusstörungen (Rechtsschenkelblock, ST-Hebung, U-Wellen, ventrikuläre Ektopien) wurde auch in anderen Fällen nach Ingestion von GHB berichtet. Ein ursächlicher Zusammenhang im Sinne einer kardiotoxischen Schädigung ist wahrscheinlich [33].

Ketamin

Synonyme. Green; Jet; K; Kay; Kit-Kat; Mauve; Purple; Special LA coke; Super acid; Super C [21, 33].

Chemie. $C_{13}H_{16}ClNO\text{-}HCl$; weiße oder grüne Kristalle (durch Mischung mit Vitamin B12) [33].

Verwendung. Ketamin wurde 1963 als Injektionsnarkotikum eingeführt. In den USA und in Großbritannien sind Fälle von Ketaminmissbrauch seit den 1970er Jahren bekannt geworden. Ketamin wird in der Szene in Form von Pulver oder als Lösung (mit Flüssigkeit gefüllte Kapseln; 30–50 DM/Dosis) gehandelt und oral, intranasal, intramuskulär oder intravenös angewendet. Ketamin ist kein Betäubungsmittel; die medizinische Anwendung unterliegt dem Arzneimittelgesetz [9, 21].

Pharmakologie. Analgetische, hypnotische und halluzinogene Wirkungen durch Beeinflussung des Acetylcholin-, Dopamin-, Noradrenalin- und Serotoninstoffwechsels im Gehirn; Wechselwirkung mit dem NMDA-Rezeptor [9]; durch die kataleptische Wirkung wird eine „dissoziative Anästhesie" ausgelöst; Bronchodilatation [33].

Kinetik Wirkungseintritt nach i.v.-Anwendung innerhalb 1 min, nach i.m.-Applikation nach 3–8 min; nach Ingestion werden nur 17% des Wirkstoffs aufgenommen; Wirkungsmaximum 15–30 min nach Ingestion; Komadauer ca. 10 min; gesamte Wirkungsdauer: Analgesie und Somnolenz 40–60 min, Amnesie bis 2 h; Halbwertszeit 2–4 h [33].

Analytik. Ketamin wird im Drogenscreening nicht erfasst [21, 27]; keine Kreuzreaktivität mit Phencyclidin (PCP) [35].

Toxizität. Einzeldosis 0,5–2 mg/kg KG i.v. oder 5–10 mg/kg KG i.m.; ein Todesfall nach i.m.-Injektion von 1 g wurde berichtet [33].

Symptome. Analgesie (Verletzungsgefahr); Alpträume, Depersonalisation und Derealisation („Nahtoderfahrung"), Panik, Halluzinationen, Delir; Übelkeit, Erbrechen, Hyper-
salivation, akute Dystonie, Rigidität, Rhabdomyolyse; Mydriasis, ansteigender Augeninn-
nen- und Hirndruck, Krampfanfälle; Tachykardie, Hypertonie, Herzstillstand, Laryngo-
spasmus, Apnoe [5, 9, 33, 35]. Aus den USA sind Fälle starker psychischer Abhängigkeit
von Ketamin bekannt.

Beim Entzug wurde über langanhaltende Störungen der Konzentrationsfähigkeit und
des Gedächtnisses sowie Verhaltensstörungen berichtet [21].

Therapie. Maßnahmen der Giftentfernung sind nicht von Bedeutung; wenn überhaupt
sollte nach oraler Aufnahme nur einmalig Aktivkohle gegeben werden. In den meisten
Fällen steht die psychische Führung des Patienten im Vordergrund. Der Patient sollte in
eine von Sinnesreizen abgeschirmte Umgebung (abgedunkelter Raum) gebracht und
ausreichend sediert (Benzodiazepine) werden. Bei Krampfanfällen initial Diazepam; bei
Dystonie Diphenhydramin; bei Hypertonie kurzwirksame β-Bblocker (Esmolol) [8, 33].

■ *Kasuistiken*

Eigene Beobachtungen zur missbräuchlichen Anwendung von Ketamin wurden bisher
nicht gemacht. Es gibt Hinweise über sogenannte „Flatliner"-Parties am Rande der
Berliner „Love Parade" [9]. In der Literatur gibt es nur vereinzelte Berichte [5]. Eine
Serie von 28 Fällen aus dem Connecticut Poison Control Center bestätigte die schon
bekannten Symptome [35].

Naturstoffe

Datura und andere Nachtschattengewächse

Synonyme. *Atropa bella-donna*: Atropa letalis; Bella-donna baccifera; Bockwurz; Deadly
nightshade; Dolwortz; Höllenkraut; Irrbeere; Mörderbeere; Teufelsbeere; Tollkirsche;
Datura metel: Datura alba; Dhatura; Dutra; Downy Thornapple; Hindu datura; Horn of
Plenty; Jouzmathal; Metel; Rauchapfel; Unmatal; Yangjinhua; *Datura sauveolens*: Angel's
Trumpet; Brugmansia sauveolens; Floripondio; Huaca; Huacacachu; Huanto; Maicoa;
Toa; *Datura stramonium*: Jamestown weed; Jimson weed; Stechapfel; Thorn Apple;
Hyoscyamus niger: Bilsenkraut; Dollkraut; Dulldill; Black henbane; Foetid Nightshade;
Teufelsauge; Zigeunerkraut; *Mandragora officinarum*: Alraune; Erdweibchen (-männ-
chen); Galgenmännlein; Henkerswurzel; Mandrake. *Scopolia carniolica*: Allsitzerkraut;
Glockenbilsenkraut; Hyoscyamus scopolia; (Krainer) Tollkraut; Tollrübe; Walkenkraut.

Alle Pflanzen gehören zur Familie der Solanaceae (Nachtschattengewächse) [2, 22, 33].

Chemie. Die Pflanzen enthalten Tropanalkaloide, v. a. *Atropin* (D,L-Hyoscyamin),
L-Hyoscyamin ($C_{17}H_{23}NO_3$) und *Scopolamin* ($C_{17}H_{21}NO_4$) sowie zahlreiche Nebenalka-
loide. Der Alkaloidgehalt variiert in Abhängigkeit von der Spezies und den Pflanzenteilen
(z. B. Atropa: Blüten 0,4%, Blätter 0,5–1,5%; Wurzeln 0,85%; Beeren 0,65%, Samen 0,8%)
[6, 33].

Verwendung. Die halluzinogene Wirkung der Pflanzen ist seit dem Altertum bekannt. Extrakte aus Blüten, Blättern, Samen und Wurzeln wurden dem Wein und Bier zugemischt und für Liebestränke, Hexensalben, aber auch als Mordgifte verwendet [6]. Daneben gab es immer die medizinische Verwendung der Pflanzenextrakte, die zur Entwicklung der modernen Arzneimittel (Atropin, Scopolamin) führte. Mit der weiten Verbreitung der Engelstrompete als beliebte Zierpflanze wurde auch die psychotrope Wirkung in der Partyszene „wiederentdeckt" [4, 17, 18, 37].

Pharmakologie. Anticholinerge Wirkungen durch kompetitive Hemmung der cholinergen Neurotransmission in den betroffenen Organen (Gehirn, Herz/Kreislauf, Magen-Darm-Trakt, Urogenitaltrakt, Bronchien, exkretorische Drüsen, Auge).

Kinetik. Wirkungseintritt 30–60 min nach Ingestion; Wirkungsdauer 4–6 h; die Mydriasis kann über mehrere Tage anhalten; Halbwertszeit 3–6 h [33].

Analytik. Die Alkaloide werden durch das Drogenscreening nicht erfasst [27, 37].

Toxizität. Toxische Wirkungen treten bereits nach Genuss (Rauchen, Teezubereitung etc.) einzelner Blätter, Blüten oder Früchte (>0,4–0,6 mg Alkaloid; >100 mg Pflanzenmaterial) auf. Letale Dosis (LD) *Atropin*: Kinder >10 mg; Erwachsene >1000 mg; LD *Atropa bella-donna*: Kinder 3–4 Beeren, Erwachsene 10–12 Beeren [2, 6]; Todesfälle nach Missbrauch von Engelstrompete sind bekannt geworden [23].

Symptome. Psychische Erregung (Atropin), Somnolenz (Scopolamin), Halluzinationen, Delir, Koma; hochrotes Gesicht; Mundtrockenheit, trockene Schleimhäute, Mydriasis, Tachykardie, Hypertonie, aber auch Hypotonie; Magen-Darm- und Blasen-Atonie; Hyperthermie; Krampfanfälle, Atemdepression [4, 19, 23, 37].

Therapie. Nach Ingestion reichlich Aktivkohle; Stabilisierung der Vitalfunktionen; Sedierung; Antidot: Anticholium (Physostigminsalicylat) initial 0,02–0,04 mg/kg KG i.v.; die initial wirksame Dosis kann weiter als Dauerinfusion pro Stunde angewendet werden; externe Kühlung; bei Krampfanfällen initial Diazepam; Maßnahmen der sekundären Giftentfernung sind nicht effektiv [19].

■ *Kasuistik GGIZ 200005182*

Ein 14-jähriger Jugendlicher wurde von der Polizei zugeführt. Seine Freundin teilte mit, er habe „Vogelbeeren" gegessen. Zum Zeitpunkt der stationären Aufnahme war er komatös. Auffällig waren trockene warme Haut, Mydriasis und Tachykardie. Nach Gabe von Physostigmin besserte sich die Symptomatik. Der Patient wurde unruhig und erwachte. Die Therapie wurde mit Physostigmin (Dauerinfusion 2 mg/h) fortgesetzt. Es wurde außerdem noch ein Tütchen mit braunen Krümeln (Cannabis) gefunden.

Kommentar. Sehr wahrscheinlich hatte der Patient eine unbekannte Menge Tollkirschen eingenommen. Dafür sprechen die typische anticholinerge Symptomatik und die prompte Reaktion auf das Antidot. Die Therapie gestaltet sich in den meisten Fällen unproblematisch [4], nach Ingestion größerer Mengen sind aber auch vital bedrohliche Situationen möglich [23].

Myristica

Synonyme. *Myristica fragrans*: Balla; Muskatnuss (Frucht); Mace (Arillus); Mada shaunda; Nootmuskaat; Nutmeg (Frucht); Roudoukou; die Pflanze gehört zur Familie der Myristicaceae (Muskatnussgewächse) [2, 22].

Chemie. Die Pflanze enthält 8–15% etherische Öle, darunter die Allylbenzenderivate *Myristicin* ($C_{11}H_{12}O_3$), *Elemicin* ($C_{12}H_{16}O_3$) und *Safrol* ($C_{10}H_{10}O_2$) [2, 33].

Verwendung. Die ursprünglich von den Banda-Inseln stammende Muskatnuss verbreitete sich in Europa als beliebtes Gewürz. Schon während der Kreuzzüge wurden Muskatnüsse auch wegen ihrer halluzinogenen Wirkung verwendet [2]. In jüngster Zeit wurde mehrfach über Intoxikationen bei Gefangenen, Collegestudenten und Jugendlichen berichtet, die Muskatnüsse als Ersatzdroge missbrauchten [1, 24]. Muskatnüsse und Pulver sind im Gewürzhandel erhältlich.

Pharmakologie. Es wird angenommen, dass die Wirkung durch amphetaminähnliche Stoffe zustande kommt, in die die etherischen Öle durch Biotransformation (Transaminierung) umgewandelt werden [24].

Kinetik. Wirkungseintritt 3–8 h nach Ingestion; Wirkungsdauer 6–24 h [20, 33].

Analytik. Die etherischen Öle werden durch das Drogenscreening nicht erfasst [27].

Toxizität. Als Einzeldosis werden 1–3 Muskatnüsse oder 5–30 g geriebene Nuss (1 Teelöffel entspricht ca. 7 g oder 1 Nuss) eingenommen [20, 24]. Über einen Todesfall bei einem 8-jährigen Jungen 24 h nach Ingestion von 2 Muskatnüssen wurde berichtet [33].

Symptome. Mundtrockenheit, Übelkeit, Brechreiz, Erbrechen, kolikartige Schmerzen; Tachykardie, Hypotonie; Flush; Schwitzen; Mydriasis (aber auch Miosis); Hypothermie; Parästhesien; Euphorie, Halluzinationen, Kopfschmerzen, Schwindel, Delir [24, 33].

Therapie. Reichlich Aktivkohle; Überwachung der Vitalfunktionen; bei Krampfanfällen initial Diazepam; weitere Maßnahmen sind rein symptomatisch; ein Antidot ist nicht bekannt; Maßnahmen der sekundären Giftentfernung sind nicht effektiv [19, 33].

■ *Kasuistiken GGIZ*

1996–1998 wurden insgesamt 7 Vergiftungsfälle beraten, wobei zwischen 20–80 g Pulver (ca. 280–1100 mg/kg KG), in einem Fall sogar 19 Muskatnüsse (ca. 133 g) eingenommen wurden. Neben gastrointestinalen Störungen wurde bis 20 h nach der Ingestion über Mydriasis, Tachykardie und verschiedene psychische Symptome (Verlangsamung, Benommenheit, Schwächegefühl, Dysarthrie, aber auch Ruhe- und Schlaflosigkeit) berichtet. In einem Fall wurde 8 h nach der Einnahme von 2–3 Teelöffel Pulver (ca. 14–21 g; 280–420 mg/kg KG) ein Blutspiegel von 2 µg/ml bestimmt. Im Zusammenhang mit einem Todesfall einer 55-jährigen Frau, deren Mageninhalt bei der Obduktion stark nach Muskatnuss gerochen hatte, wurde im postmortalen Serum ein Myristicinspiegel von 4 µg/ml (zusätzlich Flunitrazepam 72 ng/ml; 10-fach über dem therapeutischen Bereich) bestimmt [30].

Kommentar. Die Ingestion von mehr als 15–20 g Muskatnuss (als ganze Frucht, gerieben oder als Pulver) löst nach einigen Stunden gastrointestinale, kardiovaskuläre und zentralnervöse Symptome aus. Eigene Untersuchungen belegen, dass sich in diesen Fällen Myristicin im Blut nachweisen lässt. Eine Dosis von 560–840 mg/kg (39–59 g/70 kg) führt sehr wahrscheinlich zu einer schweren Vergiftung.

Argyreia

Synonyme. *Argyreia nervosa*: Argyreia speciosa; Convolvulus speciosus; Elefantenwinde; Hawaiian Baby Wood Rose; (Kleine) Hawaiianische Holzrose; Silberkraut; Wood rose; Wooly Morning Glory. Die Pflanze gehört zur Familie der Convolvulaceae (Windengewächse) [22].
Chemie. Die Pflanze enthält 0,3% Mutterkornalkaloide, u. a. Agroclavin, Ergin (= Lysergsäureamid; Hauptalkaloid), Isoergin (= Isolysersäureamid), Chanoclavin, Elymoclavin, Lysergen, Lysergol, Ergimetrin, Lysergsäure-α-hydroxyethylamid [22].

Verwendung. Die ursprünglich aus Indien und Sri Lanka stammende Pflanze wird als Tonikum, Aphrodisiakum und in der Volksmedizin bei verschiedenen Erkrankungen verwendet. Auf Hawaii wurde sie als Ersatzdroge für Marihuana verwendet und verbreitete sich von dort über Kalifornien auch nach Europa. Die Samen der Pflanze unterliegen bisher nicht der BtMVV [22].

Pharmakologie. Die Alkaloide der Pflanze lösen halluzinogene und sympathomimetische Wirkungen aus, die denen von Lysergsäurediethylamid (LSD) ähnlich sind [7, 33].

Kinetik. Wirkungseintritt innerhalb von 60 (?) min nach der Einnahme; Wirkungsdauer 6–8 h [7, 22].

Analytik. Ob eine Kreuzreaktivität mit LSD im Drogenscreening auftreten kann, ist nicht bekannt.

Toxizität. Als Einzeldosis werden 4–5(-8) (ca. 0,5–0,8 g) Samen eingenommen; mit toxischen Wirkungen ist nach Ingestion von mehr als 15 Samen zu rechnen [22]. In einem Fall sollen 100 Samen eingenommen worden sein [7]. Über Todesfälle wurde bisher nicht berichtet.
Symptome. Übelkeit, Erbrechen; Mydriasis, Tachykardie, Hypertonie; Angst, Panik, Verfolgungsgedanken, Halluzinationen, Delir [7].

Therapie. Reichlich Aktivkohle; Überwachung der Vitalfunktionen; bei starker Erregung initial Diazepam; weitere Maßnahmen sind rein symptomatisch; ein Antidot ist nicht bekannt; Maßnahmen der sekundären Giftentfernung sind nicht effektiv [7, 19, 33].

■ *Kasuistik GGIZ 199902465 und 199902558*

Ein 19-jähriger Patient wurde mit visuellen Halluzinationen, Angst, Ruhelosigkeit und Konzentrationsstörungen 8 h nach der Ingestion mehrerer Päckchen Holzrosensamen (wahrscheinlich 4 Samen pro Packung) stationär aufgenommen. Er berichtete, dass erste Symptome 4–6 h nach der Einnahme aufgetreten waren. Im Urin wurde nur

Cannabis nachgewiesen. Der Patient wurde nur überwacht. Die Symptome bildeten sich ohne therapeutische Maßnahmen innerhalb von 24 h vollständig zurück.

In einem zweiten Fall wurde ein 21-jähriger Patient 5 h nach Ingestion von 4 Samen ebenfalls mit visuellen Halluzinationen, starken Angstgefühlen und Störungen der Körperwahrnehmung aufgenommen. Die Symptome sollen nach seinen Angaben 2 h nach der Einnahme begonnen haben. Der Blutdruck war leicht erhöht. Eine Analytik wurde nicht durchgeführt. Unter einer leichten Sedierung normalisierte sicht sein Zustand ebenfalls innerhalb eines Tages. Wie sich bei Nachforschungen herausstellte, hatten beide die Samen im gleichen „Head-Shop" erworben [10].

Kommentar. In beiden Fällen traten die offenbar angstbetonten psychischen Störungen erst Stunden nach der Einnahme auf, waren aber nur verhältnismäßig schwach ausgeprägt und zu keinem Zeitpunkt bedrohlich. Wegen mangelnder Erfahrung ist jedoch eine stationäre Überwachung sicher gerechtfertigt.

Psilocybe und andere Zauberpilze

Synonyme. *Allgemeine Synonyme*: Magic mushrooms; Mexikaner; Narrenschwämme; Pilze; Psilo's; Shrooms; Zauberpilze (in „Duftkissen") [2, 21, 26, 29];

Einzelne Spezies (in Europa vorkommend): *Gymnopilus* (Flämmlinge): G. spectabilis [3]; *Inocybe* (Risspilze): I. aeruginascens (Grünender R.) ; I. calamistrata (syn. hirsuta; Blaufüßiger R.) ; I. corydalina (Grüngebuckelter R.); I. haemacta (Grünroter R.); I. tricolor (Dreifarbiger R.) [3, 13, 29]; *Panaeolus* (Düngerlinge): P. ater (Sepia-D.); P. (syn. Copelandia) cyanescens (Blauender D.); P. (syn. Panaeolina; Psilocybe) foenisecii (Haymakers' toadstool; Heu-D.; Heuschnittpilz); P. retirugis (syn. campanulatus; papilionaceus; Runzliger D.); P. sphinctrinus; P. subbalteatus (Dunkelrandiger D.) [3, 13, 29]; *Pholiotina* (syn. *Conocybe*; Glockenschüpplinge): C. cyanopus [3]; *Psilocybe* (Kahlköpfe): P. callosa; P. cubensis (syn. Cubies; Di-shi-tjo-le-rra-ja = „Göttlicher Dungpilz"; Golden Tops; Hongo de San Isidoro; Hongos kentesh; Nanacatl; Teonanácatl = „Fleisch der Götter"); P. cyanescens (syn. bohemica; Blaufärbender K.); P. fimetaria; P. pelliculosa; P. semilanceata (syn. Kleines Zwergenmützchen; Liberty cap; Spitzkegeliger K.; Witch cap); P. serbica (Serbischer K.) [2, 3, 13, 21, 26, 29].

Chemie. Die Pilze enthalten ca. 0,2–1% Indol-Alkaloide, v. a. *Psilocybin* ($C_{12}H_{17}N_2O_4P$) und *Psilocin* ($C_{12}H_{16}N_2O$), die chemisch mit dem Neurotransmitter Serotonin verwandt sind. Daneben finden sich auch Baeocystin und Norbaeocystin [3, 26, 29, 33].

Verwendung. Bereits vor über 3500 Jahren war den Azteken die Wirkung der Pilze bekannt. Sie wurden ausschließlich für rituelle Zwecke verwendet (heute noch in Guatemala und Mexiko). Erst Mitte der 1950er Jahre werden die Pilze in Europa bekannt. 1959 isolierte Albert Hofmann das Psilocybin [3, 26, 29]. Ende der 1960er Jahre setzte die „Pilzbegeisterung" in den USA ein und erreichte später auch Europa. Die Pilze werden als LSD-Ersatz in „Heimkultur" gezüchtet, gehandelt (1 g getrocknet für 10–20 DM) und in der Partyszene roh oder mit Speisen verzehrt, als Tee zubereitet oder geraucht [21, 36]. Psilocybin unterliegt der BtMVV.

Pharmakologie. Halluzinogene und sympathomimetische Wirkungen, die denen von LSD sehr ähnlich sind. Psilocybin wird zum stärker wirksamen Psilocin biotransformiert, das die eigentliche Wirkform darstellt [33].

Kinetik. Wirkungseintritt innerhalb von 15 min–2 h; maximale Wirkung nach etwa 2 h; Wirkungsdauer 6–10 h [3, 36].

Analytik. Die Alkaloide werden durch das Drogenscreening nicht erfasst [21, 27].

Toxizität. Rauschzustände werden bereits durch 4 mg Psilocybin (500 mg getrocknete Pilze) ausgelöst [3]. Üblicherweise werden 1–2 (bis 6) g Pilze konsumiert, das entspricht etwa einer Dosis von 10–20 mg Psilocybin [3, 36]. Bei Fälschungen handelt es sich meist um Pilze, die ursprünglich überhaupt keine psychotropen Wirkstoffe enthalten, aber mit LSD versetzt wurden. Eine besondere Gefahr besteht in der Verwechslung mit hochgiftigen Pilzen der gleichen Familie, die keine psychotropen, sondern hepatotoxische Wirkstoffe bilden (z. B. Amatoxine und Phallotoxine in Conocybe filaris, Fleischbräunlicher Giftschirmling) [33].

Symptome. *Psilocybin-Syndrom*: Kopfschmerzen, Benommenheit, Schwäche- und Schwindelgefühl, Parästhesien; Bradykardie, Hypotonie; Euphorie, Halluzinationen, Alpträume, Depersonalisation und Derealisation; Angst, depressive Verstimmung, Wutanfälle, Aggressivität; Delir; Koma. Der Rauschzustand hinterlässt kein „Katergefühl“. Bei wiederholtem Gebrauch setzt rasch Toleranz ein. Der chronische Missbrauch bleibt in der Regel ohne Folgen [3, 21].

Therapie. Vgl. Argyreia

■ *Kasuistik GGIZ 200004877*

Die 16-jährige Patientin hatte von Freundinnen gehört, dass der Inhalt Hawaiianischer Duftkissen, die man „im Handel zu kaufen bekommt“, Halluzinationen auslösen soll. Sie selbst war neugierig und hat es allein ausprobiert. Zuerst hat sie ein Pilzstückchen zerkleinert und geraucht, ohne eine Wirkung zu verspüren. Danach hat sie etwas von den Pilzen gegessen, was gleichfalls symptomlos verlief. Erst nach dem Verzehr des ganzen Inhalts kam es etwa 1 h nach Beginn der Einnahme zu folgenden Symptomen: plötzlich einsetzende Übelkeit, Herzrasen, Todesangst, Verfolgungswahn, optische und akustische Halluzinationen. Sie fuhr selbstständig mit dem Fahrrad ins Krankenhaus. Dort wurde ein leicht erhöhter Blutdruck und Tachykardie (bis 120/min) festgestellt. Die Patientin wurde durch die aufnehmende Klinik sofort weiter verlegt. Nach Übernahme der Patientin waren die Symptome bereits weitgehend abgeklungen, sodass keine therapeutischen Maßnahmen ergriffen wurden. Insgesamt hielt die Wirkung etwa 10 h an.

Kommentar. Typisch war in diesem Fall die verzögert einsetzende Wirkung, die die Patientin dazu verleitete, wegen des ausbleibenden Effekts schließlich alles zur Verfügung stehende Material einzunehmen. Die Wirkung war offenbar sehr negativ gefärbt. Im Zweifelsfalle muss ausgeschlossen werden, dass sich hinter den vermeintlichen „Zauberpilzen“ LSD verbirgt. Die Patienten sollten deshalb immer stationär überwacht werden.

Literatur

Weitere Literaturinformationen können beim *Giftnotruf Erfurt* (Tel. 0361–730 730; Fax 0361–730–7317; E-Mail: shared.ggiz@t-online.de) erfragt werden. Aktuelle Informationen des Schweizerischen Toxikologischen Informationszentrums in Zürich zum Thema Partydrogen finden sich auf der Website http://www.toxi.ch.

1. Abernethy MK, Becker LB (1982) Acute nutmeg intoxication. Am J Emerg Med 10: 429–430
2. Alberts A, Mullen P (2000) Psychoaktive Pflanzen, Pilze und Tiere. Franckh-Kosmos, Stuttgart
3. Bresinsky A, Besl H (1985) Giftpilze. Wiss. Verlagsges., Stuttgart
4. Bulang T, Porst H (1999) Stechapfelvergiftung – 3 Fallberichte. Intensivmedizin 36/8: 718–721
5. Felser JM, Orban DJ (1982) Dystonic reaction after ketamine abuse. Ann Emerg Med 11: 673–675
6. Frohne D, Pfänder HJ (1997) Giftpflanzen, 4. Aufl. Wiss. Verlagsges., Stuttgart
7. Furbee RB, Curry SC, Kunkle DB (1991) Ingestion of Argyreia nervosa (Hawaiian Baby Woodrose) seeds. Vet Human Toxicol 33/4: 370 (Abstact)
8. Gill PA (1993) Non-medical use of ketamine. BMJ 306: 1340
9. Heinz TW (1999) Missbrauch von Ketamin: Neue Modesubstanz der Szene. Dtsch Ärztebl 96/43: A-2724–2725
10. Hentschel H, Bergmann I, Lampe J, Radam M, Münscher-Paulig F, Axthelm EH (2000) Two cases of ingestion of Hawaiian baby wood rose (Argyreia nervosa). XXth International Congress EAPCCT, Amsterdam (Abstract 101)
11. Hesselbarth N, Herrmann A, Bosseckert H, Wollina U (1998) Ecstasy und Hepatitis – Falldarstellung einer Organmanifestation. Ärztebl Thüringen 9/6: 297–298
12. Iten PX, Oestreich A, Lips R, Brabetz M (2000) Eine neue Droge erreicht die Schweiz: Koma nach Einnahme von Gamma-Hydroxybuttersäure (GHB). Schweiz Med Wochenschr 130/10: 356–361
13. Kell V (1991) Giftpilze und Pilzgifte. Ziemsen, Lutherstadt Wittenberg (Neue Brehm-Bücherei, Bd 612)
14. König F, Rommel C, Faust V, Berg W, Penning R (1994) Intoxikationen mit „Designer-Drogen". Notarzt 10: 152–155
15. Kopelman H, Robertson MH, Sanders PG, Ash I (1966) The Epping jaundice. BMJ 1: 514–516
16. Liss GM, Guirgus SS (1994) Follow-up of a group of workers intoxicated with 4,4`-methylenedianiline. Am J Indust Med 26: 117–124
17. Löhrer F, Kaiser R (1999) Biogene Suchtmittel. Neue Konsumgewohnheiten bei jungen Abhängigen? Nervenarzt 70/11: 1029–1033
18. Niess C, Schnabel A, Kauert G (1999) Die Engelstrompete: Giftige Gartenpflanze als neues „Suchtmittel"? Dtsch Med Wochenschr 124/48: 1444–1447
19. Olson KR (1999) Poisoning and drug overdose, 3rd edn. Appleton & Lange, Stanford
20. Painter JC, Shanor SP, Winek CL (1971) Nutmeg poisoning – a case report. J Toxicol Clin Toxicol 4/1: 1–4
21. Parnefjord R (2000) Das Drogentaschenbuch, 2. Aufl. Thieme, Stuttgart New York
22. Rätsch C (1998) Enzyklopädie der psychoaktiven Pflanzen, 2. Aufl. AT, Aarau
23. Rauber-Lüthy C, Guirguis M, Meier-Abt AS, Gossweiler B, Meier PJ (1999) Lethal poisoning after ingestion of a tea prepared from the angel's trumpet (Datura suaveolens). XIXth International Congress EAPCCT, Dublin (Abstract 100)
24. Sangalli BC, Chiang W (2000) Toxicology of nutmeg abuse. J Toxicol Clin Toxicol 38/6: 671–678
25. Schrenck T v (1999) Internistische Komplikationen nach Ecstasy. Dtsch Ärztebl 96/6: A-347–352
26. Schultes RE, Hofmann A (1995) Pflanzen der Götter. AT, Aarau
27. Schütz H (1999) Screening von Drogen und Arzneimitteln mit Immunoassays, 3. Aufl. Wiss. Verl.-Abt. Abbott, Wiesbaden
28. Shulgin AT, Shulgin A (1992) Pihkal – A chemical love story. Transform Press, Berkeley
29. Stamets P (1999) Psilocybinpilze der Welt. AT, Aarau
30. Stein U, Greyer H, Hentschel H (in press) Nutmeg (myristicin) poisoning – Report of a fatal case and case series form a Poisons Information Centre. Forensic Sci International
31. Thomasius R (Hrsg) (2000) Ecstasy. Eine Studie zu gesundheitlichen und psychosozialen Folgen des Missbrauchs. Wiss. Verlagsges., Stuttgart
32. Tillmann HL, van Pelt FN, Martz W et al. (1997) Accidental intoxication with methylene dianiline (p,p'-diaminodiphenylmethane): Acute liver damage after presumed ecstasy consumption. J Toxicol Clin Toxicol 35/1: 35–40
33. Toll LL, Hurlbut KM (eds) (2000) Poisindex System. Micromedex, Englewood
34. Treeck B v (1997) Partydrogen. Schwarzkopf & Schwarzkopf, Berlin
35. Vieira L, Weiner A (1998) Ketamine abusers presenting to the emergency department: a case series. J Toxicol Clin Toxicol 36/5: 505 (Abstract)

36. Walder P, Amendt G (2000) Ecstasy & Co. Alles über Partydrogen. Rowohlt Taschenbuch, Reinbeck bei Hamburg (rororo 60425)
37. Winckelmann U, Lübke G, Brockstedt M, Schanz I, Dechent J, Weber J, Albani M (2000) Anticholinerges Syndrom nach Ingestion von Tee aus Engelstrompetenblüten. Monatsschr Kinderheilkd 148/1: 18–22

Hygienestrategien auf der Intensivstation

M. Thieves

Im Zeitalter von Qualitätsmanagement und Zertifizierung erschallt stets der Ruf nach eindeutigen Handlungsanweisungen, so auch in der Hygiene. Daher das Thema dieses Vortrags. Dabei befindet sich die Krankenhaushygiene in einem Spannungsfeld zwischen 3 Forderungen:

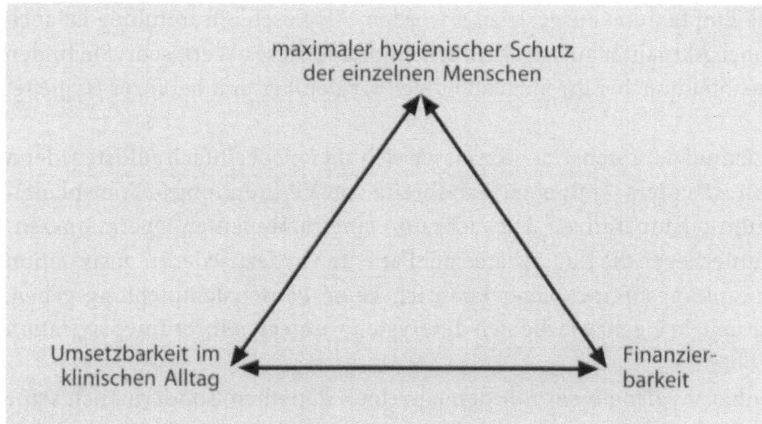

(1) maximaler hygienischer Schutz der einzelnen Menschen
(2) Umsetzbarkeit im klinischen Alltag
(3) Finanzierbarkeit

Der maximale hygienische Schutz der einzelnen Menschen bezieht sich sowohl auf den betroffenen Patienten als auch auf seine Mitpatienten und auf die Mitarbeiter der Station, und er betrifft außer Infektionserregern auch das gesamte Umfeld des Patienten, soweit dies Einfluss auf den Krankheitsverlauf hat.

Hygiene muss machbar sein, sonst ist sie "l'art pour l'art", ohne dem Einzelnen zu nutzen. Die in der Vergangenheit häufig erhobenen Maximalforderungen der Hygieniker sind historisch zu verstehen, denn sie dienten dazu, auch ohne untermauernde Studien wenigstens eine Teilumsetzung zu garantieren und das eigenständige Fach "Hygiene" zu begründen. Heute steht die evidenzbasierte Begründung im Vordergrund, die den Sinn einer hygienischen Vorgabe belegen muss.

Für die Umsetzung bleibt aber entscheidend, ob sich die Hygiene in die Alltagsabläufe einfügen lässt. Auch simple Maßnahmen wie z. B. das Geschlossenhalten einer Tür zum Isolierzimmer sind nur möglich, wenn das Umfeld stimmt, hier z. B. personell ausreichende Besetzung auch nachts, optoakustische Kopplung an das Stationszentrum, Bereitschaft *aller* Beteiligter zum Mitmachen. Überzogene hygienische Forderungen, die nur im Einzelfall, nicht aber generell begründet sind, verführen zum regelmäßigen Unterlaufen.

Die Finanzierbarkeit als limitierendes Kriterium für Hygienemaßnahmen müsste kaum erläutert werden, steckte darin nicht auch eine erhebliche Chance: im Zeitalter von Fallpauschalen und DRG ("diagnosis-related groups") ab 01.01.2003 bedeutet jede Liegezeitverlängerung einen Verlust für den Träger. Auf Allgemeinstationen bedeutet eine Nosokomialinfektion eine Verlängerung des stationären Aufenthalts um durchschnittlich 10 Tage, bei gängigen Sätzen also Kosten von über 5000 DM. Sie kennen die Tagessätze Ihrer Intensivstation und Normalstationen selbst am besten und können daher leicht berechnen, was eine verlängerte Intensivpflichtigkeit finanziell bedeutet. Wenn Sie bedenken, dass viele Nosokomialinfektionen oder zumindest ihr Schweregrad und damit ihre Dauer auf der Intensivstation vermeidbar sind, dann haben Sie ein wesentliches Argument zur Begründung finanzieller Forderungen.

Die Vorgaben des Robert-Koch-Instituts (*Richtlinie für Krankenhaushygiene und Infektionsprävention*) sind als Orientierung gedacht und stellen einen allgemein (und juristisch!) anerkannten Mindeststandard dar. Sie sind für die Belange der Intensivtherapie gerade aktuell überarbeitet und unter abwägender Beurteilung der weltweit vorliegenden Studien als Empfehlung ausgearbeitet worden. Als Loseblattsammlung ist auch in Zukunft von hoher Aktualität auszugehen. Ich empfehle dieses Werk sehr. Sie finden es in jeder Hygieneabteilung, bei Ihrem zuständigen Hygieniker und bei Ihrer Hygienefachkraft.

Hygienestrategien auf der Intensivstation lassen sich aber nicht einfach auflisten, denn jede Intensivstation ist anders – mit einer Bandbreite von Verbrennungs-/Transplantationszentren bis zum postoperativen Aufwachraum eines ambulanten Operationszentrums. Zusätzlich unterliegen die Kausalitäten der Patienten nahezu jeder Intensivstation einer starken Schwankungsbreite. Daher kann ich keine Pauschalempfehlung geben, sondern Ihnen nur nahebringen, wie Sie sich die Hygienestrategien Ihrer Intensivstation selbst erarbeiten sollten.

Da die Krankenhaushygiene nicht nur den einzelnen Patienten, sondern auch seine Mitpatienten, das Personal, Besucher und das gesamte Patientenumfeld beeinflusst, benötigen Sie eine andere Denkweise, um die Hygiene als komplexes Geschehen zu akzeptieren. Diagnose- und therapieorientiertes Studium sowie klinische Ausbildung leiteten Sie bisher an, patientenzentriert zu denken und zu handeln. Hygienestrategien verfolgen aber das Ziel, für die Gesamtheit der Station oder Klinik das Günstigste zu erzielen, auch wenn dabei für den Einzelnen Nachteile akzeptiert werden müssen.

Beispiel: Ein MRSA-kolonisierter Patient ohne Risikofaktoren und ohne Gefahr, selbst an einer MRSA-Infektion oder -Sepsis zu erkranken, muss trotzdem konsequent isoliert und dekontaminiert werden, um die Mitpatienten mit teilweise essentiell reduzierter Immunlage nicht zu gefährden. Dies bedeutet Einschränkungen und Nachteile für ihn und für das betreuende Personal.

Darum: erarbeiten Sie Hygienestrategien bitte stets aus dem weiten Blickwinkel auf die gesamte Intensivstation.

Zu unterscheiden sind dabei die funktionellen Abläufe einer bestehenden Station im laufenden Betrieb von den räumlichen und gerätetechnischen Gegebenheiten, die nur langfristig bei Neubeschaffung, Umbau- oder Neubauplanung zu beeinflussen sind.

Funktionelle Abläufe auf einer Intensivstation
im klinischen Alltag

An den Anfang gehört eine Risikoanalyse, um Schwachstellen zu erkennen. Oft helfen Einzelerlebnisse, Handlungsbedarf aufzudecken, oder neue Mitarbeiter, die noch nicht der sog. "Betriebsblindheit" verfallen sind. Zur systematischen Analyse gehört dann die neutrale Erfassung auf breiter Basis.

- Ein Ansatz kann sein, die dafür vorgesehene Hygieneabteilung einzuschalten, die über Hygienevisiten und observierende Begleitung über mehrere Tage einen Status erhebt.
- Ein anderer Ansatz ist die statistische Infektionserfassung, die durch das Infektionsschutzgesetz erneut angeregt wird (zur Erfüllung des Gesetztes genügt natürlich eine Minimalstatistik mit Alibifunktion, sinnvoll zur Verbesserung hygienischer Problemzonen ist aber die umfangreiche Erfassung auch geringgradiger Befunde unabhängig von einer Beurteilung der nosokomialen Genese und einer möglichen Schuldfrage).
- Ein weiterer Ansatz ist die Abklärung, wieweit alle Patienten der Station identisch behandelt werden ("Konsequentes oder nur teilweises Umsetzen des klassischen Qualitätsmanagements pflegerischer Standards?"), sodass eine gute Basis vorhanden ist, unter der aber Patienten mit Grund- und Begleiterkrankungen, die Abweichungen notwendig machen, nicht adäquat versorgt werden.

Beispiel: Sind die Standards so differenziert, dass auch auf unterschiedliche Infektionskrankheiten wie Hepatitis A (fäkal-oraler Übertragungsweg, Betreuung möglichst durch Mitarbeiter mit ausreichendem Antikörpertiter), Hepatitis B (hämatogener Übertragungsweg ohne Risiko für vollständig durchgeimpftes medizinisches Personal), Hepatitis C (hämatogener Übertragungsweg bisher ohne aktive Impfmöglichkeit) eingegangen wird?

Aus der Analyse sollten Konsequenzen gezogen werden. Hierfür hat sich folgendes Vorgehen bewährt:

1. Zunächst werden alle verbesserungsfähigen Einzelpunkte aufgelistet und die Möglichkeiten für die jeweilige Verbesserung unabhängig von Kosten, personellem Aufwand oder anzunehmender Akzeptanz beschrieben. Dabei zeigt sich, welche Personengruppen betroffen sind.
2. Möglichst engagierte Vertreter aller dieser Gruppen sollten dann eine kleine Arbeitsgruppe bilden (für die Patienten kann, so vorhanden, ein Patientenfürsprecher oder Qualitätsbeauftragter teilnehmen). Darin sollten Vorschläge erarbeitet werden, die realistischerweise umsetzbar sind und eine spürbare Verbesserung versprechen.
3. Durch ärztlichen Leiter, Betriebsleitung, Träger und/oder sonstige zustimmungspflichtige Personen/Gremien sollten die umsetzbaren Verbesserungen abgesegnet werden, um dann verbindlich von allen auch im Bewusstsein von Mehrkosten/Mehraufwand umgesetzt zu werden.

Dieser Umweg über eine Arbeitsgruppe mit Beteiligung der Betroffenen hat den Vorteil einer wesentlich besseren Akzeptanz und späteren Umsetzungswahrscheinlichkeit. Nach meiner persönlichen Erfahrung kann ich Ihnen dieses Vorgehen nur sehr empfehlen, der Erfolg rechtfertigt den Mehraufwand.

Langfristige Planungen bei Umbau, Neubau, Gerätebeschaffung

Die Beschäftigung mit funktionellen Abläufen lässt jeden schnell erkennen, dass oft enge Grenzen durch die räumlichen Gegebenheiten und die Geräteausstattung vorgegeben sind. Die Arbeitsabläufe werden maßgeblich durch die Anordnung der Räume und der Geräte beeinflusst. Auch scheinbare Nebensächlichkeiten wie z. B. die Plazierung des Schmutzarbeitsraumes mit der Steckbeckenspüle oder die Umkleidemöglichkeit für Besucher oder die Strömungsrichtung der raumlufttechnischen Anlage (Klimaanlage) in die oder aus den Patientenzimmern gewinnen bei plötzlich einsetzender Isolierungsnotwendigkeit größte Bedeutung.

Da bei jeder Änderung große Geldsummen langfristig investiert werden, sind im Vorfeld getroffene Fehlentscheidungen kaum revidierbar. Hier empfehle ich Ihnen, sich frühzeitig selbst sachkundig zu machen und schon bei der Vorplanung in den Kreis der Entscheidungsträger einen praxisorientierten Hygieniker einzubeziehen, mit dem Sie in engem Kontakt bleiben sollten, um während der Bauphase bei allen Fehlentwicklungen sofort intervenieren zu können.

Konkret sollten folgende Fragen beantwortet werden können:
- Wie ist die Zielplanung des gesamten Krankenhauses?
- Welche Patienten sind bereits heute für die Intensivstation zu erwarten?
- Wie wird sich das Patientengut in den nächsten Jahren verändern?
- Sind neue operative Fachrichtungen konkret geplant?
- Welche Änderungen in der Vernetzung mit Normalstationen, Bewegungstherapie, Operationszentren in der Umgebung, Belegärzten, einweisenden Ärzten, Pflegeheimen der Umgebung sind abzusehen?
- Ist die zu erwartende Zunahme von Isoliernotwendigkeiten ausreichend berücksichtigt?
- Kann auf unterschiedliche Isolierarten, abhängig vom Übertragungsweg, eingegangen werden?
- Ist auch eine Umkehrisolation immunsupprimierter Patienten möglich?
- Sollen erweiterte Therapien (Dialyse, Umintubation, Verbandwechsel in Narkose ...) auf der Intensivstation möglich sein?

Bei der Beantwortung dieser Fragen kristallisiert sich deutlich heraus, welche Anforderungen an Architekten, Bauleiter und Beschaffungsabteilung zu stellen sind. Je früher Sie hygienische Vorgaben formulieren, desto größer die Wahrscheinlichkeit, hinterher auf einer gut funktionierende Intensivstation zu arbeiten.

Zur Finanzierung folgender Hinweis: Unfunktionelle bauliche Zustände bedeuten unfunktionelle hygienische Abläufe, die nur sehr personalinteniv kompensiert werden können, z. B. durch zusätzliche Einstellungen oder durch Bettenstilllegung. Darum rentieren sind Bauinvestionen oft schon mittelfristig.

Schlussbemerkungen

Zu den angeführten Problembereichen werden hier in den mündlichen Ausführungen konkrete Beispiele besprochen, um einen Praxisbezug herzustellen und als Anregung für die nachfolgende Diskussion zu dienen.

Bei dem breiten Spektrum unterschiedlicher Intensivstationen und unterschiedlicher
Therapien können aber allgemeingültige Hygienestrategien nicht gegeben werden, da
diese zu wenig auf die speziellen Gegebenheiten der einzelnen Intensivstationen einge-
hen. Alle Vorgaben, z. B. die Hygienerichtlinien des Robert-Koch-Institutes, sind als
Orientierung gedacht. Für die praktische Erarbeitung von Hygienestrategien und deren
Umsetzung bleibt Ihnen aber nur der mühsame Weg, mit Sachkunde und hygienischem
Verständnis selbst aktiv zu werden.

Katecholamin-maskierte Hypovolämie –
ein Grundproblem der Intensivmedizin

F. Hinder, H.-D. Stubbe, C. Schmidt

Definition

Der Begriff "Katecholamin-maskierte Hypovolämie" beschreibt einen Kreislaufzustand, der durch einen stabilen Blutdruck unter dem kontinuierlichen Einsatz von Vasokonstriktoren gekennzeichnet ist und bei dem nach Reduktion der Katecholamindosis ein Volumendefizit erkennbar wird.

Inzidenz

Empfehlungen zur hämodynamischen Therapie kritisch kranker Patienten messen einem "angemessenen" kardiovaskulären Volumen eine hohe Priorität bei. Ein optimaler kardiovaskulärer Volumenstatus gilt als Voraussetzung für die medikamentöse Therapie mit Inotropika und Vasokonstriktoren [1]. Theoretisch wäre bei strikter Umsetzung dieser Vorgaben das Problem der "Katecholamin-maskierten Hypovolämie" nicht existent. Erwartungsgemäß lassen sich zu diesem Problem in der wissenschaftlichen Literatur auch keine epidemiologischen Daten finden. Dennoch gibt es diesen Zustand, und zwar deshalb, weil zahlreiche klinische Konstellationen seine Entstehung begünstigen.

Ursachen

Grenzen der Aussagekraft klinischer und messtechnischer Parameter des Volumenstatus

Klinische Untersuchung

Klinisch kann der Patient mit einer Katecholamin-maskierten Hypovolämie die Zeichen der peripheren Minderperfusion bieten. Kalte zyanotische Extremitäten und marmorierte Knie lassen jedoch keinen Schluss darüber zu, ob tatsächlich das kardiovaskuläre Volumen – das statische Kreislaufvolumen – zu gering ist. Alternativ kann auch das Herzzeitvolumen – das dynamische Kreislaufvolumen – z. B. infolge einer Herzinsuffizienz zu niedrig sein, um die Peripherie noch angemessenen zu durchbluten.

Die Unterscheidung von statischem und dynamischem kardiovaskulären Volumen ist nicht zuletzt deshalb sinnvoll, da beide unabhängig voneinander von der Norm abweichen können.

Eine relative Hypovolämie kann z. B. beim Patienten mit Sepsis durchaus mit einem erhöhten Herzzeitvolumen einhergehen, v. a. wenn dessen kardiovaskuläre Funktion positiv inotrop stimuliert wird. Umgekehrt kann die periphere Durchblutung bei insuffizienter kardialer Funktion sogar mit einem erhöhten statischen kardiovaskulären Volumen verbunden sein. Auch die hämodynamische Insuffizienz mit Blutdruckabfall während eines Lagerungsmanövers (z. B. Drehung des Patienten zur Pflege) ist bei beiden Konstellationen denkbar.

Eine Steigerung des Schlagvolumens oder des mittleren arteriellen Druckes unter Volumenbelastung, z. B. in Form der Autotransfusion, kann oftmals eine Hypovolämie detektieren. Leider existieren keine Daten zu der Frage, welche Aussagekraft diese Manöver haben, wenn der Patient mit Vasokonstriktoren therapiert wird.

Nierenfunktion

Eine Abnahme der Urinausscheidung kann ebenfalls Zeichen einer Hypovolämie sein, wiederum aber auch Folge eines niedrigen Herzzeitvolumens. Hinzu kommt, dass die glomeruläre Filtrationsrate wesentlich durch den Perfusionsdruck im Bereich der Glomerula determiniert wird. Eine Abnahme des mittleren arteriellen Druckes, z. B. bei systemischer Vasodilatation, ist gleichbedeutend mit einer Reduktion des renalen Perfusionsdrucks. Diese kann zusätzlich mit einer Mediator-induzierten Dysregulation des renalen Blutflusses kombiniert sein und so zur Entwicklung eines zunächst funktionellen Nierenversagens beitragen. Die Effekte eines Vasokonstriktors im Sinne einer Erhöhung des renalen Perfusionsdruckes könnten dann mit den Effekten der Hypovolämie auf die Nierenfunktion konkurrieren und die als Folge der Hypovolämie zu erwartende Abnahme der glomerulären Filtration durch Erhöhung des glomerulären Perfusionsdruckes zumindest passager kompensieren. Möglicherweise resultiert sogar eine passager erhöhte glomeruläre Filtration.

Führt die Vasokonstriktion unter Hypovolämie zu keiner Verbesserung des renalen Perfusionsdrucks, ist von einer raschen Abnahme der Nierenfunktion auszugehen, da die unter Hypovolämie auftretende Abnahme der glomerulären Perfusion unter Einfluss von Noradrenalin noch aggraviert wird [2]. Die Nierenfunktion kritisch kranker Patienten steht allerdings unter vielen toxischen Einflüssen (z. B. Antibiotika), sodass eine Verschlechterung der Nierenfunktion schon alleine deswegen nicht unweigerlich auf eine Hypovolämie zurückgeführt werden kann. So ist es nicht verwunderlich, dass sich der unspezifische Parameter Urinproduktion ungeeignet zur Steuerung der hämodynamischen Therapie erwiesen hat [3].

Da die genannten klinischen Parameter zur Beurteilung des kardiovaskulären Füllungszustandes mit großen Unsicherheiten behaftet sind, erscheint es sinnvoll, die Diagnostik auf mehr Säulen zu stellen.

Zur Beurteilung der kardialen Vorlast stehen unterschiedliche Methoden zur Verfügung. Die ventrikuläre Vorlast kann definiert werden als die enddiastolische Vordehnung des linksventrikulären Myokards durch das ventrikuläre Blutvolumen.

Kardiovaskuläre Füllungsdrücke

Zentralvenöser Druck
Der zentralvenöse Druck (ZVD) wird in der klinischen Routine als Maß für die rechtsventrikuläre Vorlast bzw. den Füllungszustand der großen Venen herangezogen. Streng genommen müßte der ZVD während der Diastole gemessen werden, wenn er die rechtsventrikuläre Vorlast beschreiben soll.

Der mittlere ZVD ist hingegen geeigneter, um den mittleren Füllungszustand der großen herznahen Venen zu messen. Bei Individuen mit normaler kardiovaskulärer Funktion korreliert der zentralvenöse Druck mit Änderungen des Volumenstatus und auch aus Volumenbelastungstests können wertvolle Informationen über den kardiovaskulären Füllungszustand gewonnen werden. Wird der ZVD jedoch in kritisch kranken Patienten gemessen, so sind bei der Interpretation der Messwerte zahlreiche Einflussfaktoren zu berücksichtigen.

In der Intensivmedizin ist hier insbesondere ein erhöhter intrathorakaler Druck von Bedeutung. Er tritt als Folge der Beatmung insbesondere dann auf, wenn die pulmonale Compliance, z. B. bei Pleuraergüssen, Lungenödem oder erhöhtem intraabdominellen Druck, erniedrigt ist. Ein erhöhter intrathorakaler Druck führt zu einem Anstieg des ZVD, ohne dass entsprechende Änderungen des Füllungszustandes stattgefunden haben. Bei vielen kritisch kranken Patienten lässt sich – sicherlich nicht zuletzt auch aufgrund des erhöhten intrathorakalen Drucks – eine mehr oder weniger stark ausgeprägte Trikuspidalinsuffizienz nachweisen, deren Grad zudem im Verlauf schon unter Veränderungen der Beatmung variiert [4, 5].

Der ZVD wird ferner pharmakologisch beeinflusst. Auch bei ausgeprägter Hypovolämie mit einem ca. 30%igem Blutverlust kam es bei spontan atmenden Schafen zu keiner signifikanten Abnahme des ZVD, wenn der mittlere arterielle Druck durch kontinuierliche Zufuhr eines α-Vasokonstriktors aufrechterhalten wurde (Tabelle 1).

Das mittels Doppelindikatordilutionsmethode bestimmte intrathorakale Blutvolumen nahm in diesem Experiment bei stabilen Füllungsdrücken signifikant ab. Es ist daher wahrscheinlich, dass die Stabilität des ZVD nicht nur auf einer Umverteilung des Blutes in das zentrale Kompartiment als Folge einer peripheren Vasokonstriktion beruhte. Es ist vielmehr davon auszugehen, dass die Tonisierung der großen herznahen Venen hier eine wesentliche Rolle spielte. Eine Einschätzung des Volumenhaushaltes anhand des ZVD ist daher bei kritisch kranken Patienten, insbesondere wenn sie mit Vasokonstriktoren behandelt werden, nur sehr eingeschränkt möglich.

Tabelle 1. Parameter des kardiovaskulären Volumenstatus: intrathorakales Blutvolumen (*ITBV*), intrathorakales Blutvolumen in % des Ausgangswertes, zentralvenöser Druck (*ZDV*) und pulmonalkapillärer Verschlussdruck (*PCPW*) bei Schafen mit Normovolämie bzw. vor und nach Norfenefrin-maskierter Hypovolämie (*NMH*). *NMH:* Nach Erheben der Ausgangswerte wurde durch kontrollierte Blutentnahme (ca. 30% des angenommenen Blutvolumens) eine Hypovolämie induziert. Die Blutentnahme wurde bei einem mittleren arteriellen Druck von 40 mmHg beendet. Anschließend wurde kontinuierlich Norfenefrin appliziert, um einen mittleren arteriellen Druck von 80 mmHg aufrechtzuerhalten. *Normovolämie:* Durch Infusion von Ringer-Laktat wurde ein mittlerer arterieller Druck von 80 mmHg aufrechterhalten

Parameter	Gruppe	0 h	4 h
ITBV (ml)	NMH	1.174±100	775±112*
	Normovolämie	1.103±99	1.009±10
ITBV (%)	NMH	100	67±10*
	Normovolämie	100	93±8
ZDV (mmHg)	NMH	3,0±0,6	1,5±1,3
	Normovolämie	1,0±1,6	0,16±1,5
PCPW (mmHg)	NMH	7,5±0,3	5,8±0,3
	Normovolämie	6,5±1,6	5,7±1,2

*p = <0,05 vs. 0 h

Der pulmonalkapilläre Verschlußdruck

Der pulmonalkapilläre Verschlußdruck (PCWP) wurde in der Vergangenheit in der klinischen Routine häufig zur Einschätzung der linksventrikulären Vorlast herangezogen. Zur Messung des PCWP wird ein pulmonalarterieller Ast durch Aufblasen des Katheterballons proximal des Katheterendes verschlossen. Der distal gemessene Druck wird daher mit dem pulmonalen Kapillardruck nach Äquilibrierung mit dem pulmonalvenösen System gleichgesetzt. Bei gesunden Individuen sind während der Diastole die Druckgradienten zwischen dem pulmonalvenösen System und dem linken Vorhof einerseits und dem linken Vorhof und dem linken Ventrikel andererseits vernachlässigbar [6].

Der PCWP wurde daher als Maß für den linksventrikulären enddiastolischen Druck herangezogen, welcher in gesunden Individuen mit dem linksventrikulären enddiastolischen Volumen (LV-EDV) korreliert. Auch ein PCWP-orientierter Volumenbelastungstest kann deshalb unter Berücksichtigung der unten genannten Einschränkungen wertvolle Informationen liefern. Dabei wurde toleriert, dass es aufgrund des exponentiellen Verlaufs der linksventrikulären Druck-Volumen-Kurve vor allem bei hohen Füllungsdrücken zu einer Fehleinschätzung des LV-EDV kommen muss.

Wird der PCWP jedoch nicht bei spontanatmenden Individuen mit normaler kardiovaskulärer Funktion gemessen, sondern z. B. bei kritisch kranken Patienten, dann wird die oben genannte Beziehung von PCWP und LV-EDV auf vielfältige Weise verletzt [7]. Störfaktoren sind z. B. die Abnahme der ventrikulären Compliance im Rahmen einer kardialen Ischämie, eine Mitralinsuffizienz oder – wie auch beim ZVD – ein erhöhter intrathorakaler Druck. Daneben genügt bei gesunden, spontanatmenden Individuen bereits die Applikation eines systemischen Vasokonstriktors, um selbst eine massive Hypovolämie zu maskieren (s. Tabelle 1).

Transösophageale Echokardiographie

Die Echokardiographie bietet heutzutage die Möglichkeit, das Herz unmittelbar zu visualisieren und zur Beurteilung der kardialen Vorlast verschiedene ventrikuläre Größenmaße zu bestimmen. Die Übereinstimmung des abgeschätzten mit dem tatsächlichen Ventrikelvolumen nimmt hierbei mit der Anzahl der Dimensionen zu. Der linksventrikuläre enddiastolische Durchmesser des linken Ventrikels auf Höhe der Papillarmuskel (Normwert: 2,3–3,2 cm/m^2) und die linksventrikuläre enddiastolische Fläche auf Höhe der Papillarmuskel (EDA, Normwert: 7,5–10 cm^2/m^2) lassen sich sowohl mit Hilfe der transthorakalen als auch der transösophagealen Echokardiographie gut reproduzierbar bestimmen. Mit Hilfe unterschiedlicher geometrischer und mathematischer Modelle lässt sich zudem das 3-dimensionale linksventrikuläre Volumen abschätzen [8].

Die LV-EDA hat sich zur Abschätzung der linksventrikulären Füllung im klinischen Alltag durchgesetzt. Zwar wird hierbei das linksventrikuläre enddiastolische Volumen nicht direkt gemessen, doch korrelieren Änderungen der EDA gut mit Veränderungen des linksventrikulären Volumens [9, 10]. Dies ist damit zu erklären, dass ca. 90% des Schlagvolumens aus der Verkürzung der kurzen Ventrikelachse resultieren und nur ca. 10% auf die Verkürzung in der langen Achse zurückzuführen sind. Schon bei der orientierenden echokardiographischen Untersuchung mit Einstellung des linken Ventrikels in der kurzen Achse sprechen ein kleiner rechter und linker Ventrikel bei Fehlen der als sehr selten einzustufenden rechtsseitigen Einflussbehinderung für eine Hypovolämie.

Bei hochgradiger Hypovolämie kann das Zeichen der "kissing walls" oder der "kissing papillary muscles" positiv sein. Dieser Terminus beschreibt einen linksventrikulären Füllungszustand, bei dem der anterolaterale und der posteromediale Papillarmuskel einander während der Systole berühren. Endsystolisch kann es im Extremfall zur vollständigen Obliteration des Ventrikels kommen [11].

Die LV-EDA ist auch ein zuverlässiges Maß für akute Veränderungen des zirkulierenden Blutvolumens. Bei koronarchirurgischen Patienten zeigte sich ein lineares Verhältnis von LV-EDA und akuten Veränderungen des Blutvolumens (0,3 $cm^2/m^2/1\%$ Abnahme des angenommenen Blutvolumens), und zwar unabhängig davon, ob bei den Patienten segmentale Wandbewegungsstörungen vorlagen [12]. Reich et al. [13] manipulierten das Blutvolumen pädiatrischer Patienten. Die LV-EDA detektierte bereits geringe Änderungen des Blutvolumens mit einer Sensitivität von 90% und einer Spezifität von 80%. Außerdem wurde ein positiver Korrelationskoeffizient von 0,87 zwischen den perioperativen Veränderungen der auf die Körperoberfläche normierten LV-EDA und dem intrathorakalen Blutvolumenindex bei koronarchirurgischen Patienten gezeigt [14].

Den Fortschritt in der Diagnostik der Hypovolämie, den die Echokardiographie ermöglichte, dokumentieren auch Studien zur Ursache bislang unerklärter Hypotension bei kritisch kranken Patienten. Wiederholt wurde echokardiographisch eine ungenügende linksventrikuläre Vorlast als häufiger Grund für ein niedriges Schlagvolumen und eine Hypotension unklarer Genese bei Intensivpatienten identifiziert [15, 16].

Die "ASA/SCA Task Force on Perioperative Transesophageal Echocardiography" ordnete dem Einsatz der transösophagealen Echokardiographie bei hämodynamischer Instabilität unklarer Genese einen großen potentiellen Einfluss auf die Prognose der Intensivpatienten zu und stufte die wissenschaftliche Untermauerung dieser Indikation als sehr gut ein [17].

Die Treffsicherheit echokardiographischer Diagnostik ist aber leider eingeschränkt, wenn eine Hypovolämie vorliegt und gleichzeitig aber eine normale oder gar erhöhte LV-EDA gemessen wird. Diese Konstellation kann z. B. bei Patienten mit septischer Kardiomyopathie [18], die bei eingeschränkter Ejektionsfraktion auf ein ausreichendes enddiastolisches Volumen angewiesen sind, das weit über dem gesunder Patienten liegen kann, bestehen. Das Problem kommt auch darin zum Ausdruck, dass es dann schwieriger ist, anhand der gemessenen LV-EDA vorauszusagen, ob ein Patient auf Volumengabe mit einer Zunahme des Schlagvolumens reagieren wird.

Tavernier et al. [19] überprüften mittels "Receiver-operator-curve"-Analyse (ROC-Analyse), mit welcher Güte unterschiedliche Indikatoren des kardiovaskulären Füllungszustands eine Zunahme des Schlagvolumens nach definierter Volumengabe bei Patienten mit Sepsis-induzierter Hypotension vorhersagen konnten. Der "arterial systolic pressure variation" – darunter versteht man die Differenz zwischen dem maximalen und minimalen systolischen Druck während eines Atemzyklus – kam in dieser Untersuchung die höchste diagnostische Diskriminierfähigkeit zu. Die sogennante "Delta-down"-Komponente (Differenz zwischen systolischem Druck unter Apnoe und minimalem systolischen Druck während eines Atemzyklus) hatte den höchsten positiven und negativen prädiktiven Wert. Die Fläche unter der ROC-Kurve ergab für "delta down" einen Wert von 0,97, für die auf die Körperoberfläche korrigierte LV-EDA aber nur einen Wert von 0,77 und für den PCWP 0,67.

Der höchste erreichbare Wert bei dieser Analyse beträgt 1,0. Ein Wert von 0,5 bedeutet, dass der getestete Parameter zwischen 2 Alternativen nicht diskriminieren kann. Die Autoren spekulierten, dass interindividuelle Unterschiede in der LV-EDA und eine mögliche Dilatation des Herzens bei Patienten mit Sepsis während der Volumenzufuhr für das mäßige Abschneiden der LV-EDA verantwortlich waren.

Interindividuelle Unterschiede in der LV-EDA wurden auch von Leung et al. nachgewiesen [11]. Bereits vor koronarchirurgischer Operation war die LV-EDA in anästhesierten Patienten mit normaler linksventrikulärer Funktion 18±4 cm^2. Patienten, deren linker Ventrikel Wandbewegungsstörungen aufwies, hatten präoperativ schon eine LV-EDA von 23±5 cm^2. Bei Patienten mit dilatativer Kardiomyopathie können Werte zwischen 30–40 cm^2 gemessen werden.

Zusammenfassend lässt sich sagen, dass die Echokardiographie die Beurteilung des Volumenstatus gerade auch bei kritisch kranken Patienten deutlich verbessert hat. Bei dilatierten Herzhöhlen, wie sie z. B. Patienten mit Sepsis entwickeln können, ist aber die Aussagekraft der Echokardiographie deutlich eingeschränkt. Gerade diese Patienten werden nach initialer Optimierung des kardiovaskulären Volumens und inotroper Unterstützung wegen der ausgeprägten systemischen Vasodilatation häufig mit Vasokonstriktoren therapiert, was die Beurteilung des Volumenhaushaltes zusätzlich erschwert.

Krankheitsbilder, bei deren Therapie Vasokonstriktoren einen festen Stellenwert haben

Krankheitsbilder mit ausgeprägter systemischer Entzündungsreaktion

Krankheitsbilder wie Sepsis, nekrotisierende Pankreatitis, Polytrauma mit inneren Verletzungen und konsekutiver Notoperation oder das schwere Verbrennungstrauma gehen häufig mit einer ausgeprägten Mediatorfreisetzung einher. Diese wird für die häufig beobachtete Einschränkung der myokardialen Funktion und die überschießende periphere Vasodilatation verantwortlich gemacht. Die generalisierte systemische Vasodilatation wird auch als Ursache der Maldistribution des Blutflusses angesehen, in deren Folge es zu Ischämie und Organschäden kommt. Da die bisherigen Versuche, durch Eingriffe in die Entzündungsreaktion die Prognose solcher Patienten zu verbessern, nicht zu den erhofften Resultaten geführt haben, kommt der hämodynamischen Therapie eine umso größere Bedeutung zu.

Aktuelle Empfehlungen zur hämodynamischen Therapie von Patienten mit Sepsis basieren auf einer angemessenen Flüssigkeitstherapie, die an die individuellen Bedürfnisse der einzelnen Patienten anzupassen ist, und je nach Erfordernissen durch inotrope Substanzen und Vasokonstriktoren zu ergänzen ist [1]. Dieser Ansatz ist nachvollziehbar, und je nach Patient kommt man nicht umhin, sämtliche Komponenten der Therapieempfehlungen anzuwenden.

Ist die Therapie mit Vasokonstriktoren aber erst einmal begonnen, nimmt die Gefahr einer Vasokonstriktor-maskierten Hypovolämie zu. Patienten mit einer ausgeprägten Entzündungsreaktion haben aus mehreren Gründen einen hohen Flüssigkeitsbedarf (Störung der Gefäßpermeabilität mit der Folge eines generalisierten, interstitiellen Ödems, ausgeprägte systemische Vasodilatation, Flüssigkeitsverlust bei Fieber). Angesichts einer meist notwendigen positiven Flüssigkeitsbilanz und des generalisierten Ödems des Patienten kann bereits im akuten Stadium eine ausgeglichene bis leicht negative Flüssigkeitsbilanz willkommen und als erstes Zeichen der klinischen Besserung erscheinen. In Wahrheit nimmt das intravaskuläre Volumen ab.

Bei einem plötzlichen Blutdruckabfall des Patienten kommt differentialdiagnostisch auch eine neuerliche "septische Reaktion" in Frage. Als Krisenintervention ist es naheliegend, die Dosis des Vasokonstriktors zu erhöhen, woraufhin sich der Blutdruck meistens stabilisiert. Hat der Patient eine septische Kardiomyopathie mit dilatierten Ventrikeln, kann sich die Hypovolämie der Diagnostik entziehen. Das Herzzeitvolumen bleibt trotz erniedrigter Ejektionsfraktion und Hypovolämie infolge der Tachykardie erhöht.

Auf diese Weise kann sich nach zunächst optimaler hämodynamischer Therapie allmählich eine Vasokonstriktor-maskierte Hypovolämie entwickeln.

Lungenversagen

Ein therapeutisches Dilemma entsteht bei Patienten mit einem Lungenversagen. Einerseits besteht bei diesem Patientenkollektiv die Möglichkeit, durch großzügige Volumengabe angesichts einer potentiell erhöhten pulmonalvaskulären Permeabilität ein Lungenödem zu verstärken und somit Lungenfunktion und Oxygenierung weiter zu beeinträchtigen. Andererseits zählt die Sepsis zu den häufigsten Ursachen eines Lungenversagens und geht selbst bei Volumengabe infolge der mediatorbedingten dysregulierten Gefäßdilatation mit einer hypotonen Kreislaufreaktion einher. Angesichts dieser auf einer pathologischen Vasodilatation beruhenden Hypotonie und der eingeschränkten Oxygenierung erscheint der Einsatz von Vasokonstriktoren vertretbar.

Folgen

Einen Schock kann man als hämodynamische Störung definieren, aus der eine Minderversorgung der Zelle mit O_2 – mit konsekutiven metabolischen Veränderungen – resultiert. Die Katecholamin-maskierte Hypovolämie ist nach dieser Definition abhängig vom Schweregrad als prolongierter normotoner Schock zu interpretieren.

Welche Auswirkungen ein über Tage persistierender derartiger Schockzustand auf die Organfunktion hat, ist noch nicht ausreichend untersucht. Experimente zur Pathophysiologie des Schocks wurden überwiegend in Tiermodellen des hypotonen Schocks durchgeführt, wobei der Schock meist nur für wenige Stunden induziert wurde. Experimente zum renalen Blutfluss konnten erwartungsgemäß zeigen, dass dieser unter Hypovolämie abnimmt und eine gleichzeitige Applikation eines Vasokonstriktors die renale Perfusion weiter reduziert [2].

Berichte über die Auswirkungen von Katecholaminen bei Patienten setzten selbstverständlich ein adäquates kardiovaskuläres Volumen bei den Patienten voraus und es kann nur spekuliert werden, dass eventuelle Nebenwirkungen der Katecholamine unter Hypovolämie aggraviert auftreten.

Erhöhte Troponin-I-Spiegel bei der Sepsis wurden in einer neueren Studie mit bestehender Katecholamintherapie in Verbindung gebracht [20]. Ob die Troponinerhöhung Folge der Katecholamine selbst war, oder ob die unterschiedlichen Katecholamindosierungen nur Ausdruck einer unterschiedlich stark ausgeprägten Sepsis waren, welche ihrerseits für den myokardialen Schaden verantwortlich war, kann aus den Daten nicht gefolgert werden. Bekannt ist, dass nach Gabe von Noradrenalin bei unterschiedlichen Spezies myokardiale Fasernekrosen auftreten.

Eigene Untersuchungen zu den Auswirkungen einer rezidivierenden systemischen Entzündungsreaktion bei vasokonstriktor-maskierter Hypovolämie zeigten bei allen Tieren, die in der Hypovolämie über 48 h kontinuierlich Norfenefrin erhielten, disseminierte myokardiale Fasernekrosen, und zwar unabhängig davon, ob ihnen alle 12 h ein Bolus Endotoxin verabreicht wurde oder nicht (eigene, noch unveröffentlichte Ergebnisse). Nur 1 von 6 Schafen, die unter Normovolämie die entsprechenden Dosierungen Endotoxin erhielten, entwickelte entsprechende Fasernekrosen.

Vasokonstriktoren haben auch funktionelle Auswirkungen auf das Myokard. Allman et al. [21] applizierten gesunden Kaninchen Noradrenalin und untersuchten anschließend deren myokardiale Funktion am isolierten Herzen. Noradrenalin induzierte eine passagere deutliche Einschränkung der myokardialen Kontraktilität und eine Abnahme der Compliance. Wegen des reversiblen Effekts auf die Kontraktilität postulierten Allman et al. als Erklärung für die linksventrikuläre Dysfunktion nach Noradrenalingabe einen dem myokardialen "Stunning" vergleichbaren Effekt. Allopurinol, das auch als Radikalfänger wirkt, schützt im Experiment vor Noradrenalin-induzierter linksventrikulärer Dysfunktion [22]. O_2-Radikalfänger senken auch den Grad von myokardialem "Stunning" [23].

Bei der Mehrzahl der Patienten mit frühem Multiorganversagen bestanden gleichzeitig eine kardiovaskuläre Dysfunktion und ein Nierenversagen [24]. Das frühe Multiorganversagen entwickelt sich nach einer Definition von Moore et al. [24] bis zum 3. Krankenhaustag und ist hinsichtlich der Organbeteiligung von später auftretenden Formen des Multiorganversagens abzugrenzen, bei denen die Schädigung der Leber eine größere Rolle spielt. Bemerkenswert ist, dass das Lungenversagen in der genannten Untersuchung stets Teil des frühen Multiorganversagens war. Es ist auch bekannt, dass Patienten mit einem Lungenversagen nur selten an einer Oxygenierungsstörung versterben [25, 26]. Die häufigste zum Tode führende Komplikation bei diesen Patienten ist das Multiorganversagen. Eine Ausnahme bilden nur die Patienten, deren Lungenversagen auf einer Pneumonie beruht. Patienten mit Lungenversagen weisen aus den oben genannten Gründen ein besonders hohes Risiko auf, eine katecholamin-maskierte Hypovolämie zu entwickeln.

Die naheliegende Frage, ob Katecholamine und Hypovolämie im Zusammenhang mit dem frühen Multiorganversagen eine Rolle spielen, kann angesichts der aktuellen Datenlage noch nicht beantwortet werden. Einen Hinweis darauf, wie gefährlich eine vasokonstriktor-maskierte Hypovolämie möglicherweise sein kann, gibt eine tierexperimentelle Studie unserer Arbeitsgruppe (noch unveröffentlichte Ergebnisse). Nach wiederholter systemischer Entzündungsreaktion auf dem Boden einer vasokonstriktor-maskierten Hypovolämie entwickelten chronisch instrumentierte Schafe sowohl eine akute kardiovaskuläre Insuffizienz als auch ein akutes Nierenversagen. Die vasokonstriktor-maskierte Hypovolämie alleine führte lediglich zu einer graduellen Einschränkung der glomerulären Filtration. Die isolierte repetitive Endotoxinämie bewirkte unter Normovolämie keine relevante Funktionseinschränkung der genannten Organsysteme.

Empfehlungen

Wahrscheinlich liegt das Problem bei der Entstehung einer Katecholamin-maskierten Hypovolämie nur selten am Beginn der Therapie mit Vasokonstriktoren. Die Empfehlungen, nach denen eine angemessene Volumentherapie am Anfang der Maßnahmen zur Intervention bei instabiler Hämodynamik steht, ist leicht nachvollziehbar und wird daher wahrscheinlich in der überwiegenden Mehrheit der Patienten vom Therapeuten auch berücksichtigt.

Es ist eher davon auszugehen, dass eine einmal begonnene Vasokonstriktortherapie zu einer Art *"Perpetuum mobile"* wird. Wenn die Hypovolämie nicht durch die routinemäßig erhobenen Überwachungsparameter angezeigt wird, gleichzeitig in Form einer persistierenden Vasodilatation ein Argument für einen Vasokonstriktor besteht und der Patient zudem ein ausgeprägtes Ödem hat, mag die Indikation zur Volumengabe nicht zwingend erscheinen. An dieser Stelle kann eine echokardiographische Untersuchung sehr hilfreich sein. Möglicherweise deckt sie bereits die Hypovolämie auf. Sie liefert darüber hinaus Informationen zu Faktoren, die zur hämodynamischen Instabilität (Katecholaminbedarf) beitragen können (z. B. eingeschränkte Kontraktilität, Wandbewegungsstörungen, Klappeninsuffizienz, Perikarderguss).

Besteht keine Indikation zum Volumenentzug, so ist nach Reduktion der Vasokonstriktordosis von einem Volumenbedarf auszugehen. In der Praxis hat sich bewährt, die Dosis des Vasokonstriktors in kleinen Schritten zu verringern, um dann der resultierenden Abnahme des mittleren arteriellen Druckes durch eine ausreichende Volumengabe zu begegnen. Eine zu rasche Reduktion der Vasokonstriktordosis kann den Blutdruck so rasch senken, dass die Richtigkeit der Vorgehensweise bezweifelt wird und nach einer Überreaktion des Therapeuten am Ende noch mehr Katecholamine appliziert werden als zuvor.

Gerade bei Patienten mit septischer Vasodilatation könnte nach den Daten von Tavernier et al. [19] die Messung der "arterial systolic pressure variation" weiterhelfen. Die atemabhängige Schwankung der Druckkurve alleine genügt nicht, um eine Hypovolämie zu diagnostizieren, da sie auch unter Hypervolämie entstehen kann. Bei experimenteller Hypervolämie war eine "Delta-down"-Komponente kaum nachweisbar, dagegen aber eine prominente "Delta-up"-Komponente ("Delta-up": Differenz zwischen dem maximalen systolischen Druck während eines Atemzyklus und dem systolischen Druck unter Apnoe).

Volumentherapie bei hämodynamischer Insuffizienz und eingeschränkter Oxygenierung

Diese Konstellation stellt einen Sonderfall dar. Bei diesen Patienten bestehen häufig Bedenken gegen eine Volumentherapie aufgrund der potentiellen Zunahme des Lungenödems mit weiterer Verschlechterung der Oxygenierung. Bestünde unter Ignorierung der Oxygenierungsstörung die Indikation zur Volumentherapie, so gilt es herauszufinden, ob tatsächlich eine pulmonale Kontraindikation gegen die Volumenzufuhr vorliegt. Hier kann die Bestimmung des extravaskulären Lungenwassers von Vorteil sein. Die Messung des Lungenwassers bei 25 unserer Patienten mit hämodynamischer Insuffizienz und Verdacht auf Lungenödem ergab in ca. 1/3 der Patienten normale Lungenwasserwerte. 7 von 8 dieser Patienten ohne Lungenödem konnten daraufhin durch Volumengabe ohne weitere Verschlechterung der Oxygenierung stabilisiert werden.

Eine beeinträchtigte Oxygenierung kann gerade bei septischen Patienten und Patienten nach kardiochirurgischer Operation durch andere Ursachen als ein Lungenödem zustandekommen [27]. Hier spielen neben zahlreichen anderen Faktoren sicherlich Verteilungsstörungen eine große Rolle, wenn basale Atelektasen bei eingeschränkter hypoxischer pulmonaler Vasokonstriktion stark durchblutet werden.

Aber auch Patienten mit Lungenödem können in ausgewählten Fällen von einer hämodynamischen Stabilisierung durch Volumenzufuhr profitieren, ohne dass es zu einer Zunahme des Lungenödems kommt. Dies trifft insbesondere auf Patienten mit einem Lungenschaden zu, bei dem die Permebilität nur passager erhöht war. Experimente mittels chronischem Schafmodell der Sepsis zeigten, dass die pulmonalvaskuläre Permeabilität für Makromoleküle nur vorübergehend erhöht war [28]. Die Analyse der Permeabilität der Lungenstrombahn von Patienten mit schwerem Lungenversagen zeigte ebenfalls Individuen mit kaum pathologisch veränderter pulmonalvaskulärer Schrankenfunktion [29]. Diese Befunde rechtfertigen einen Volumentest unter Kontrolle des Lungenwassers.

Fazit

Auch unter Berücksichtigung der heute zur Verfügung stehenden Parameter zur Überwachung des Volumenhaushalts und gewissenhafter Befolgung von Therapieempfehlungen kann sich bei kritisch kranken Patienten eine durch die Katecholamintherapie maskierte Hypovolämie einstellen. Sie zu vermuten, ist wahrscheinlich der wichtigste Schritt zu ihrer Verhinderung. Sie zu übersehen, kann für den Patienten lebensgefährliche Konsequenzen haben. Und um es mit JH Eichhorns Worten zu sagen: "Safety monitoring by itself will not prevent anything; rather, it is the combination of the monitored data and the correct behavioral response by the anesthesiologist that will prevent a 'critical incidence' from turning into a catastrophe" [30].

Literatur

1. Task Force of the American College of Critical Care Medicine, Society of Critical Care Medicine (1999) Practice parameters for hemodynamic support of sepsis in adult patients in sepsis. Crit Care Med 27: 639–660
2. Bell G, Lister G (1970) The effect of noradrenaline and phenoxybenzamine on the renal response to hemorrhage. Surg Gyn Obstet 14: 813–820
3. Dries DJ, Waxman K (1991) Adequate resuscitation of burn patients may not be measured by urine output and vital signs. Crit Care Med 19: 327–329
4. Artucio H, Hurtado J, Zimet L, de PJ, et al. (1997) PEEP-induced tricuspid regurgitation. Intensive Care Med 23: 836–840
5. Jullien T, Valtier B, Hongnat JM, et al. (1995) Incidence of tricuspid regurgitation and vena caval backward flow in mechanically ventilated patients. A color Doppler and contrast echocardiographic study. Chest 107: 488–493
6. O'Quin R, Marini JJ (1983) Pulmonary artery occlusion pressure: clinical physiology, measurement, and interpretation. Am Rev Respir Dis 128: 319–326
7. Tuman KJ, Carroll GC, Ivankovich AD (1989) Pitfalls in interpretation of pulmonary artery catheter data. J Cardiothorac Anesth 3: 625–641
8. Bednarz JE, Marcus RH, Lang RM (1995) Technical guidelines for performing automated border detection studies. J Am Soc Echocardiogr 8: 293–305
9. Liu N, Darmon PL, Saada M, et al. (1996) Comparison between radionuclide ejection fraction and fractional area changes derived from transesophageal echocardiography using automated border detection. Anesthesiology 85: 468–474
10. Swenson JD, Harkin C, Pace NL, et al. (1996) Transesophageal echocardiography: an objective tool in defining maximum ventricular response to intravenous fluid therapy. Anesth Analg 83: 1149–1153
11. Leung JM, Levine EH (1994) Left ventricular end-systolic cavity obliteration as an estimate of intraoperative hypovolemia. Anesthesiology 81: 1102–1109
12. Cheung AT, Savino JS, Weiss SJ, et al. (1994) Echocardiographic and hemodynamic indexes of left ventricular preload in patients with normal and abnormal ventricular function. Anesthesiology 81: 376–387
13. Reich DL, Konstadt SN, Nejat M, et al. (1993) Intraoperative transesophageal echocardiography for the detection of cardiac preload changes induced by transfusion and phlebotomy in pediatric patients. Anesthesiology 79: 10–15
14. Hinder F, Poelaert JI, Schmidt C et al. (1998) Assessment of cardiovascular volume status by transoesophageal echocardiography and dye dilution during cardiac surgery. Eur J Anaesthesiol 15: 633–640
15. Heidenreich PA, Stainback RF, Redberg RF et al. (1995) Transesophageal echocardiography predicts mortality in critically ill patients with unexplained hypotension. J Am Coll Cardiol 26: 152–158

16. Poelaert JI, Trouerbach J, De BM, Everaert J, et al. (1995) Evaluation of transesophageal echocardiography as a diagnostic and therapeutic aid in a critical care setting. Chest 107: 774–779
17. Practice guidelines for perioperative transesophageal echocardiography (1996) A report by the American Society of Anesthesiologists and the Society of Cardiovascular Anesthesiologists Task Force on Transesophageal Echocardiography. Anesthesiology 84: 986–1006
18. Parker MM, Shelhamer JH, Bacharach SL et al. (1984) Profound but reversible myocardial depression in patients with septic shock. Ann Intern Med 100: 483–490
19. Tavernier B, Makhotine O, Lebuffe G, et al. (1998) Systolic pressure variation as a guide to fluid therapy in patients with sepsis-induced hypotension. Anesthesiology 89: 1313–1321
20. Turner A, Tsamitros M, Bellomo R (1999) Myocardial cell injury in septic shock. Crit Care Med 27: 1775–1780
21. Allman FD, Herold W, Bosso FJ, et al. (1998) Time-dependent changes in norepinephrine-induced left ventricular dysfunction and histopathologic condition. J Heart Lung Transplant 17: 991–997
22. Jiang JP, Chen V, Downing SE (1991) Modulation of catecholamine cardiomyopathy by allopurinol. Am Heart J 122: 115–121
23. Koerner JE, Anderson BA, Dage RC (1991) Protection against postischemic myocardial dysfunction in anesthetized rabbits with scavengers of oxygen-derived free radicals: superoxide dismutase plus catalase, N-2-mercaptopropionyl glycine and captopril. J Cardiovasc Pharmacol 17: 185–191
24. Moore FA, Sauaia A, Moore EE, et al. (1996) Postinjury multiple organ failure: a bimodal phenomenon. J Trauma 40: 501–510
25. Ferring M, Vincent JL (1997) Is outcome from ARDS related to the severity of respiratory failure? Eur Respir J 10: 1297–1300
26. Hudson LD, Steinberg KP (1999) Epidemiology of acute lung injury and ARDS. Chest 116: 74 S–82 S
27. Hachenberg T, Tenling A, Nystrom SO, et al. (1994) Ventilation-perfusion inequality in patients undergoing cardiac surgery. Anesthesiology 80: 509–519
28. Hinder F, Meyer J, Booke M, et al. (1998) Endogenous nitric oxide and the pulmonary microvasculature in healthy sheep and during systemic inflammation. Am J Respir Crit Care Med 157: 1542–1549
29. Byrne K, Tatum JL, Henry DA et al. (1992) Increased morbidity with increased pulmonary albumin flux in sepsis-related adult respiratory distress syndrome. Crit Care Med 20: 28–34
30. Eichhorn JH (1993) The maturation of intraoperative safety monitoring. ASA Newsletter 57: 5–8

Zwerchfell – mehr als ein Atemmuskel?

J. Buchmann

Die aufrechte Körperhaltung des Menschen hat zu einer klaren Längsstrukturierung seines Bewegungssystems geführt. Diese allerdings findet in 6 Ebenen eine scheinbare Unterbrechung, in Wirklichkeit jedoch eine höchst zweckmäßige Ergänzung durch morphologisch-funktionelle Querstrukturen:

- Füße,
- Beckenboden,
- Zwerchfell,
- obere Thoraxapertur,
- Kopfgelenke und
- Tentorium cerebelli.

Sie alle bilden Ausgangs- und Endpunkt für muskuloskelettale und fasziale Longitudinalkräfte und dienen damit der Kräfteseparierung ebenso wie dem Zusammenspiel der Anteile des Bewegungssystems zu einem einheitlichen Ganzen. Von diesen Querstrukturen hat das Zwerchfell den am wenigsten komplizierten Aufbau und die am eindeutigsten definierbare selbsttätige Funktion.

Bildlich gesehen ist das Zwerchfell einem Schirm vergleichbar: Ursprünge in Ringform von Brustbein und Rippen und, ähnlich einem Stiel ausgebildet, von der Lendenwirbelsäule. Der Ansatz dieses Muskels liegt als kleeblattförmige bindegewebige Platte in seiner eigenen Mitte. Diese Muskel-Sehnenplatte "Zwerchfell" ermöglicht bei Kontraktion Raumänderungen im thorakalen Rumpfabschnitt, allerdings immer unter zwangsläufiger Mitbeteiligung des abdominalen Rumpfteils.

Zwerchfellkontraktionen erweitern den thorakalen Raum und sind damit wesentlicher Teil des Inspirationsvermögens der Lunge. Das Zwerchfell wandert bei Anspannung nach unten. Daraus ergibt sich eine dem Atemrhythmus folgende räumliche Verschiebung der im Abdominalraum liegenden Körperteile, und zwar umso mehr, je dichter sie dem Zwerchfell benachbart sind: Sie müssen gleichsam atemabhängige Zwangswege gehen. Sind sie dazu nicht oder nur unzureichend in der Lage, behindern sie die Zwerchfellexkursionen und damit die Atmung.

Durch die Muskelplatte "Zwerchfell" hindurch ziehen Vertikalstrukturen mit Hohlraumcharakter. Die wichtigsten sind Aorta, V. cava inferior, Ductus thoracicus und Oesophagus. Sie passieren das Zwerchfell wie ein Tor, dessen Durchgängigkeit für den in ihnen realisierten Flüssigkeitstransport unumgänglich ist.

Die enge Nachbarschaft zu starken Muskeln des Rumpfes zwingt dem Zwerchfell am lumbalen Ursprung arkadenartige Schwingungen auf, nämlich für den wichtigsten Beinbeuger, den M. iliopsoas und für den funktionell sehr komplex tätigen M. quadratus lumborum.

Entwicklungsgeschichtlich stammt der einzigartige Zwerchfellmuskel aus der primären Halsmuskulatur. Die embryologische Wanderung der Anlagen von Herz und Magen transportiert den Muskel an seinen Wirkungsort. Auf seine ursprüngliche Lage verweist die Nervenversorgung: Der N. phrenicus stammt in seinen wesentlichen Bezügen aus dem Wirbelsäulensegment C4.

Die geschilderten Lage- und Beziehungsbesonderheiten des Zwerchfells haben klinische Bedeutung in 2 Richtungen:

- Einerseits wirkt sich die Pathofunktionalität des Muskels direkt auf die Atmung aus und vermag auf biomechanischem Wege den M. iliopsoas und den M. quadratus lumborum zu beeinträchtigen.
- Umgekehrt können primäre Störungen dieser Rumpfmuskeln, aber auch Bewegungsbehinderungen von Abdominal- und Thorakalstrukturen die Kontraktionstätigkeit des Zwerchfells mindern. Dessen Bewegungsverlust wird als afferentes Signal dem Wirbelsäulensegment C4 zugeführt und kann dieses in Irritation bringen. Die meisten der das Schultergelenk und den Arm bewegenden Muskeln haben zumindest Wurzelanteile aus dem Segment C4, werden also in eine solche Irritationssituation eingebunden.

Eine letzte Beziehung: Die Atmung ist in hohem Maße mit psycho-emotionalen Vorgängen verbunden. Die Alten hielten das Zwerchfell für den Sitz der Seele. Die Benennung des neuralen Impulsgebers, N. phrenicus, der "Seelennerv", verweist noch heute auf diese Vorstellung. Mit Hilfe des Zwerchfells lachen und weinen wir, schluchzen, seufzen und singen wir.

Einem klassischen Worte folgend ist das Zwerchfell der Lebensmuskel im weitesten Sinne – durch ihn leben wir, mit ihm sterben wir.

Perioperatives Management von Patienten
mit akutem Lungenversagen (ARDS)

K. LEWANDOWSKI

Das akute Lungenversagen des Erwachsenen, im angloamerikanischen Sprachraum "Acute respiratory distress syndrome" (ARDS) genannt, ist ein Symptomenkomplex, der Ausdruck der schweren Beeinträchtigung des pulmonalen Gasaustausches und der Lungenmechanik ist. Die Charakteristika des Syndroms haben Eingang in die Definition des ARDS gefunden, die von der Amerikanisch-Europäischen Konsensus Konferenz vorgeschlagen wurde [1]. Ein ARDS liegt per definitionem immer dann vor, wenn alle der folgenden 4 Kriterien erfüllt sind:
1) Akute Entwicklung
2) $p_aO_2/F_IO_2 \leq 200$ mmHg (unabhängig vom PEEP-Niveau)
3) Bilaterale Infiltrate auf der a.-p.-Thoraxröntgenaufnahme
4) PCWP ≤ 18 mmHg oder keine klinischen Zeichen einer linksatrialen Hypertonie.

Diese ARDS-Definition wird zur Zeit zur Verwendung empfohlen und sie erlaubt, anhand von standardisierten Kriterien zur Diagnose des ARDS einheitliche Studienpopulationen für randomisierte kontrollierte Studien zu rekrutieren.

Das ARDS ist selten, man findet weltweit Inzidenzen zwischen 2 und 16 Fällen pro 100.000 Einwohner/Jahr [2, 3]. Grundsätzlich jede schwere Allgemeinerkrankung kann ein ARDS auslösen, insbesondere wenn zusätzlich begünstigende Faktoren wie hohes Lebensalter, rechtsventrikuläre Dysfunktion, Organdysfunktionen, septischer Schock, eine maligne Grunderkrankung oder Immunsuppression vorliegen. Ungefähr 75% aller ARDS Fälle gehen aber auf eine der 4 Ätiologien Polytrauma, Pneumonie, Sepsis oder Aspiration zurück [4].

Die Letalität des ARDS liegt auch heute noch über 50% [5]. Welche Faktoren letztendlich die hohe Letalität des ARDS bedingen, ist noch nicht endgültig geklärt. Man weiß bisher, dass die Ätiologie des ARDS eine Rolle spielt; aber auch sekundäre Erkrankungen, Komplikationen oder Organversagen, die sich im Laufe der oft langen Intensivtherapie der Patienten entwickeln, haben einen Einfluss.

Operative Eingriffe an dem schwerkranken Intensivpatientenkollektiv sind häufig notwendig und dulden meist keinen Aufschub. Ganz im Vordergrund stehen die operative Versorgung von Frakturen (Sekundärversorgung), Thorakotomien aufgrund von Barotraumen der Lunge und abdominelle Eingriffe oder Explorationen.

Das perioperative Management dieser Patienten unterscheidet sich von dem anderer chirurgischer Patienten, da die Kontinuität der maximalen Intensivtherapie vor, während und nach dem operativen Eingriff und für die Dauer der Transportphasen zum und vom Operationssaal gewährleistet sein muss. Zusätzlich sind die instabile Kreislauf- und Gasaustauschsituation einiger Patienten besonders zu berücksichtigen, was eine Umlagerung des Patienten auf den Operationstisch oder einen Respiratorwechsel im Operationssaal einschränkt oder unmöglich macht. Diese Einschränkungen können soweit im Vordergrund stehen, dass sich bei manchen Patienten die Frage stellt, ob eine Überführung in den Operationssaal für einen bestimmten Eingriff überhaupt möglich ist und nicht Vorbereitungen getroffen werden müssen, diesen auf der Intensivstation durchzuführen.

Intrahospitaltransporte

Transporte von Intensivpatienten stellen immer ein zusätzliches Risiko für die Schwerstkranken dar und sollten daher, wann immer möglich, vermieden werden. Dies gilt nicht nur für Transporte zwischen 2 Krankenhäusern sondern in besonderem Maße auch für intrahospitäre Transporte. Transporte zwischen Intensivstation und den diagnostischen oder therapeutischen Einrichtungen eines Hauses werden zunehmend häufiger durchgeführt und deren Risiken oft unterschätzt. Interhospitäre Verlegungen von Intensivpatienten werden meist wohlüberlegt und gut geplant durchgeführt, während den intrahospitären Transporten oft deutlich weniger Aufmerksamkeit gewidmet wird. Man wiegt sich in einer künstlichen Sicherheit, weil ja die Intensivstation "um die Ecke" liegt und im Notfall ein Kollege zu Hilfe gerufen werden kann.

Beim perioperativen Management von ARDS-Patienten kommt der Organisation und Durchführung des intrahospitären Transports von der Intensivstation zum Operationssaal und zurück eine zentrale Rolle zu. Probleme ergeben sich zum einen aus dem Transport des Patienten zum OP, zum anderen aus dem längeren Aufenthalt außerhalb einer Intensivtherapieeinrichtung, was meist gleichbedeutend ist mit nur eingeschränkten Möglichkeiten des Monitorings und der Intensiv- bzw. Notfalltherapie während dieser Zeit. Die häufigsten Komplikationen während Intrahospitaltransporten sind Veränderungen von Puls, Blutdruck, Temperatur, Atemfrequenz, eine Zyanose oder S_aO_2 <90%, Hyperkapnie und Azidose. Dislokationen des Endotrachealtubus, unterbrochene O_2-Zufuhr, fehlende Absaugeinrichtung, Gerätefehlfunktionen, Verlust des i.v.-Zugangs, gezogene Katheter oder Magensonden, sowie Fehler bei der Medikamentenzufuhr stehen bei den ausrüstungsbedingten Problemen im Vordergrund [6].

Beatmete Patienten sind bei einem Transport Hypo- oder Hyperventilation ausgesetzt, die zu kardiovaskulären Problemen und intrakraniellen Druckerhöhungen führen können. Handbeatmung via AMBU-Beutel ohne Kontrolle des verabreichten V_T führen in den meisten Fällen zu Fehlbeatmung mit Veränderungen der arteriellen Blutgase. Der schwer gestörte pulmonale Gasaustausch steht beim ARDS ganz im Vordergrund. Nicht selten werden im Akutstadium p_aO_2 Werte von 50 mmHg bei 100% O_2 unterschritten. Nur eine optimierte Beatmungstherapie in Verbindung mit adjunktiven Maßnahmen (Bauchlage, Inhalation von NO, ggf. ECMO) kann in den meisten Fällen die arterielle Oxygenierung während der Akutphase soweit stabilisieren, dass weitere hypoxische Organschäden vermieden werden.

Es wird deutlich, dass sich jede Unterbrechung in der Kontinuität der maschinellen Ventilation oder eine Veränderung der Druck-Flow-Charakteristika der Beatmung, z. B. durch einen Respiratorwechsel, deletär auf die Organoxygenierung und Organperfusion auswirken kann. Ebenfalls ist zu beachten, dass jede Dekonnektion des Endotrachealtubus bei ARDS-Patienten mit einem Alveolarkollaps einhergeht. Demzufolge müssen Dekonnektionen auf ein Minimum beschränkt werden und vor jeder Dekonnektion der Tubus am Ende der Inspirationsphase abgeklemmt sein (**Cave**: nicht beim spontanatmenden Patienten).

Auch der kürzeste Transport eines ARDS-Patienten sollte, wenn irgend möglich, mit dem "Original-Respirator" der Intensivstation ausgeführt werden. Nahezu alle modernen Respiratoren sind für einen Akku-Betrieb ausgerüstet oder können mit einem Akku

194

ausgestattet werden. Alternativ kommt, allerdings nur für kurze Transporte, eine Handbeatmung über einen mit einem Reservoir und einem PEEP-Ventil ausgestatteten AMBU-Beutel unter kontinuierlicher plethysmographischer Kontrolle der O_2-Sättigung in Frage. Während des Transports sollten bei dieser Art der Ventilation PEEP-Werte zwischen 15–20 cm H_2O gehalten werden und die F_IO_2 1,0 betragen. Selbstverständlich muss in diesem Fall der "Original-Respirator" am Ort der diagnostischen oder therapeutischen Einrichtung wieder zur maschinellen Ventilation bereitstehen.

Aus dem Gesagten wird auch deutlich, dass ausrüstungsbedingte Probleme während eines Transports für einen ARDS-Patienten zum Verhängnis werden können. Akzidentelle Extubationen, Verlust des zentralen Zugangs, eine auch nur kurzzeitige Unterbrechung der O_2-Zufuhr oder eine Fehlfunktion des Beatmungsgeräts führen mit hoher Wahrscheinlichkeit zu irreversiblen Organschäden oder Tod des Patienten. So kann nicht oft genug betont werden, dass jeder – auch noch so kurze – Transport eines ARDS-Patienten zuallererst eines erfordert: eine minuziöse Planung. Jedes vergessene Detail kann über Leben und Tod des Patienten entscheiden.

Aus den gleichen Gründen sollte das Transportbegleitpersonal aus ARDS-Spezialisten der Intensivstation bestehen. Rossaint et al. [7] konnten zeigen, dass unter diesen Umständen ein sicherer Transport auch von ARDS-Patienten mit laufender extrakorporaler Zirkulation möglich ist. Dennoch ist der sicherste Transport immer derjenige, der vermieden wird; die seit einigen Jahren verfügbare mobile Computertomographie wird in Zukunft wahrscheinlich dazu beitragen, dass viele Intrahospitaltransporte bei Schwerstkranken entfallen.

Intensivtherapie

Die Intensivtherapie des ARDS ist im Wesentlichen eine Beatmungstherapie, ergänzt durch adjunktive Maßnahmen, welche die schwer erkrankte Lunge schützen sollen und den Gasaustausch weiter verbessern sollen. Zusätzlich benötigt der Patient eine maximale allgemeine Intensivtherapie, welche die Bedürfnisse der Langzeitbeatmung (z. B. parenterale Ernährung), der Grunderkrankung (z. B. Frakturversorgung bei Polytrauma, Infektionstherapie bei Pneumonie etc.) und etwaige Komplikationen (z. B. Sepsis, MOF) berücksichtigt.

Zentrales Anliegen der Beatmungstherapie und aller adjunktiven Maßnahmen ist die *Lungenprotektion*. In der Praxis kann eine lungenprotektive Beatmung realisiert werden mittels:

- Anwendung niedriger Atemwegsdrucke,
- kleiner V_T und
- nur moderater, an den Blutgaswerten orientierter, inspiratorischer O_2-Konzentrationen.

Die optimale Beatmungseinstellung sollte individuell den atemmechanischen Eigenschaften der erkrankten Lunge angepasst werden. Hierbei hilfreich ist die Registrierung und Analyse von Druck-Volumen-Schleifen der Lunge.

Eine Beatmungseinstellung nach diesen Prinzipien führt in den meisten Fällen von schwerem ARDS zu erhöhten $paCO_2$-Werten, die toleriert werden. Man nennt dieses Vorgehen "*permissive Hyperkapnie* (PHC)". Die Entscheidung über die Größe des geeigneten V_T, die Beatmungsfrequenz, das I/E-Verhältnis und damit über das Ausmaß der permissiven Hyperkapnie muss für jeden Patienten individuell getroffen werden. Engmaschige arterielle Blutgasanalysen, kardiozirkulatorisches Monitoring sowie die sorgfältige Überprüfung etwaiger Nebenwirkungen sind unverzichtbare Bestandteile jeder Therapie mit permissiver Hyperkapnie.

Akute Hyperkapnien müssen in jedem Fall vermieden werden. Eine Vielzahl von unkontrollierten und kontrollierten Studien hat sich in den letzen Jahren mit der Effektivität dieses neuen lungenprotektiven Beatmungskonzepts für Patienten mit ALI und ARDS auseinandergesetzt und seinen Einfluss auf die Letalität untersucht. Nicht alle Studien konnten einen Überlebensvorteil für die mit kleinen Atemzugvolumina behandelten Patienten feststellen.

Jetzt liegen jedoch die Ergebnisse der multizentrischen ARDS-Net-Studie vor [8], die 861 Patienten in 2 Gruppen randomisierte. Die eine Gruppe wurde mit Atemzugvolumina von 6 ml/kg, die andere mit V_T von 12 ml/kg beatmet. Die Letalität lag in der mit kleinen Atemzugvolumina behandelten Gruppe signifikant niedriger (31 vs. 40%), die Patienten waren im Mittel 2 Tage weniger beatmet, länger frei von weiteren Organversagen und wiesen niedrigere IL-6 Spiegel auf.

Adjunktive Maßnahmen, wie die Bauchlage, die Reduktion des Lungenödems, die Inhalation von NO und extrakorporale Verfahren, können den schwer gestörten Gasaustausch von ARDS-Patienten günstig beeinflussen und erlauben in schweren Fällen von ARDS überhaupt erst die Implementierung einer "lungenprotektiven" Respiratoreinstellung.

Als erstes sollte die Effektivität der am wenigsten invasiven Therapieoption – der Bauchlage – getestet werden. Bei schweren akuten Lungenerkrankungen, kann die Bauchlagerung des Patienten eine Verbesserung der Oxygenierung bewirken, die auch dann noch anhält, wenn die Patienten wieder auf den Rücken gedreht werden. Dieses Phänomen ist inzwischen relativ gut untersucht worden, liegen hierzu doch mehr als 30 Publikationen vor, in denen über eine Verbesserung der Oxygenierung bei ARDS-Patienten berichtet wird. Chatte et al. [9] haben von diesen die größte Gruppe mit 32 Patienten untersucht. Nicht jeder Patient profitiert von der Bauchlagerung; man kann bei etwa 50–75% der ARDS-Patienten mit einer Verbesserung der Oxygenierung durch Bauchlage rechnen. Bei diesen sog. "Respondern" verbesserte sich der p_aO_2/F_IO_2 um mindestens 10 mmHg. Üblicherweise werden die Patienten 1- bis 2-mal täglich ca. 6 h auf den Bauch gelagert.

Zeitgleich sollte versucht werden, das nicht-kardiogene Lungenödem zunächst durch Furosemid i.v. zu reduzieren; dieses Vorgehen verbessert in den meisten Fällen von ARDS erfolgreich den Gasaustausch. Bei ausgeprägtem Lungenödem und ineffektiver Furosemidtherapie sollte die Hämofiltration oder -dialyse in Betracht gezogen werden.

Gelingt es mit einer optimierten Beatmungstherapie mit PEEP und PHC, Bauchlage und Therapie des Lungenödems nicht, den Gasaustausch zu bessern, sollte die Inhalation von Stickstoffmonoxid als nächster Therapiebaustein eingesetzt werden. Das Gas Stickstoffmonoxid (NO), per inhalationem verabreicht (iNO), hat sich als wirkungsvoller, selektiv agierender, pulmonalarterieller Vasodilatator erwiesen, der eine akute pulmonale Vasokonstriktion innerhalb sehr kurzer Zeit rückgängig machen kann, ohne den systemischen vaskulären Widerstand, das Herzzeitvolumen oder den rechtsatrialen und zentralvenösen Druck zu beeinflussen.

Bei ARDS-Patienten kommt es mit Inhalation von NO zu teilweise deutlichen Verbesserungen des p_aO_2 bei gleichzeitiger Senkung des pulmonalarteriellen Drucks [10]. Der mittlere arterielle Druck und das Herzzeitvolumen bleiben unbeeinflusst. Da inhaliertes NO die Blutungszeit über eine Hemmung der Thrombozytenaggregation verlängert, zu signifikanter Methämoglobinämie führen kann und nach Beendigung der NO-Inhalation gelegentlich erhebliche Anstiege des pulmonalarteriellen Drucks beobachtet werden, muss jede inhalative NO-Therapie gut abgewägt werden.

Gleiches gilt für die Therapie mit extrakorporaler Membranoxygenierung (ECMO), die nur dann in Frage kommt, wenn alle bisher besprochenen Maßnahmen den Gasaustausch nicht entscheidend bessern konnten und hypoxische Organschäden wahrscheinlich sind. In unserer Klinik verwenden wir standardisierte Einschlusskriterien für eine Therapie mit extrakorporaler Zirkulation, die wir in einem klinischen Algorithmus zusammengefasst haben (Abb. 1).

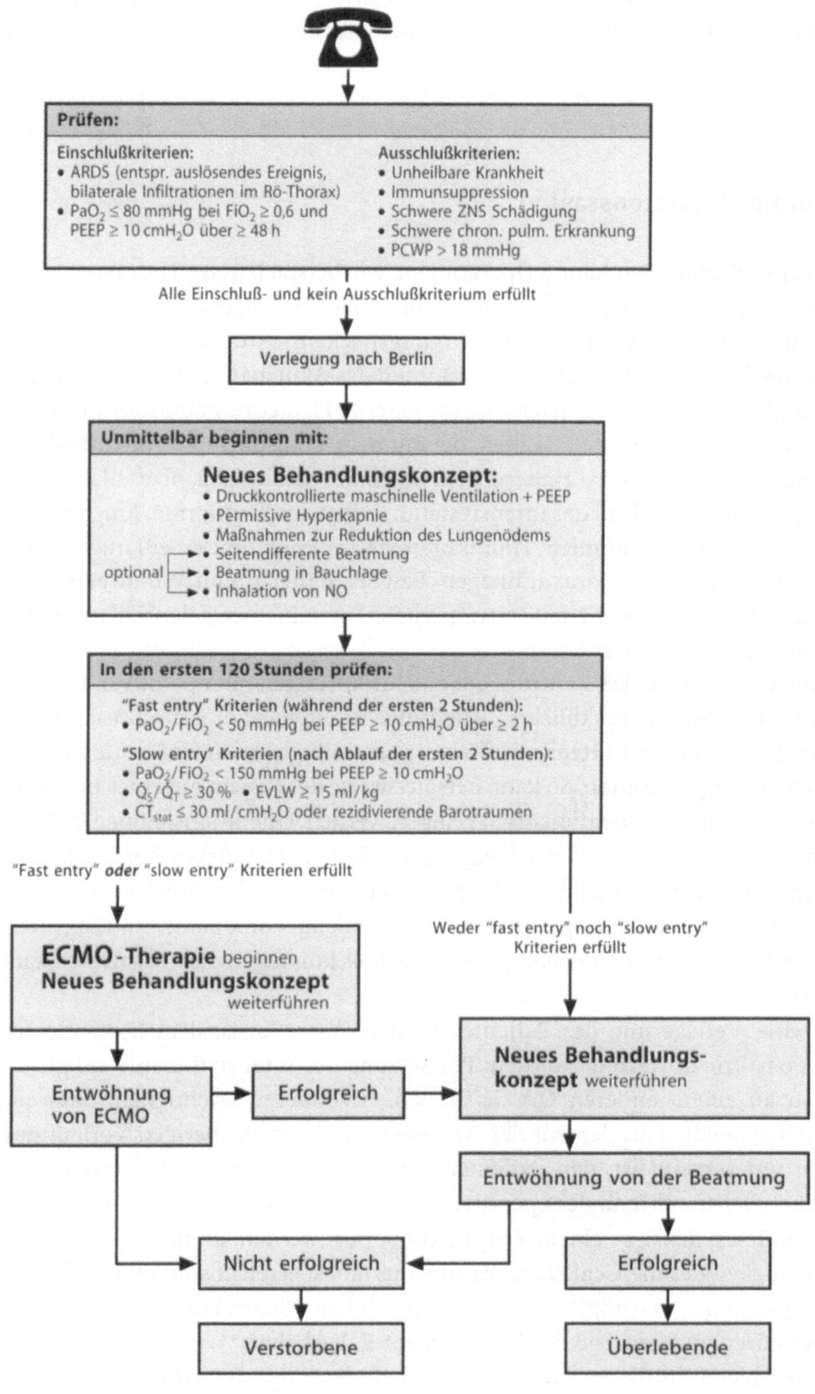

Abb. 1. Behandlungsalgorithmus für das schwere ARDS, wie er am ARDS-Zentrum des Virchow-Klinikums der Charité verwendet wird [13]

Die ausführliche Darstellung der Behandlungsoptionen des ARDS soll den Umfang der intensivmedizinischen Bedürfnisse des Patienten verdeutlichen, und bewusst machen, welche Probleme sich bei der Überführung des Patienten in den operativen Bereich stellen können. Die meisten der beschriebenen Therapieverfahren können nicht einfach für dieses Zeit unterbrochen werden, sondern müssen kontinuierlich weitergeführt werden. Das bedeutet, dass der Patient während der Akutphase des ARDS bildlich gesprochen bei jedem Ortswechsel in einem "intensivtherapeutischen Kokon" aufgehoben sein muss; d. h. in letzter Konsequenz, dass eine gut ausgerüstete "Intensivtherapieeinheit" zusammen mit dem Patienten an jeden Ort außerhalb der Intensivstation verlagert werden muss.

Management im Operationssaal

Patienten mit ARDS benötigen häufig Operationen, wie beispielsweise Thorakotomien, Tracheotomien, abdominelle Explorationen, abdominelle Spülungen, NNH-Fensterung oder Frakturversorgungen (Extremitätenversorgung, Beckenfrakturversorgung). Einzelne Frakturen, wie z. B. Beckenfrakturen sind während des Akutstadiums des ARDS nicht definitiv versorgbar und müssen zunächst durch externe Fixateure stabilisiert werden.

Aufgrund der bereits erwähnten Risiken, die mit dem Transport und Aufenthalt des Patienten in einem Operationssaal einhergehen, ist immer abzuwägen, ob es nicht möglich ist, den geplanten Eingriff auf der Intensivstation selbst durchzuführen. Eingriffe wie perkutane oder offene Tracheotomien, Thorakotomien zur Entnahme einer Lungenbiopsie oder zur Versorgung mit Thoraxdrainagen, Bauchspülungen und Wundrevisionen können, bei guter Kooperation mit den chirurgischen Disziplinen in vielen Fällen auf der Intensivstation durchgeführt werden.

Unsere Klinik kann als ARDS-Zentrum auf gute Erfahrungen mit operativen Eingriffen auf der Intensivstation zurückblicken. Allerdings ist ein harmonisches Zusammenspiel zwischen Chirurgen und Intensivmedizinern unabdingbar, wie auf beiden Seiten die Bereitschaft zur Improvisation. So kann beispielsweise der Patient auf einer Intensivstation durchaus auf einem Operationstisch gelagert werden, Operationslampen können in das Zimmer gebracht werden, etc. Hygienische Bedenken müssen berücksichtigt werden, sollten jedoch dem Primat der Sicherheit des Patienten gelegentlich untergeordnet werden. Barba [11] hat die Möglichkeiten und Probleme von operativen Eingriffen auf der Intensivstation zusammengefasst, weitere Details können in dieser Übersichtsarbeit nachgelesen werden.

Kann auf eine Verlagerung des Patienten in den Operationssaal nicht verzichtet werden, muss das Prinzip verfolgt werden: Fortsetzung der Intensivtherapie auf gleich hohem Niveau an einem anderen Ort. Es ist von besonderer Wichtigkeit, dass ein erfahrener Intensivmediziner, der mit der Anamnese und dem bisherigen Verlauf des Patienten sehr gut vertraut ist, den Patienten beim Transport in den Operationssaal begleitet und möglichst während des operativen Eingriffs anwesend ist. Die schwerkranken Patienten müssen meist zu einem Zeitpunkt operiert werden, an dem die Grenzen der Leistungsfähigkeit des menschlichen Organismus längst erreicht sind und alle Kompensationsmöglichkeiten erschöpft sind. Jeder Eingriff kann dieses labile Gleichgewicht irreversibel zerstören und den Tod des Patienten zur Folge haben.

Die Patienten bieten in dieser Situation oft neben den intensivmedizinischen auch unerwartete chirurgische Herausforderungen; deshalb ist zu betonen, dass Eingriffe an diesen Patienten nur von den Spezialisten der jeweiligen Fachgebiete vorgenommen werden dürfen.

Besonderes Augenmerk muss auf die optimale maschinelle Ventilation im Operationssaal gerichtet werden. Patienten mit ARDS benötigen oft ein großes Atemminutenvolumen sowie relativ hohe Beatmungsspitzendrucke und hohe PEEP-Niveaus. Gleichzeitig müssen natürlich die Grundregeln der lungenprotektiven Beatmung beachtet und umgesetzt werden sowie eine evtl. laufende Therapie mit inhaliertem NO ununterbrochen fortgesetzt werden.

Generell sind hierzu Narkosebeatmungsgeräte nicht so gut geeignet wie Intensivrespiratoren [12]. Zunächst kann nicht mit allen Narkosebeatmungsgeräten druckkontrolliert beatmet werden, weiterhin kann das große Atemminutenvolumen oft nicht oder nur nach Verlängerung der Inspirationsphase garantiert werden. Letzteres Vorgehen birgt die Gefahren des "Gas-trapping", der Vergrößerung des endexspiratorischen Lungenvolumens, der Entwicklung eines Baro-/Volutraumas oder der hämodynamischen Beeinträchtigung. Auch ist zu beachten, dass Narkosebeatmungsgeräte in einem halbgeschlossenen System arbeiten, in dem das exhalierte Gas wieder in den Inspirationsteil des Kreislaufs geleitet wird. Das kompressible Volumen dieses Systems ist sehr hoch. Schließlich behindern auch Resistance- und Complianceeigenschaften des CO_2-Absorbers die Abgabe der Atemzugvolumina bei relativ hohen Drucken und hohen Beatmungsfrequenzen.

Bis zu 80% der ARDS-Patienten sind nach Pneumothoraces mit Thoraxdrainagen versorgt worden. Es muss zu jedem Zeitpunkt deren störungsfreie Funktion garantiert sein, dies gilt besonders bei Vorliegen einer Fistel. Niemals darf eine Thoraxdrainage einfach abgeklemmt werden.

Fazit

Operative Eingriffe an ARDS-Patienten sind während des Akutstadiums der Erkrankung häufig notwendig und reichen von wenig invasiven Eingriffen bis zu ausgedehnten abdominellen Explorationen. Die Verlagerung der schwererkrankten Patienten aus der Intensivstation in den Operationssaal ist schwierig und mit hohen Risiken verbunden und muss, wenn immer möglich, vermieden werden. Selbst größere chirurgische Eingriffe können heute auf der Intensivstation durchgeführt werden. Ist ein Transfer des Patienten in den Operationsbereich unabdingbar, muss die kontinuierliche Fortsetzung der Intensivtherapie auf gleich hohem Niveau während des Transports und im Operationssaal garantiert sein.

Literatur

1. Bernard GR, Artigas A, Brigham KL et al., and the Consensus Committee (1994) The American-European Consensus Conference on ARDS. Definitions, mechanisms, relevant outcomes, and clinical trial co-ordination. Am J Respir Crit Care Med 149: 818–824
2. Lewandowski K, Metz J, Deutschmann C et al. (1995) Incidence, severity, and mortality of acute respiratory failure in Berlin, Germany. Am J Respir Crit Care Med 151: 1121–1125
3. Hudson LD, Steinberg KP (1999) Epidemiology of acute lung injury and ARDS. Chest 116 (Suppl): 74 S–82 S
4. Lewandowski K (2000) Einfluss verschiedener Ätiologien auf die Überlebensraten von Patienten mit akutem Lungenversagen (ARDS). J Anästh Intensivbeh I: 112–115

5. Lewandowski K, Lohbrunner HM, Lewandowski M, Falke KJ (2000) Outcome and follow-up of adults following extracorporeal life support. In: Zwischenberger JB, Steinhorn RH, Bartlett RH (eds) ECMO – Extracorporeal cardiopulmonary support in critical care, 2nd edn. Extracorporeal Life Support Organization, pp 531–562
6. Venkataraman ST, Orr RA (1992) Intrahospital transport of critically ill patients. Critical Care Clinics 8: 525–531
7. Rossaint R, Pappert D, Gerlach H, Lewandowski K, Keh D, Falke K (1997) Extracorporeal membrane oxygenation for transport of hypoxaemic patients with severe ARDS. Br J Anaesth 78: 241–246
8. The Acute Respiratory Distress Syndrome Network (2000) Ventilation with lower tidal volumes as compared with traditional tidal volumes for acute lung injury and the acute respiratory distress syndrome. N Engl J Med 342: 1301–1308
9. Chatte G, Sab JM, Dubois JM, Sirodot M, Gaussorgues P, Robert D (1997) Prone position in mechanically ventilated patients with severe acute respiratory failure. Am J Respir Crit Care Med 155: 473–478
10. Rossaint R, Falke KJ, Lopez F, Slama K, Pison U, Zapol WM (1993) Inhaled nitric oxide for the adult respiratory distress syndrome. N Engl J Med 328: 399–405
11. Barba C (2000) The intensive care unit as an operating room. Surg Clin North Am 80: 957–973
12. Marks JD, Schapera A, Kraemer RW, Katz JA (1989) Pressure and flow limitations of anaesthesia ventilators. Anesthesiology 71: 403–408
13. Lewandowski K, Rossaint R, Pappert D et al. (1997) High survival rate in 122 ARDS patients managed according to a clinical algorithm including extracorporeal membrane oxygenation. Intensive Care Med 23: 819–835

Nichtinvasive Ventilation

D. Kindgen-Milles

Verfahren der nichtinvasiven Atmungsunterstützung haben seit Anfang der 1990er Jahre zunehmende Anwendung in der Klinik gefunden. Die Ursprünge dieser Behandlungstechniken liegen in der Therapie des obstruktiven Schlafapnoesyndroms, bei dem die nächtlichen Apnoephasen mit ihren deletären Langzeitfolgen durch Aufrechterhaltung eines positiven Atemwegdrucks im Bereich der oberen Atemwege reduziert bzw. sogar ganz vermieden werden können. Erst vergleichsweise spät wurde erkannt, dass unabhängig von der Sicherung eines freien oberen Atemwegs die Transmission des positiven Atemwegdrucks in den Thorax und die Lunge auch zur Behandlung akuter pulmonaler und kardialer Erkrankungen genutzt werden kann [9, 10].

Ausgehend zunächst von der inneren Medizin, wo bei bestimmten Krankheitsbildern der Stellenwert nichtinvasiver Atemhilfen wissenschaftlich gesichert ist, werden diese Verfahren nun auch in der operativen Intensivmedizin häufiger eingesetzt und wissenschaftlich evaluiert. Im Unterschied zur inneren Medizin sind jedoch derzeit die Indikationen bei chirurgischen Patienten noch nicht eindeutig definiert [3].

Verfügbare Verfahren, technische und pathophysiologische Grundlagen

Verbindung Patient–Gerät

Die „Nichtinvasivität" eines Beatmungsverfahrens ist definiert über die Vermeidung der trachealen Intubation. Die Anwendung nichtinvasiver Atemhilfen erfordert also eine effektive Verbindung zwischen Gerät und Patient ohne Verwendung eines Trachealtubus.

Zur Verfügung stehen dazu Nasenmasken und Vollgesichtsmasken in zahlreichen Variationen. Allgemein gilt, dass die Nasenmaske vom Patienten besser toleriert wird, weil sie weniger einengend ist und v. a. ein freies Sprechen ermöglicht. Dieser besseren Maskentoleranz steht entgegen, dass der Gasverlust bzw. die Leckage über einen u. U. weit geöffneten Mund erheblich sein kann. Insbesondere bei ausgeprägten Mundatmern, liegender Magensonde oder einer aus anderen Gründen behinderten Nasenatmung empfiehlt sich daher die Anwendung von Vollgesichtsmasken. Diese umschliessen Mund und Nase, wodurch eine hohe Effektivität der Ventilation gesichert wird [16]. Vor allem bei akut dekompensierten Patienten mit schwerster Ventilationsstörung empfiehlt sich daher initial die Anwendung solcher Vollmasken. Nach Stabilisierung des Patienten kann später auf eine Nasenmaske gewechselt werden.

Masken stehen in unterschiedlichen Größen und Materialqualitäten zur Verfügung. Für die einfache und unkomplizierte nichtinvasive Ventilation (NIV) reichen handelsübliche vergleichsweise preiswerte Einmalmasken aus. Bei absehbar längerer Behandlungsdauer empfiehlt sich der Einsatz teurerer Silikon- oder Gelmasken, mit denen das

Auftreten von Druckulzerationen insbesondere des Nasenrückens reduziert werden kann. Zur Prophylaxe empfiehlt sich die Polsterung des Nasenrückens durch Aufkleben eines Gelpflasters. Trotzdem bleiben Druckulzera die häufigste unerwünschte Nebenwirkung bei der Anwendung NIV-Verfahren, die bei kontinuierlicher Anwendung über mehr als 24 h, v. a. aber bei gleichzeitiger Katecholamintherapie nicht vollständig vermieden werden können [12].

Kontinuierlich positiver Atemwegsdruck (CPAP)

Die einfachste Form einer nichtinvasiven Atemhilfe ist die Applikation eines kontinuierlich positiven Atemwegdrucks ohne aktive ventilatorische Unterstützung (CPAP). Über die Erhöhung des intrathorakalen Druckes kann in Analogie zur Anwendung von PEEP bei intubierten Patienten die funktionelle Residualkapazität (FRC) restituiert und somit die Blutoxygenierung verbessert werden. Obwohl CPAP keine aktive Ventilationsunterstützung bietet, kann es doch die Atemarbeit der Patienten reduzieren, indem z. B. bei Patienten mit abdomineller Distension die Atemmittellage erhöht oder bei COPD-Patienten ein intrinsischer PEEP überwunden wird [13].

Unabhängig von diesen pulmonalen Effekten beeinflusst CPAP wie jede thorakale Druckerhöhung auch die kardiale Funktion. Bei manifestem oder latentem Volumenmangel kann es daher unter CPAP zu Blutdruckabfällen kommen. Patienten mit Linksherzdekompensation profitieren dagegen in aller Regel von einer Druckerhöhung im Thorax, weil zum Einen eine Reduktion der Vorlast erfolgt und zum Anderen über eine Abnahme der transmyokardialen Druckdifferenz die myokardiale Wandspannung sinkt und somit die Nachlast abnimmt.

CPAP kann technisch mittels spezieller Beatmungsgeräte oder sehr einfach unter Nutzung einer „High-flow"-Gasquelle erzeugt werden. Eine solche Gasquelle liefert Frischgas mit definierter O_2-Konzentration und einem Flow von ca. 60–70 l/min, der nach Erwärmung und Befeuchtung über ein T-Stück in die Patientenmaske geleitet wird. Am distalen Ende dieses T-Stückes wird durch ein handelsübliches PEEP-Ventil der Druck im System geregelt. Positive Atemwegsdrücke liegen dann vor, wenn kontinuierlich, d. h. während In- und Exspiration, ein Gasfluss über das PEEP-Ventil besteht. Es empfiehlt sich aus Gründen der Therapiekontrolle, die Drücke in der Nasenmaske z. B. über ein luftgefülltes Druckmesssystem kontinuierlich zu überwachen, um Abweichungen vom gewünschten CPAP-Niveau zeitgerecht erkennen zu können und durch Anpassung des Frischgasflows bzw. durch Nachjustieren des PEEP-Ventils das gewünschte Druckniveau wiederherzustellen [12].

In eigenen Untersuchungen wurde gezeigt, dass CPAP-Maskendrücke von etwa 8–10 cm H_2O erforderlich sind, um auch bei forcierter Atmung die thorakalen Drücke stets positiv zu halten [12].

Nichtinvasive Ventilation (NIV)

NIV kann nur mit einem Beatmungsgerät durchgeführt werden. Die derzeit verfügbaren konventionellen Intensivrespiratoren können zwar auch zur nichtinvasiven Beatmung benutzt werden, jedoch sind sie nicht in der Lage, die unvermeidbar hohen Leckagen über eine undichte Maske bzw. über eine Nasenmaske zu kompensieren. Deshalb müssen dann in der Regel Vollgesichtsmasken benutzt werden.

Die speziell für die NIV konstruierten Beatmungsgeräte liefern in adäquater Zeit hohe Gasflüsse bis zu 240 l/min, mit denen auch hohe Leckagen kompensiert werden können. In Zukunft werden auch konventionelle Respiratoren mehrerer großer Hersteller ein Zusatzmodul zur NIV erhalten, so dass dann ein Beatmungsgerät für invasive und nichtinvasive Beatmung ausreichend sein wird.

Prinzipiell ist auch mit NIV druck- und volumenkontrollierte Beatmung möglich. In der Praxis wird jedoch zumeist eine Druckunterstützung der Spontanatmung durchgeführt. Dieser Beatmungsmodus wird als BiPAP bezeichnet, darf jedoch nicht mit dem von Intensivrespiratoren her bekannten BIPAP verwechselt werden.

Am Ventilator wird ein unteres Druckniveau („expiratory positive airway pressure" EPAP, analog PEEP) sowie ein oberes Druckniveau („inspiratory positive airway pressure, IPAP, analog Spitzendruck bei druckunterstützter Spontanatmung) eingestellt. Bei Triggerung durch den Patienten erfolgt eine Druckunterstützung jedes spontanen Atemzugs entsprechend den vorgegebenen Werten. Neuere Beatmungsgeräte erlauben die Variation der Druckanstiegssteilheit sowie eine kontrollierte Beimischung von O_2, was bei älteren Geräten noch direkt durch Einspeisung in die Maske erfolgen musste. Atemfrequenz, Atemzugvolumen, Minutenvolumen, Atemwegsdrücke und Leckagevolumen werden in einer Art und Weise überwacht, wie sie dem Intensivmediziner von konventionellen Ventilatoren her vertraut ist. Zusätzlich integriert ist eine „Backup"-Beatmung, die bei spontaner Apnoe des Patienten eine zeitgesteuerte druckkontrollierte Beatmung gewährleistet [9]. Prinzipiell kann auch ein intubierter Patient mit diesem Ventilator beatmet werden.

Im Gegensatz zu CPAP kann also mit NIV die Atemarbeit des Patienten partiell oder vollständig übernommen werden, sodass in Ergänzung einer verbesserten Oxygenierung eine überlastete und erschöpfte Atemmuskulatur entlastet wird [18].

Gesicherte Indikationen für die Anwendung nichtinvasiver Atemhilfen: CPAP

Klinische Studien zur Anwendung von CPAP wurden seit Beginn der 1990er Jahre publiziert. Unzweifelhaft kann durch Anwendung von CPAP die Blutoxygenierung deutlich verbessert werden. In 2 prospektiv-randomisierten klinischen Studien wurde bei Patienten mit kardialem Lungenödem durch CPAP die Notwendigkeit von Intubation und maschineller Beatmung signifikant reduziert. CPAP muss daher als eine sinnvolle Erweiterung der Behandlungsmöglichkeiten bei Linksherzversagen angesehen werden. An der eigenen Klinik war in den vergangenen Jahren eine Intubation wegen akutem Lungenödem nur noch in wenigen Einzelfällen erforderlich. Eine Abnahme der Letalität oder eine Verkürzung der Krankenhausverweildauer durch CPAP-Behandlung konnte bisher jedoch nicht nachgewiesen werden [2].

In einer jüngst publizierten klinischen Studie wurden chirurgische Hochrisikopatienten mit postoperativer kardiopulmonaler Dekompensation mit nasalem CPAP behandelt. Die Hälfte der Patienten hatte ein kombiniertes kardiales und pulmonales Versagen, während die andere Hälfte ein überwiegend pulmonales Versagen aufwies. Alle Patienten erfüllten bei Studieneintritt zuvor definierte Intubationskriterien. Durch Behandlung mit nasalem CPAP konnte ausnahmslos eine rasche Verbesserung des pulmonalen Gasaustauschs erreicht werden, sodass keiner der Patienten intubiert werden musste [14].

Im Gegensatz dazu konnte im Rahmen einer prospektiv-randomisierten Studie bei Patienten mit „acute lung injury", also einem Lungenödem überwiegend nicht kardialer

Genese, keine Reduktion der Intubationsnotwendigkeit und auch keine Beeinflussung andere relevanter Variablen gezeigt werden [6].

Zusammenfassend kann derzeit festgestellt werden, dass eine klare Indikation zur Anwendung von CPAP bei kardialem Lungenödem sowie möglicherweise auch bei kombiniertem pulmonalen und kardialem Versagen besteht [19]. Ob und inwieweit CPAP darüber hinaus sinnvoll auch bei nicht-hyperkapnischem respiratorischem Versagen anderer Genese eingesetzt werden kann, ist derzeit Gegenstand wissenschaftlicher Untersuchungen.

Gesicherte Indikationen für die Anwendung nichtinvasiver Atemhilfen: NIV

Die überwiegende Zahl publizierter Studien zur Anwendung von NIV wurde bei Patienten mit exazerbierter chronisch-obstruktiver Atemwegserkrankung durchgeführt. Diese Patienten haben eine hohe Sterblichkeit, wenn sie im Rahmen einer pulmonalen Dekompensation intubiert und beatmet werden müssen. In mehreren prospektiv-randomisierten Studien wurde gezeigt, dass bei diesen Patienten die Notwendigkeit von Intubation und Beatmung signifikant verringert werden kann, wenn in Ergänzung der konservativen Standardbehandlung zusätzlich nichtinvasiv beatmet wird. Neben einer Reduktion der Intubationsinzidenz wurde auch die Verweildauer auf der Intensivstation und im Krankenhaus verkürzt.

Das wichtigste Ergebnis ist jedoch, dass unter NIV eine signifikante Reduktion der Sterblichkeit während des stationären Aufenthaltes nachgewiesen wurde. Diese Reduktion der Letalität beruht ganz überwiegend auf einer Abnahme infektiöser Komplikationen, insbesondere der nosokomialen ventilator-assoziierten Pneumonie [7, 8]. Jüngste Daten zeigen darüber hinaus, dass auch im Langzeitverlauf bessere Ergebnisse mit NIV zu erzielen sind. So war auch nach 1 Jahr die Überlebenswahrscheinlichkeit höher und die Rehospitalisierungsrate geringer, wenn bei exazerbierter COPD NIV-Techniken zum Einsatz kamen [1].

Während also für diese Indikation der Stellenwert der NIV gesichert ist, wird derzeit wissenschaftlich evaluiert, ob NIV auch bei nicht-hyperkapnischer respiratorischer Insuffizienz sowie bei respiratorischem Versagen aus anderen Gründen sinnvoll eingesetzt werden kann. Auch hier lassen erste Daten positive Effekte erkennen, jedoch sind die Erfolge nicht so beeindruckend wie bei COPD [15]. Insbesondere lässt sich derzeit bei nicht-COPD-Patienten noch keine Reduktion der Letalität nachweisen. Beeindruckend ist jedoch die wiederholt nachgewiesene Reduktion nosokomialer Atemweginfektionen, die nicht nur unter individualmedizinischen Aspekten bedeutsam ist, sondern darüber hinaus auch ganz wesentlich zur Kostenreduktion beiträgt [11].

Fazit und Ausblick

Zusammenfassend haben nichtinvasive Atemhilfen derzeit einen festen Stellenwert bei der Behandlung internistischer Krankheitsbilder, wie z. B. dem kardialen Lungenödem, der infektexazerbierten COPD, sowie darüber hinaus möglicherweise auch bei der Behandlung der kardiopulmonalen Dekompensation nach großen operativen Eingriffen.

Weitere denkbare Indikationen, die derzeit wissenschaftlich evaluiert werden, sind die Anwendung bei akutem Lungenversagen [17], bei Pneumonie [5], zur Unterstützung der schwierigen Entwöhnung nach Langzeitbeatmung, sowie unabhängig von einem therapeutischen Ansatz auch zur Prophylaxe pulmonaler Komplikationen nach großen Operationen.

Die Einführung nichtinvasiver Beatmungsverfahren kann derzeit als eine bahnbrechende Neuerung in der intensivmedizinischen Behandlung von Patienten mit respiratorischer Insuffizienz gewertet werden [3, 4], mit der in bestimmten Patientengruppen bei geringem apparativen Aufwand nicht nur eine deutliche Reduktion der Letalität, sondern darüber hinaus auch eine Reduktion der Behandlungskosten durch verkürzte Intensiv- und Krankenhausverweildauer verbunden ist [11].

Literatur

1. Bardi G, Pierotello R, Desideri M, Valdisseri L, Bottai M, Palla A (2000) Nasal ventilation in COPD exacerbations: early and late results of a prospective controlled study. Eur Resp J 15: 98–104
2. Brochard L (2000) What is really important to make noninvasive ventilation work. Crit Care Med 28: 2139–2140
3. Burchardi H (2000) Indikationen der Beatmung. In: Müller E (Hrsg) Beatmung. Thieme, Stuttgart, S 3–26
4. Burchardi H, Schönhofer B (2000) Invasive oder nicht-invasive Beatmung? Kein entweder – oder! Pneumonologie 54: 2–4
5. Confalonieri M, Potena A, Carbone G et al. (1999) Acute respiratory failure in patients with severe community-acquired pneumonia. Am J Respir Crit Care Med 160: 1585–1591
6. Delclaux C, Lher E, Alberti C et al. (2000) Treatment of acute hypoxemic nonhypercapnic respiratory insufficiency with continuous positive airway pressure delivered by a face mask. JAMA 284: 2352–2360
7. Girou E, Schortgen F, Delclaux C et al. (2000) Association of noninvasive ventilation with nosocomial infections and survival in critically ill patients. JAMA 284: 2361–2367
8. Hauer T, Lacour M, Gastmeier P et al. (1996) Nosokomiale Infektionen auf Intensivstationen. Anästhesist 1184–1191
9. Hillberg RE, Johnson DC (1997) Noninvasive ventilation. N Engl J Med 337: 1746–1752
10. Hohenberger C, Henn-Beilharz A, Rohs M, Krier C (1994) Nasal continuous positive airway pressure (NCPAP) – eine für die operative Intensivtherapie taugliche Methode des Masken-CPAP. Intensiv 2: 102–110
11. Keenan SP, Gregor J, Sibbald WJ, Cook D, Gafni A (2000) Noninvasive positive pressure ventilation in the setting of severe acute exacerbations of chronic obstructive pulmonary disease: more effective and less expensive. Crit Care Med 28: 2094–2102
12. Kindgen-Milles D (2000) Nichtinvasive Atemhilfen in der Intensivmedizin – Verfügbare Techniken, gesicherte Indikationen, Perspektiven. Intensiv 8: 251–257
13. Kindgen-Milles D, Buhl R, Müller E (1999) Theoretische Grundlagen für die Effektivität von nasalem CPAP und non-invasiver Ventilation. Journal für Anästhesiologie und Intensivbehandlung 6: 85–86
14. Kindgen-Milles D, Buhl R, Gabriel A, Böhner H, Müller E (2000) Nasal continuous positive airway pressure – a method to avoid reintubation in postoperative high risk patients with severe nonhypercapnic oxygenation failure. Chest 117: 1106–111
15. Martin TJ, Hovis JD, Costatino JP et al. (2000) A randomized prospective evaluation of noninvasive ventilation for acute respiratory failure. Am J Respir Crit Care Med 161: 807–813
16. Navalesi P, Fanfulla F, Frigerio P, Gregoretti C, Nava S (2000) Physiologic evaluation of noninvasive mechanical ventilation delivered with three types of masks in patients with chronic hypercapnic respiratory failure. Crit Care Med 28: 1785–1790
17. Rocker GM, Mackenzie MG, Williams B, Logan PM (1999) Noninvasive positive pressure ventilation – successful outcome in patients with acute lung injury/ARDS. Chest 115: 173–177
18. Schönhofer B, Köhler D (1994) Ventilatorische Insuffizienz und hyperkapnische Kompensation infolge chronisch belasteter Atempumpe. Dtsch Med Wschr 119: 1209–1214
19. Welte T (2000) Nichtinvasive Beatmung bei der akuten respiratorischen Insuffizienz. Pneumonologie 54: 5–9

Rezeptoren und Anästhesie

H. Schwilden

An nahezu allen humanen Lebensvorgängen sind Rezeptoren beteiligt. Eine Vielzahl dieser Rezeptoren und Rezeptorsysteme werden im Rahmen der anästhesiologischen Therapie tangiert. Dieser „Refresher Course 2001" beschränkt sich auf einige wenige Rezeptoren, von denen angenommen werden kann, dass sie für die wesentlichen Therapieziele der Allgemeinanästhesie, Bewusst- und Schmerzlosigkeit, ursächlich von Bedeutung sind. Der Beitrag ist in 3 Abschnitte gegliedert.

1. Rezeptoren als funktionelle Bestandteile der Zelle
2. Rezeptoren als Bindeglied zwischen Pharmakokinetik und Pharmakodynamik in der Humanpharmakologie
3. Spezielle Rezeptoren für die Anästhesie

Der Begriff „Rezeptor" geht auf J.N. Langley (1852–1926) zurück, der den Ausdruck „rezeptive Substanz" prägte, als er die Effekte von Nikotin und Curare untersuchte und damit das bezeichnete, was wir heute als den nikotinischen Azetylcholinrezeptor verstehen. Das Konzept hinter dem Begriff „rezeptive Substanz" wurde von Paul Ehrlich (1854–1915) formuliert, der zu dem Schluss kam: „Substanzen können nur dann wirken, wenn sie gebunden werden."

Rezeptoren als funktionelle Bestandteile der Zelle

Heute wird der Begriff des Rezeptors wesentlich allgemeiner gesehen als vor wenigen Jahrzehnten. Im weitesten Sinne versteht man darunter Komponenten einer Zelle, die selektiv mit extrazellulären Substanzen wechselwirken und dabei eine Kaskade von biologischen Prozessen auslösen. Die extrazellulären Substanzen (Liganden, z. B. Hormone oder Neurotransmitter) können hier als Signale interpretiert werden. Zu den definierenden Eigenschaften eines Rezeptors gehören die Erkennung und Weiterleitung (Transduktion) dieser Signale. Der so charakterisierte Rezeptor, der an der physiologischen Regulation der Zellvorgänge beteiligt ist, wird auch als *Zellrezeptor* oder physiologischer Rezeptor bezeichnet.

Diese Zellrezeptoren sollten nicht verwechselt werden mit pharmakologischen oder *Arzneimittelrezeptoren*, die ganz allgemein als Wechselwirkungsort („site of drug action") von Substanzen mit Makromolekülen angesehen werden. Natürlich stellen die physiologischen Zellrezeptoren auch Angriffspunkte für Arzneimittel dar, sie gehören damit zu einer Untermenge der pharmakologischen Rezeptoren.

Obwohl die physiologischen Rezeptoren überall in der Zelle anzutreffen sind, ist die weit überwiegende Anzahl jedoch transmembranös in Form hochmolekularer anregbarer oder aktivierbarer Proteine in der Zellmembran lokalisiert. Hierdurch wird eine Verbindung hergestellt zwischen extra- und intrazellulärem Raum. Diese Verbindungen

können durch Ionenkanäle oder durch Konformationsänderungen hergestellt werden.
Es werden heute üblicherweise 3 Arten unterschieden:

- spannungsabhängige Ionenkanäle,
- ligandabhängige Ionenkanäle und
- G-Protein-gekoppelte Rezeptoren.

Spannungsabhängige Ionenkanäle

Diese Ionenkanäle werden durch eine Änderung der transmembranösen elektrischen
Spannung geöffnet bzw. geschlossen. Im Rahmen der kanonischen therapeutischen Trias
der Allgemeinanästhesie spielen sie jedoch nur eine untergeordnete Rolle.

Klassische Beispiele sind der Natriumkanal, der im Zusammenhang mit Lokalanästhetika von besonderer Bedeutung ist sowie der Kalziumkanal, der z. B. bei der pharma-
kolgischen Blutdruckregulation mit Ca-Antagonisten eine große Rolle spielt. Für beide
Kanäle konnte jedoch auch gezeigt, dass Ethanol in hohen Konzentrationen diese Kanäle
blockiert.

Ligandenabhängige Ionenkanäle

Diese auch als ionotropische Rezeptoren bezeichneten multimolekularen Komplexe,
weisen eine oder mehrere Bindungsstellen für Agonisten als auch ionendurchgängige
Poren auf. Sie spielen eine große Rolle bei der neuralen und neuromuskulären Transmission. Die Bindung eines Agonisten an den Rezeptor führt zu einer Öffnung des Kanals,
sodass entsprechende Ionen zwischen der Zelle und ihrer Umgebung ausgetauscht werden können. Ligandenabhängige Ionenkanäle werden in aller Regel charakterisiert durch
die endogenen Liganden und Arzneimitteln mit denen sie interagieren und durch die
Ionen und die Richtung des Ionenflusses, die sie passieren.

Beispiele für anästhesiebezogene ionotropische Rezeptoren sind der $GABA_A$-, der
NMDA- oder auch der nikotinische Acetylcholinrezeptor. Der Ionenkanal beim $GABA_A$-
Rezeptorkomplex ist dabei selektiv nur für Cl-Ionen durchlässig, während der Ionenkanal beim NMDA-Rezeptor für mehrere Kationen durchlässig ist. Bei ligandenabhängigen
Ionenkanälen können durchaus mehrere Bindungsstellen für unterschiedliche Substanzen existieren, die in unterschiedlicher Weise den Ionenfluss beeinflussen. Abbildung 1
zeigt das Schema eines solchen Kanals.

G-Protein-gekoppelte Rezeptoren

Im Gegensatz zu den Ionenkanälen, die als eine Art „Röhre" die Verbindung zwischen
„Innen" und „Außen" herstellen und vom transmembranösem Protein umgeben sind,
verbindet bei G-Protein- (Guaninnukleotid-)gekoppelten Rezeptoren das transmembranöse Protein selbst „Innen" und „Außen". Bindung des Agonisten bzw. Ligranden an das
molekulare Ende außerhalb der Zelle führt zu einer Konformationsänderung des Pro-
teinanteils innerhalb der Zelle. Diese Konformationsänderung führt zu eine Sequenz von
weiteren zellulären Effekten. Diese Art der Rezeptoren werden auch als metabotrope
Rezeptoren bezeichnet. Unter diesen metabotropen Rezeptoren ist die Familie der G-Protein-gekoppelten Rezeptoren für die Anästhesie von besonderer Bedeutung. Abbildung 2
zeigt das Schema eines G-Protein-gekoppelten Rezeptors.

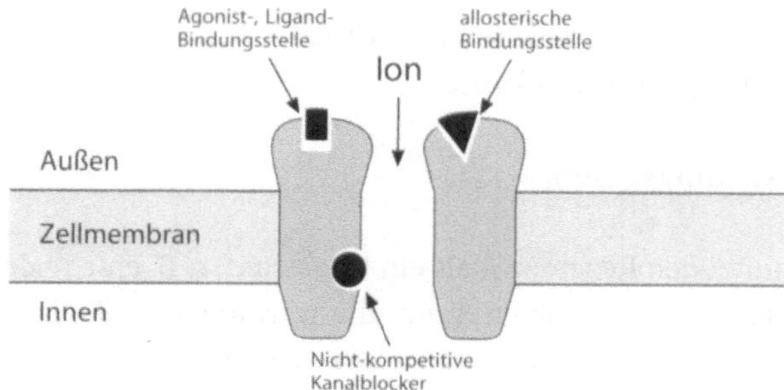

Abb. 1. Schematische Darstellung eines ligandenabhängigen Ionenkanals. Als Ligand bzw. Agonist ist das schwarze Rechteck *links oben* dargestellt. Mit der Besetzung dieser Bindungsstelle wird der Kanal für die den Kanal charakterisierenden Ionen geöffnet. Der *schwarze Kreis* symbolisiert einen nichtkompetitiven Kanalblocker und das *Dreieck* Substanzen, die an der allosterischen Bindungsstelle den Ionenfluss beeinflussen

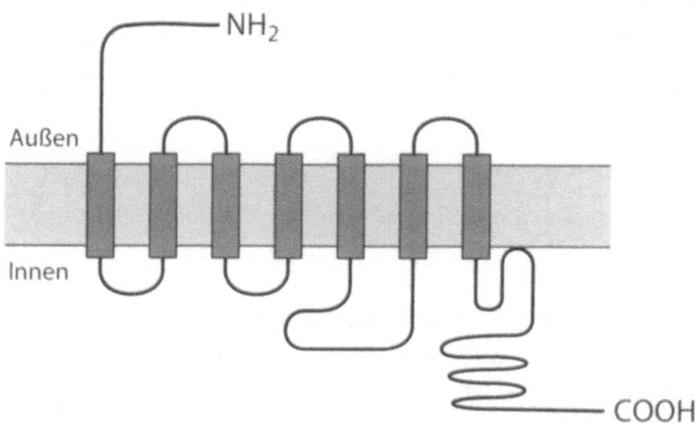

Abb. 2. G-Protein-gekoppelte Rezeptoren bestehen aus 7 transmembranösen Segmenten, die schleinförmig verbunden sind. Der Rezeptor aktiviert ein G-Protein, das wiederum nachgeschaltete Effektoren beeinflusst

Es besteht aus 7 transmembranösen Segmenten, die schleifenförmig verbunden sind, dabei liegen 3 Schleifen extrazellulär und 4 Schleifen intrazellulär. Das Amino-Ende liegt aussen und das Carboxyl-Ende innerhalb der Zelle. Die Bindung eines Hormons oder Medikamentes an seinen Rezeptor produziert nicht sofort den klinischen Effekt, sondern führt in der Regel zu einer ganzen Reihe von Zwischenschritten. Die dabei involvierten Moleküle sind die sog. „Second-messenger" (z. B. cAMP, Arachidonsäure, K^+, Inosittriphosphat).

Das G-Protein-gekoppelte-Rezeptor-Effektor-System ist hochgradig vernetzt. Mehrere Rezeptoren können ein G-Protein aktivieren, umgekehrt kann ein Rezeptor mehrere G-Proteine ansteuern. Ein G-Protein kann wiederum mehrere Effektoren beeinflussen und ein Effektor kann andererseits auf mehrere G-Proteine reagieren. Das bedeutet das System „Rezeptor – G-Protein – Effektor" ist ein komplexes Netzwerk von divergenten und konvergenten Wechselwirkungen, welches die Zellfunktionen steuert.

Rezeptoren als Bindeglied zwischen Pharmakokinetik und Pharmakodynamik in der Humanpharmakologie

Rezeptoragonisten und Massenwirkungsgesetz

Die klassische Rezeptortheorie benutzt den Rezeptor R als ein Konstrukt, z. B. eine reale oder auch virtuelle Bindungstelle für einen Agonisten A, um die Wirkung des Medikamentes A quantitativ zu beschreiben. Häufig geht man davon aus, dass die Bindung von Rezeptor und Agonist reversibel ist, in diesem Fall ist das Massenwirkungsgesetz anwendbar, dass im Gleichgewicht zu einem bestimmten Verhältnis von besetzten und unbesetzten Rezeptoren führt.

$$[R] + [A] \; \frac{k_1}{k_2} \; RA \tag{1}$$

k_1 bezeichnet die Zeitkonstante für die Bildung des Rezeptor-Agonist-Komplexes und k_2 die Dissoziation. $[A]$ kennzeichnet die Konzentration des Agonisten, $[R]$ die Konzentration des freien Rezeptors und $[RA]$ die Konzentration der gebundenen Rezeptoren. Die Größe

$$K_d = \frac{[A]\,[R]}{[RA]} = \frac{k_2}{k_1} \tag{2}$$

heißt Dissoziationkonstante und wird in Einheiten von $[A]$ gemessen. Wenn die Konzentration von A so hoch gewählt wird, dass 50% aller Rezeptoren besetzt sind, dann ist $K_d=[A]$. Eine niedriger Wert für K_d besagt also, dass nur eine geringe Konzentration erforderlich ist um 50% der Rezeptoren zu besetzen, der Agonist A als eine große Affinität zum Rezeptor besitzt. Den reziproken Wert von K_d bezeichnet man deshalb als Affinitätskonstante der üblicherweise mit K_a abgekürzt wird. Wenn man annimmt, dass der Effekt E proportional der Anzahl der besetzten Rezeptoren ist, dann folgt

$$E = E_{max} \; \frac{[A]}{K_d + [A]} \tag{3}$$

Hierbei bezeichnet E_{max} den maximalen Effekt und K_d ist offenbar identisch mit der Konzentration zu halb-maximalem Effekt $E_{max}/2$. In vielen Fällen ist der gemessene Effekt jedoch nicht proportional zu Konzentration $[A]$ sondern nur in einem engen Bereich um die Konzentration K_d herum. In diesem Fall wird die Formel 3 verallgemeinert zu

$$E = E_{max} \; \frac{c^\gamma}{c_0 + c^\gamma} \tag{4}$$

wobei γ irgendeine positive Zahl ist.

Konzentrations-Wirkungs-Beziehung

In pharmakokinetisch-pharmakodynamischen Untersuchungen werden die Größen $[A]$ und K_d oft durch die Symbole c und c_0, ersetzt.

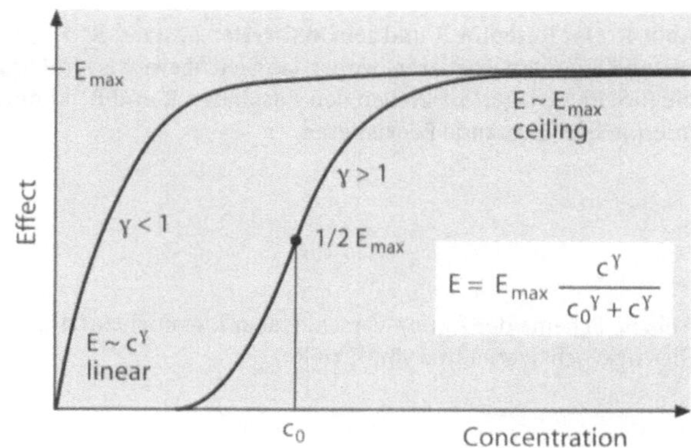

Abb. 3. Konzentrations-Wirkungs-Kurven sind häufig sigmoide Funktionen. Der Grad der Sigmoidizität wird durch den Parameter γ bestimmt. Die hier dargestellte Funktionenklasse, wird auch nach dem Physiologen Hill benannt

$$E = E_{\max}\ \frac{[A]^{\gamma}}{K_d^{\gamma} + [A]^{\gamma}} \tag{5}$$

Abbildung 3 zeigt 2 typische Vertreter solcher Konzentrations-Effekt-Kurven, die für $\gamma \leq 1$ eine Art Hyperbel darstellen und für $\gamma > 1$ den bekannten sigmoiden Zusammenhang liefern. Man erkennt, dass bei halb-maximalem Effekt die Kurve am besten durch eine Gerade approximiert werden kann. Der obere Bereich der Kurve (z. B. $E > 0,9\ E_{\max}$) wird häufig „Ceilingbereich" genannt, weil in diesem Bereich eine Dosissteigerung praktisch nicht zu einer Erhöhung der Wirkung führt, wohl aber zu einer Verlängerung der Wirkdauer. Muskelrelaxanzien werden therapeutisch typischer Weise in diesem Teil der Dosis-Wirkungs-Kurve eingesetzt.

Andere Rezeptorliganden

Der Begriff des Rezeptoragonisten als eine Substanz, die den Rezeptor aktiviert kann untergliedert und ergänzt werden:

- *Vollständiger Agonist*: ein Ligand, der eine maximale Rezeptoraktivierung bewirkt.
- *Teilagonist*: ein Ligand, der nur eine submaximale Rezeptoraktivierung bewirkt.
- *Inverser Agonist*: ein Ligand, der eine negative Aktivierung eines Rezeptors bewirkt, d. h. einen Effekt bewirken, der erst durch die Zusatzgabe eines Agonisten wieder das Ausgangsniveau erreicht.
- *Antagonist*: ein Ligand, der an den Rezeptor bindet aber keine Aktivierung erzeugt und somit die Bindung eines Agonisten verhindert.
- *Kompetitive Ligand-Rezeptorbindung*: eine reversible Bindung, die die Bindung von anderen Liganden zulässt.
- *Nichtkompetitive Ligand-Rezeptor-Bindung*: eine im Allgmeinen irreversible Bindung, die die Bindung von anderen Liganden nicht zulässt.

Rezeptorzustände

Die klassische Rezeptorvorstellung geht davon aus, dass der Rezeptor R im Ruhezustand durch die Bindung eines Agonisten, z. B. durch Konformationsänderungen, in einen aktiven Zustand R* verbracht wird. In diesem aktivierten Zustand kann der Rezeptor

211

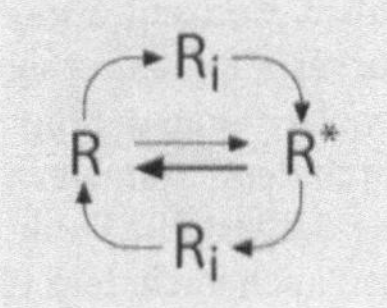

Abb. 4. Der Rezeptor R und sein aktivierter Zustand R* können im Ruhezustand simultan existieren, wobei das Gleichgewichtsverhältnis stark auf die R-Seite verlagert ist. Neben den Zuständen R und R* können auch intermediäre Zustände Rᵢ existieren

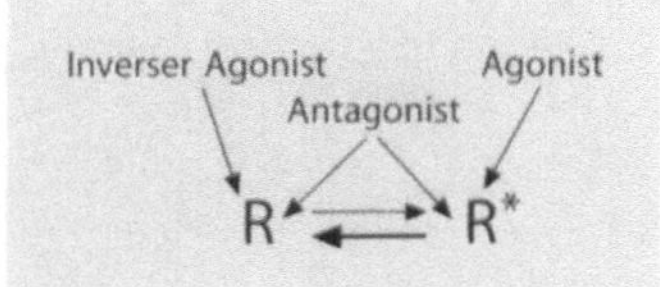

Abb. 5. Schema der Aktion verschiedener Liganden auf das Gleichgewichtsverhältnis von R zu R*

dann an intermediäre Proteine koppeln (z. B. G-Protein) oder „second messenger" aktivieren, die dann eine Kaskade von biologischen Vorgängen in Gang setzen.

Neuere Vorstellungen gehen davon aus, dass im Ruhezustand, ohne Anwesenheit eines Agonisten oder Antagonisten beide Zustände R und R* vorliegen und im Gleichgewicht stehen. Man kann sich z. B. vorstellen, dass der größte Teil des Rezeptors in der R-Form vorliegt, während nur eine geringer Teil in der aktivierten Form R* vorliegt. Das bedeutet der Zustand R* kann auch 'spontan' entstehen. Man könnte sich auch vorstellen, dass es Zwischenzustände zwischen R und R* gibt. Damit wird man zu einem Bild geführt, dass durch die nachfolgende Symbolik charakterisiert ist (Abb. 4).

Die Bildung des aktivierten Zustandes R* erfolgt in einem gewissen Umfang spontan. Die klassische Sichtweise, dass ein Agonist die Transformation von R nach R* herbeiführt, kann nun dahingehend uminterpretiert werden, dass die einzelnen Liganden gegebene Rezeptorzustände stabilisieren und damit das Verhältnis von R zu R* beeinflussen. Ein Agonist könnte den Zustand R* stabilisieren und damit das Gleichgewicht nach R* verschieben, ein inverser Agonist kann umgekehrt R-Zustände stabilisieren und ein Antagonist beide Zustände R und R* in gleichem Maße, sodass das Ausgangsverhältnis unverändert bleibt (Abb. 5).

Spezielle Rezeptorsysteme für die Anästhesie

Opioidrezeptoren

Opioidrezeptoren werden gegenwärtig in 3 Gruppen eingeteilt, die mit μ, δ, und κ bezeichnet werden. Die vormals als σ bezeichnete Bindungstelle wird heute mit der Phencyclidinbindungsstelle am NMDA-Rezeptorkomplex in Verbindung gebracht und nicht mehr als Opioidrezeptor geführt. Für jeden der μ-, δ-, und κ-Rezeptortypen sind weitere Untertypen klassifiziert.

Morphin, Fentanyl, Sufentanil sind bekannte μ-Rezeptor-Agonisten, die bekanntermaßen eine potente Analgesie bewirken. Pentazocin ist ein δ-Rezeptor-Agonist, der eine schwächere aber dennoch klinisch relevante Analgesie bewirkt, aber eine weniger ausgeprägte Atemdepression aufweist. Butorphanol ist ein κ-Rezeptor-Agonist, der eine schwache spinale Analgesie, Dysphorie und Atemdepression bewirkt. Der κ-Rezeptor wird klinisch praktisch nicht genutzt. Gemeinsamer Antagonist aller Opioidrezeptoren ist Naloxon. Die Effekte von μ- und δ-Rezeptoren werden durch verschiedene G-Proteine vermittelt. Opioidrezeptoren sind in einer Reihe von Körperregionen zu finden, u. a. im ZNS, im gastrointestinalen und im genitourinären Trakt.

GABA-Rezeptoren

GABA ist ein im Gehirn und Rückenmark weit verbreiteter inhibitorischer Aminosäure-Neurotransmitter. Beim zugehörigen GABA-Rezeptor werden 3 Untertypen jeweils mit Index A,B,C unterschieden, wobei der Untertyp C nur in der Retina vorkommen soll. $GABA_A$ ist die anästhesiolgisch relevante Bindungsstelle bzw. Komplex von Bindungsstellen für GABA, Barbiturate, Propofol, Benzodiazepine und andere ZNS-wirksame Substanzen. Der Komplex weist eine Reihe weiterer allosterischer Bindungsstellen auf, die den Effekt von GABA modulieren, für aber bisher keine endogenen Liganden identifiziert wurden.

Der $GABA_A$-Rezeptorkomplex besteht aus 5 Untereinheiten, die die Wand eines ligandenabhängigen Ionenkanals, der für Cl^- permeabel ist, bilden.

Der $GABA_B$-Rezeptor ist dagegen ein G-Protein-gekoppelter-Rezeptor. Die Wirkung von Benzodiazepinen und Barbituraten beruht auf einer Erhöhung des Cl^-Einstroms durch Erhöhung der Kanalöffnungszeiten, durch Anhebung der Öffnungsfrequenz und Vergrößerung der Öffnungsdauer. Der sedativ-hypnotische Effekt, die antikonvulsive und anxiolytische Wirkung wird auf diese Mechanismen zurückgeführt.

NMDA-Rezeptor

Der NMDA-Rezeptor ist ein Konglomerat hoher Komplexität. Es wurden 9 verschiedene pharmakologisch differenzierbare Bindungsstellen identifiziert. Der NMDA-Rezeptorkomplex ist sowohl liganden- als auch spannungsabhängig. Neben der Glutamatbindungsstelle muss eine weitere Glycinbindungsstelle durch den Koagonisten Glycin besetzt sein, damit der mit dem Rezeptor assoziierte Kationenkanal geöffnet wird. Ketamin ist ein NMDA-Rezeptor-Antagonist und bewirkt die sog. „dissoziative Anästhesie". Dem NMDA-Rezeptor wird eine wichtige Rolle bei der spinalen Weiterleitung und Modulation nozizeptiver Information sowie der neuronalen Plastizität zugewiesen.

Andere gehen sogar soweit, im NMDA-Rezeptor den einzigen Rezeptor zu sehen, der Hebb-Plastizität realisiert. Hierauf aufbauend hat Flohr eine informationstheoretisch basierte Theorie der Anästhesie entwickelt. Jüngste Untersuchungen lassen vermuten, dass NMDA-Antagonisten im Rahmen der perioperativen Schmerztherapie eine bedeutende Rolle spielen könnten.

Da exzitatorische Aminosäuren bei der Entstehung von ischämischen oder hypoxischen Hirnschäden eine wichtige Rolle spielen, werden zzt. auch neuroprotektive Aspekte von NMDA- und Glycin-Rezeptor-Antagonisten untersucht.

$α_2$-Adrenorezeptoren

Der $α_2$-Adrenorezeptor ist ein G-Protein-gekoppelter-Rezeptor mit mehreren molekularbiologisch unterscheidbaren Subtypen und ist peripher, spinal und an supraspinalen Orten vorhanden. Bekannte Agonisten sind u. a. Clonidin und Dexmedetomidin. Antagonisten sind Phenoxybenzamin (nichtkompetitiver α-Blocker) oder selektive $α_2$-

Blocker wie Yohimbin und Idazoxan. Die Agonisten haben analgetische und sedative Wirkungen, darüber hinaus Wirkungen auf das autonome Nervensystem. Clonidin z. B. wird in Deutschland als potentes blutdrucksenkendes Medikament vermarktet. Die Agonisten reduzieren den MAC-Wert volatiler Anästhetika. Die Kombination Fentanyl/Clonidin zeigte tendenziell eine überadditive Interaktion. Die therapeutische Wertigkeit von α_2-Agonisten in der Anästhesie und Schmerztherapie ist zzt. Gegenstand intensiver Forschungsbemühungen.

Weiterführende Literatur

Belelli I, Pistis I, Peters JA, Lambert JJ (1999) General anaesthetic action at transmitter-gated inhibitory amino acid receptors. Trends Pharmacol Sci 20: 496–502

Bischoff P, Kochs E (1993) Alpha-2-Agonisten in Anästhesie und Intensivmedizin. Anasthesiol Intensivmed Notfallmed Schmerzther 28: 2–12

Flohr H, Glade U, Motzko D (1998) The role of the NMDA synapse in general anesthesia. Toxicol Lett 23: 100–101; 23: 9

Furst S (1999) Transmitters involved in antinociception in the spinal cord. Brain Res Bull 15/48: 129–141

Hudspith MJ (1997) Glutamate: a role in normal brain function, anaesthesia, analgesia and CNS injury. Br J Anaesth 78: 731–747

Khan ZP, Ferguson CN, Jones RM (1999) Alpha-2 and imidazoline receptor agonists. Their pharmacology and therapeutic role. Anaesthesia 54: 146–165

Little HJ (1996) How has molecular pharmacology contributed to our understanding of the mechanism(s) of general anesthesia? Pharmacol Ther 69: 37–58

Olsen RW (1998) The molecular mechanism of action of general anesthetics: structural aspects of interactions with GABA(A) receptors. Toxicol Lett 23: 193–201

Yaksh TL (1997) Pharmacology and mechanisms of opioid analgesic activity. Acta Anaesthesiol Scand 41: 94–111

Yaksh TL, Lynch III C, Zapol WM, Maze M, Biebuyck JF, Saidman LJ (1997) Anesthesia. Biologic Foundations. Lippincott-Raven, New York

Yamakura T, Shimoji K (1999) Subunit- and site-specific pharmacology of the NMDA receptor channel. Prog Neurobiol 59: 279–298

Patienten mit Schrittmachern und AICD –
Wo liegen die Tücken?

S. Tauchert

Im Kontext von demographischer Entwicklung und medizinischem Fortschritt gibt es zunehmend mehr Menschen mit implantierten Geräten zur Elektrotherapie des Herzens. In der BRD werden pro Jahr ca. 40.000 antibradykarde Herzschrittmacher (HSM) [1] und ca. 1200 antitachykarde Systeme in 850 Kliniken implantiert. Insgesamt leben in unserem Land etwa 183.000 Menschen mit einem Schrittmacher und 6000 mit einem implantierbaren Cardioverter/Defibrillator (ICD) [2]. Insofern hat auch jeder Anästhesist gute Chancen, früher oder später mit der Versorgung dieser Patienten betraut zu werden, sei es bei der Implantation, bei späteren anderweitigen operativen Eingriffen oder im Rahmen der Intensivmedizin.

Erfahrungsgemäß besteht dann – in Abhängigkeit von der persönlichen Erfahrung – mehr oder weniger große Unsicherheit im Umgang mit diesen Patienten, zumal Indikationsstellung zur Implantation und Nachsorge nicht in das Gebiet der Anästhesiologie fallen. Im Folgenden sollen die für Anästhesisten wichtigsten Aspekte aufgezeigt werden.

Historische Entwicklung

Bis zum Anfang des 19. Jahrhunderts reichen Versuche zur Stimulation des menschlichen Herzens mittels elektrischem Strom zurück. Die Beschreibung des Zusammenhangs von Bradykardie und Synkope ist mit den bekannten Namen Adams und Stokes verbunden. Nach zahlreichen Zwischenschritten mit externer transthorakaler bzw. passagerer transvenöser Stimulation wurde 1958 in Schweden der erste HSM durch Elmquist u. Senning implantiert [3]. Bis 1960 mussten diese in kurzen Abständen von extern durch Induktion aufgeladen werden, dann waren Zink-Quecksilber-Batterien verfügbar. Nickel-Cadmium-Batterien und Kernenergie waren zwischenzeitliche technische Lösungen im Hinblick auf eine längere Lebensdauer der Energiequelle. Seit 1975 sind Lithium-Jod-Batterien Standard, die in Verbindung mit dem niedrigen Stromverbrauch von integrierten Schaltungen aus der Computertechnologie (gegenüber den früher verwendeten Transistoren) Laufzeiten von über 10 Jahren ermöglichen.

Parallel verlief die Entwicklung der Elektrodentechnologie. Transvenöse Sonden kommen seit 1963 neben den epimyokardialen zum Einsatz. 1969 wurde durch Berkovits der erste 2-Kammer-Schrittmacher eingeführt, der eine physiologische Synchronisation von Atrium und Ventrikel ermöglicht. Immer komplexere Algorithmen erlauben durch Speicherfunktionen detaillierten Einblick in Entstehung und Häufigkeit von Herzrhythmusstörungen und bieten Möglichkeiten der Prävention insbesondere atrialer Tachyarrhythmien.

Wesentlich jünger ist die Geschichte des ICD: 1980 erfolgte die erste Implantation durch Mirowski [4] in Baltimore, wobei das Aggregat noch 250 g schwer war und die epikardiale Flächenelektode über eine Thorakotomie eingebracht werden musste. Transvenöse Systeme wurden 1986 verfügbar. 1988 machte die technische Weiterentwicklung von extern programmierbare Geräte möglich. Ein Jahr später folgte die Option antitachykarder Stimulationsprotokolle zusätzlich zur reinen Schockabgabe. Die zunehmende Miniaturisierung erlaubte 1993 erstmals die subpektorale Implantation, nachdem bis dahin alle Aggregate abdominell plaziert werden mussten. Als weiterer Meilenstein kann die Verwendung des Gehäuses als aktiver Pol zusätzlich zu den Elektrodenwendeln in der V. cava superior und im rechten Ventrikel angesehen werden („Active-can"-Technologie).

Elektrophysiologische Grundlagen

Von Platos ersten Erkenntnissen über elektrische Wirkungen des Zitterrochens auf menschliches Gewebe im 4. Jahrhundert v. Chr. bis zu heutigen Vorstellungen über intrazelluläre, transmembranöse und extrazellulläre Reizbildung und Reizleitung unter physiologischen und pathologischen Bedingungen waren viele Einzelbefunde zu einem Gesamtkonzept zusammenzufügen. Es seien nur kursorisch die diesbezüglich wichtigsten Strukturen des menschlichen Herzens wie Sinusknoten, AV-Knoten, His-Bündel und Purkinje-Netzwerk erwähnt. In dieser Reihenfolge stellen sie auch die primären, sekundären und tertiären Automatiezentren dar, die bei Ausfall der höheren Steuerung mit absteigender Frequenz einspringen.

Die Systematik der Rhythmusstörungen ist mittlerweile insbesondere aufgrund intrazellulärer und intrakardialer Ableitungen sehr umfangreich geworden, sodass in diesem Rahmen nur klinisch wichtige EKG-Beispiele gezeigt werden. Im Hinblick auf die Funktion von HSM und ICD werden einige essentielle Begriffe erläutert:

- *Reizschwelle* meint das minimale Produkt aus Amplitude (in Volt/V) und Dauer (in Millisekunden/ms) des elektrischen Impulses, das gerade noch eine Depolarisation auslöst.
- Die *Eingangsempfindlichkeit* (*synonym: Wahrnehmung, Sensitivität* oder *intrakardiales Potential*) bezeichnet die Größe der vom HSM oder ICD im Herzen gerade noch erkannten Signalamplituden der Herzeigenaktion (in Millivolt/mV).
- *Unipolare* Systeme stimulieren und nehmen zwischen intrakardialer Elektrodenspitze und Gehäuse wahr, während *bipolare* Sonden einen weiteren Pol wenige cm von der Spitze aufweisen. Bei modernen Geräten sind Stimulation und Wahrnehmung getrennt uni- oder bipolar programmierbar.
- Die *Grundfrequenz* stellt die Frequenz dar, mit der das System bei fehlender Wahrnehmung von höherfrequentem Eigenrhythmus stimuliert.
- Lediglich bei Programmierung einer positiven *Hysterese* wartet der HSM/ICD nach jeder wahrgenommenen Herzeigenaktion eine bestimmtes Intervall bevor er mit der Grundfrequenz stimuliert. Dies dient der Präferenz vom Eigenrhythmus.
- Alle derzeit verfügbaren Modelle verfügen über eine *Demandfunktion*, bei der das System nur stimuliert, wenn innerhalb bestimmter programmierbarer Intervalle keine Eigenaktion wahrgenommen wird. Im Gegensatz nimmt *asynchroner* Betrieb keine Rücksicht auf den intrinsischen Rhythmus.
- Die *Impedanz* stellt die Summe der elektrischen (kapazitiven und Ohm-) Widerstände des Gesamtsystems, der Batterie oder der Sonden dar. Im Rahmen der Nachsorge sind anhand dieses Parameters Batterieerschöpfung und Sondenfehler (Frakturen oder Dislokationen) erkennbar.

- Bei Zweikammer-Systemen mit Elektroden in Vorhof und Ventrikel (auch *bifokal* genannt) gibt die *obere Grenzfrequenz* die maximal mögliche 1:1-Überleitung wahrgenommener Vorhofsignale auf die Kammer an. Im Falle atrialer Tachyarrhythmien (Vorhofflimmern und -flattern) wird damit eine bedrohlich hohe Kammerfrequenz verhindert.
- *Frequenzadaptive* Modelle benutzen Sensoren, um bei chronotroper Inkompetenz des Patienten die Herzfrequenz belastungsabhängig steigern zu können.
- *Oversensing* stellt die Wahrnehmung von Signalen dar, die eigentliche nicht wahrgenommen werden sollen. Bei bipolaren Vorhofsonden können dies Fernpotentiale aus dem Ventrikel sein, bei unipolaren Systemen deren Inhibition durch Muskelpotentiale.
- Hinsichtlich der endokardialen Sondenfixierung ist zwischen *aktiv* (in der Regel Schraubsonden) und *passiv* zu unterscheiden. Letztere erfolgt durch weiche Silikonhaken (Anker, „tines") im Trabekelwerk, ggf. in Verbindung mit einer elastisch vorgeformten Elektrodenpitze (J-Sonden für das rechte Herzohr).

Nomenklatur

Wie in anderen Bereichen der Medizin ist auch bei HSM und ICD eine einheitliche Nomenklatur zur eindeutigen Verständigung untereinander erforderlich. Allein auf dem deutschen Markt werden von 10 Herstellern ca. 250 Modelle angeboten. Zur Beschreibung eines Schrittmachersystems wird seit 1987 international einheitlich der NBG-Code („NASPE/BPEG Generic Pacemaker-Code") verwendet, der im Sinne eines Konsensus von nordamerikanischen und britischen Fachgesellschaften erarbeitet wurde [5].

1. Buchstabe	2. Buchstabe	3. Buchstabe	4. Buchstabe	5. Buchstabe
Stimulationsort	*Wahrnehmungsort*	*Betriebsart*	*Programmierbarkeit*	*Antitachykarde Funktion*
V = Ventrikel	V = Ventrikel	I = inhibiert	P = einfach programmierbar	P = Stimulation (AT-Pacing)
A = Atrium	A = Atrium	T = getriggert	M = multiprogrammierbar	S = Schock
D = Dual (A+V)	D = Dual (A+V)	D = getriggert und inhibiert	R = frequenzvariabel	D = Stimulation und Schock
0 = keine Stimulation	0 = keine Wahrnehmung	0 = keine Steuerung	0 = nicht programmierbar	0 = keine AT-Funktion
			C = telemetrierbar	

Analog ist der NBD-Code (NASPE/BPEG Defibrillator Code) aufgebaut:

1. Buchstabe	2. Buchstabe	3. Buchstabe	4. Buchstabe
Schockort	*Ort der antitachykarden Stimulation*	*Art der Tachykardie-detektion*	*Ort der antibradykarden* Stimulation
V = Ventrikel	V = Ventrikel	E = Elektogramm	V = Ventrikel
A = Atrium	A = Atrium	H = hämodynamisch	A = Atrium
D = Dual (A+V)	D = Dual (A+V)		D = Dual (A+V)
0 = kein Schock	0 = keine Stimulation		0 = keine Stimulation

Indikationen

Mit den vom behandelnden Internisten oder Kardiologen gestellten Indikationen zur Implantation eines HSM oder ICD hat der Anästhesist naturgemäß wenig zu tun. Hier sei auf die einschlägigen Richtlinien der Fachgesellschaft Deutsche Gesellschaft für Kardiologie, Herz- und Kreislaufforschung verwiesen [6, 7].

Wichtiger erscheint die Frage, ob der Träger eines implantierten Gerätes zwangsläufig Grunderkrankungen mitbringt, die für die Betreuung durch den Anästhesisten bei späteren operativen Eingriffen bedeutsam sind. Obwohl in den letzten Jahren eine Verschiebung der Indikationen mit nachgewiesener Lebensverlängerung (bei höhergradigem AV-Block) hin zur Verbesserung der Lebensqualität bei prognostisch günstigeren Herzrhythmusstörungen (Sinusknotensyndrom) zu verzeichnen ist, besteht doch meist eine strukturelle Herzerkrankung. Diese sollte dem Narkosearzt hinsichtlich Art, Schweregrad und Prognose bekannt sein, damit er das individuelle Risiko bei der Beratung des Patienten und der Auswahl des Narkoseverfahrens bzw. der Medikamente berücksichtigt. Gegebenenfalls muss der internistische oder kardiologische Konsiliarius hinzugezogen werden.

Trotz der methodischen Einschränkungen der Zahlen des *Deutschen Zentralregisters Herzschrittmacher* (Meldegrad 60%, zur Ätiologie hohe Anteile „*Keine Angaben*" oder „*Ätiologie unbekannt*") liegt die höchste Prävalenz von 25–60% (alte – neue Bundesländer) sicher für die koronare Herzkranheit (KHK) vor (Abb. 1). Für ICD-Patienten werden Zahlen von 68% KHK und 17% dilatative Kardiomyopathie (DCM) genannt [8]. Weniger häufige Entitäten sind Vitien, die hypertroph-obstruktive Kardiomyopathie (HOCM), Myokarditiden und idiopathische Rhythmusstörungen.

Ferner ist das höhere Alter der Patienten zu berücksichtigen. Exemplarisch sei die prozentuale Altersverteilung aus dem *Deutschen Zentralregister Herzschrittmacher* erwähnt: Nur 7,8% der Patienten in den alten Bundesländern sind bei Erstimplantation unter 60 Jahre (neue Bundesländer 10,5%).

Implantation

Die meisten antibradykarden Systeme mit transvenösen Sonden werden in Lokalanästhesie implantiert, ohne dass obligat ein Anästhesist anwesend ist. Typische intra- und

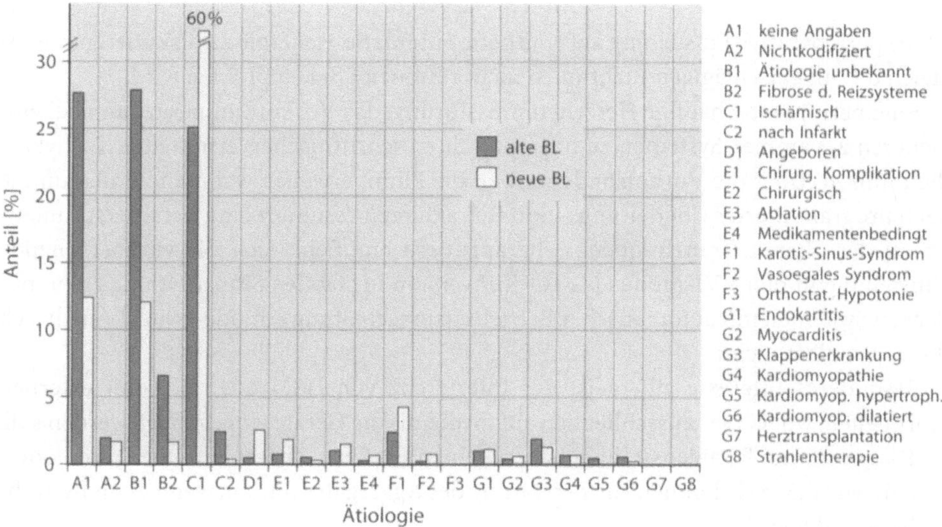

Abb. 1. Indikationen zur HSM/ICD-Implantation. (Auszug aus *Deutsches Zentralregister Herzschrittmacher* [1])

früh-postoperative Komplikationen sollten trotzdem bekannt sein, um ggf. rasch handeln zu können:

- Elektrodendislokation mit konsekutivem Stimulationsverlust („exit block"), fatal bei schrittmacher-abhängigen Patienten;
- Sensingdefekt („entrance block"), meist ebenfalls durch Dislokation, im ungünstigen Fall mit Fehlstimulation in die vulnerable Phase und Induktion maligner Rhythmusstörungen wie Kammerflimmern;
- Myokardperforation durch die Sonden und konsekutive Pericardtamponade;
- Pneumothorax bzw. Hämatothorax bei Punktion der V. subclavia;
- Infektion des Systems.

Demgegenüber erfolgt die Einpflanzung eines ICD üblicherweise in Allgemeinanästhesie, da die Testung der Defibrillationsschwelle (DFT) schmerzhaft ist. Zu den oben genannten Komplikationen kommen daher seltenes intraktables Kammerflimmern und frühe Nachblutungen durch die subpektorale Platzierung der größeren Aggregate hinzu.

In allen Fällen muss zwingend ein externer Defibrillator/Cardioverter bereitstehen, an den Patienten angeschlossen und vorher auf seine Funktionsfähigkeit überprüft sein.

Perioperative Besonderheiten bei SM- oder ICD-Trägern

In Abhängigkeit von der aktuellen Erkrankung und dem anstehenden Eingriff sind Vorsichtsmaßnahmen in enger Absprache mit dem Internisten oder Kardiologen der jeweiligen Klinik zu treffen. Insbesondere bei schrittmacher-abhängigen Patienten kann der unter pathophysiologischen Bedingungen (Fieber, Elektolytverschiebungen (Kalium!), Azidose/Alkalose, Medikamente, z. B. Antiarrhythmika) zu beobachtende Anstieg der Reizschwelle über die vorher einschließlich einer Sicherheitsmarge programmierte Impulsamplitude bzw. -dauer zum deletären Funktionsverlust des Systems führen. Hier ist die perioperative Einstellung auf eine hohe Stimulationsenergie zu diskutieren, wenngleich dies in einschlägigen Richtlinien nicht routinemäßig empfohlen wird.

Eine perioperativ häufige Herzrhythmusstörung, das Vorhofflimmern, kann bei einfacheren 2-Kammer-Systemen zu unerwünschten schrittmachervermittelten Tachykardien führen. Über die Vorhofsonde werden die Flimmerwellen wahrgenommen und je nach programmierter Überleitungs- und Refraktärzeit resultiert eine Kammerstimulation an der oberen Grenzfrequenz. Therapeutisch empfiehlt sich die vorübergehende Umstellung in den VVI-Modus bis zur Konversion in stabilen Sinusrhythmus. Bei modernen Systemen mit automatischer Betriebsartumschaltung („mode-switch") stellt sich dieses Problem nicht.

Besonderes Interesse gilt meist der Interferenz von HSM oder ICD mit externen Störquellen, wobei hier ausschließlich auf medizinische Geräte eingegangen werden soll.

- Diagnostische Röntgenstrahlen haben keinen Einfluss. Therapeutische Dosen oberhalb von 2,5–5 Gy können zur Zerstörung des Aggregates führen, wenn es im Bestrahlungsfeld liegt.
- Elektrostimulation (z. B. TENS, Reizstrom) kann insbesondere bei unipolaren Systemen zu einer Störbeeinflussung führen, ist jedoch nicht generell kontraindiziert. Individuelle Testung und EKG-Monitorüberwachung werden empfohlen.
- Elektrokauterisation ist unter Rhythmusüberwachung möglich und besonders bei bipolaren Systemen nur mit einem geringen Risiko von Interferenzen behaftet. Die indifferente Elektrode sollte möglichst weit vom HSM oder ICD entfernt liegen (Oberschenkel). Auch bei Implantationen kann der Elektrokauter zur Präparation von Gefäßzugang und Tasche bzw. zur Blutstillung unter Bereithaltung von externem Defibrillator und Programmiergerät eingesetzt werden.
- Bei externer DC-Defibrillation und -Cardioversion sollte das Aggregat keinesfalls im Stromfluss zwischen den Plattenelektroden liegen. Ein Abstand von mind. 15 cm ist einzuhalten. Wegen unvorhersehbarer Reizschwellenanstiege und möglichem Informationsverlust bei Software-gesteuerten Geräten muss das entsprechende Programmiergerät unmittelbar verfügbar sein. Die Abfrage der programmierten Parameter und ggf. Neuprogrammierung ist obligat.
- Kernspintomographie ist nur in Ausnahmefällen bei vitaler Indikation und fehlenden diagnostischen Alternativen möglich. Gefahr droht weniger durch Anziehung und Bewegung des Gehäuses im Körper als vielmehr durch Aktivierung des Magnetschalters („Reed-Kontakt") mit folgender Fehlfunktion oder durch thermische Schäden an der Elektrodenspitze.

Antibradykarde HSM werden in Absprache mit dem Internisten/Kardiologen ggf. bei abhängigen Patienten auf einen starrfrequenten oder asynchronen Modus programmiert. Soll bei ICD-Patienten elektrokoaguliert werden, muss perioperativ die antitachykarde Funktion ausgeschaltet werden, um inadäquate Schocks zu verhindern. Dies kann meist auch ohne ein spezielles Programmiergerät geschehen. Das Vorgehen wird für die wichtigsten Hersteller dargestellt. Ein externer Cardioverter/Defibrillator ist in jedem Fall bereitzuhalten.

Patienten fragen häufig nach möglicher Störbeeinflussung des HSM oder ICD durch Mobilfunktelefone. Aufgrund der Vielzahl von Modellen und möglichen Kombinationen gibt es nur exemplarische, keineswegs umfassende Testergebnisse. Generell ist Abstand zwischen den Geräten der beste Schutz (Mobilfunktelefon auf der Gegenseite des Aggregates). Im Rahmen der ambulanten Nachsorge sollte ggf. beim Kardiologen ein individueller „In-vivo-Test" durchgeführt werden. Schnurlose Telefone mit einer Reicheweite von maximal 400 m sind aufgrund ihrer geringen Sendeleistung ungefährlich.

Nachsorge

Die routinemäßige ambulante Kontrolle der Patienten mit HSM/ICD wird je nach Komplexität der zu Grunde liegenden Rhythmusstörung und des Systems viertel-, halbjährlich oder jährlich beim niedergelassenen Internisten/Kardiologen oder in der implantierenden Klinik durchgeführt. Sie umfasst obligat:

- Anamese;
- Lokalbefund des Aggregatlagers (Entzündung oder drohende Perforation?);
- orientierender klinischer Befund (manifeste kardiale Dekompensation?);
- Ruhe-EKG (sowohl unter der aktuellen Programmierung des Systems, als auch ggf. nach Inhibierung zur Darstellung des Eigenrhythmus);
- Ermittlung der telemetrisch gemessenen Daten wie Batteriespannung und –impedanz, Elektrodenimpedanzen;
- Auslesen der vom jeweiligen Modell gespeicherten diagnostischen Daten. Dies liefert wertvolle Hinweise auf Frequenzprofile, chronotrope Inkompetenz, intermittierende Fehlfunktionen („Under- und Oversensing", „Exit-block"), Rhythmusstörungen (bes. bei ICD). Mit zunehmender technologischer Annäherung von antibradykarden HSM und antitachykarden ICD sind auch vermehrt gespeicherte Elektrogramme verfügbar.
- Bestimmung der aktuellen Reiz- und Wahrnehmungsschwellen in Vorhof und Kammer.

Fakultativ können je nach Befunden und Fragestellung folgende Untersuchungen ergänzend durchgeführt werden:

- Belastungstest (häufige Verminderung der intrakardialen Potentiale unter Belastung mit der Gefahr des „Undersensing");
- Test auf retrograde Leitung (bei Verdacht auf schrittmachervermittelte „Endlessloop"-Tachykardien);
- Provokationsmanöver (Inhibition durch Myopotentiale des M. pectoralis? Wahrnehmung intrakardialer Fernpotentiale bei bipolaren Systemen bei entsprechender Konstellation der programmierten Parameter?);
- Langzeit-EKG;
- Röntgenbild/Durchleuchtung.

Beispiele für die Möglichkeiten moderner Schrittmachersysteme und Programmiergeräte werden gezeigt.

Zusammenfassung

Für den Anästhesisten sind im Umgang mit Patienten nach Implantation eines Herzschrittmachers oder Cardioverters/Defibrillators einige Aspekte zu beachten. Im Vordergrund steht das erhöhte allgemeine Risiko bei operativen Eingriffen und Anästhesieverfahren durch die häufig bestehende strukturelle Herzerkrankung, meist eine koronare Herzkrankheit. Das Ausmaß der linksventrikulären Funktionsstörung, der intrinsische Rhythmus und die Häufigkeit antibradykarder Stimulation bzw. antitachykarder Therapie sind die wesentlichen Parameter, die vorab eruiert werden sollten. Intra- und perioperativ ist dann fortlaufendes EKG-Monitoring zum sofortigen Erkennen von externen Störeinflüssen und Funktionsstörungen essentiell. Ein externer Cardioverter/Defibrillator und das passende Programmiergerät müssen vorgehalten werden.

Die Tücken im Umgang mit diesen Patienten sollten in Kenntnis des Vorstehenden und in enger interdisziplinärer Zusammenarbeit mit dem zuständigen Internisten/Kardiologen beherrschbar sein.

Literatur

1. Irnich W (2000) Jahresbericht 1999 des Deutschen Zentralregisters Herzschrittmacher. http://www.med.uni-giessen.de/technik
2. EURID Register Deutschland, Patientenbegleitende Dokumentation der Cardioverter/Defibrillatoren. http://ww.aekno.de/htmljava/c/eurid.htm
3. Elmquist H, Senning A (1960) Implantable pacemaker for the heart. In: Smith CN (ed) Medical electronics. Proceedings of the 2nd International Conference on Medical Electronics, Paris, June 1959. Iliffe, London
4. Mirowski M et al. (1980) Termination of malignant ventricular arrythmias with an implanted automatic defibrillator in human beings. N Engl J Med 303: 322
5. Bernstein AD, Camm AJ, Fletcher R et al. (1987) The NASPE/BPEG generic pacemaker code for antibradyarrhythmia and adaptive-rate pacing and antitachyarrhythmia devices. Pace 10: 794–799
6. Lemke B et al. (1996) Richtlinien zur Herzsschrittmachertherapie – Indikationen, Systemwahl, Nachsorge. Z Kardiol 85: 611–627
7. Hohnloser SH et al. (2000) Leitlinien zur Implantation von Defibrillatoren. Z Kardiol 89: 126–134
8. Jung W (1995) Der implantierbare Cardioverter/Defibrillator – Elektrotherapie bei malignen Herzrhythmusstörungen. Steinkopff Darmstadt

Deutsche Akademie für Anästhesiologische Fortbildung

BEWERTUNGSBOGEN

zum 27. Kurs zur Weiter- und Fortbildung für Anästhesisten
vom 11.–12. Juni 2001 in Nürnberg

Referent: G.-B. Kraus

Thema: Ambulante Anästhesie bei Kindern

Wir bitten um Ihr Urteil!

Mit der Bewertung helfen Sie uns, den Wert künftiger Kurse für Ihre klinische Tätigkeit weiter zu verbessern.

Benoten Sie bitte alle nachstehend aufgeführten Kriterien
(beste Note 1; schlechteste Note 6).

1. Einhaltung des Themas .... 1❑ 2❑ 3❑ 4❑ 5❑ 6❑

2. Rhetorik des Referenten .... 1❑ 2❑ 3❑ 4❑ 5❑ 6❑

3. Didaktischer Aufbau des Vortrages .... 1❑ 2❑ 3❑ 4❑ 5❑ 6❑

4. Qualität der Diapositive .... 1❑ 2❑ 3❑ 4❑ 5❑ 6❑

5. Herausarbeiten der wichtigsten Punkte .... 1❑ 2❑ 3❑ 4❑ 5❑ 6❑

6. Bezug des Vortrages zur Klinik .... 1❑ 2❑ 3❑ 4❑ 5❑ 6❑

7. Das Thema sollte bei einem späteren Kurs
   wiederholt werden .... ja❑   nein❑

8. Der Referent sollte erneut eingeladen werden .... ja❑   nein❑

Ich bin im ——— Jahr der Weiterbildung zum Arzt für Anästhesie.

Ich bin Arzt für Anästhesie seit ———————————————————

Ich bin Chefarzt für Anästhesie seit ———————————————————

Ich bin kein Anästhesist, sondern ———————————————————

Bitte benutzen Sie die Rückseite des Bogens für weitere Kommentare, Vorschläge und Kritik.

Den ausgefüllten Bewertungsbogen geben Sie bitte gleich hier ab oder schicken es an:

Prof. Dr. R. Purschke
St. Johannes-Hospital Dortmund
Johannesstraße 9–11, 44137 Dortmund

Deutsche Akademie für Anästhesiologische Fortbildung

BEWERTUNGSBOGEN

zum 26. Kurs zur Weiter- und Fortbildung für Anästhesisten
vom 11.–12. Juni 2001 in Nürnberg

Referent: H.-M. BENAD, H. KEHNSCHERPER

Thema: Extrakorporale Eliminations- und Detoxikationsverfahren
in der Intensivmedizin

Wir bitten um Ihr Urteil!

Mit der Bewertung helfen Sie uns, den Wert künftiger Kurse für Ihre klinische Tätigkeit
weiter zu verbessern.

Benoten Sie bitte alle nachstehend aufgeführten Kriterien
(beste Note 1; schlechteste Note 6).

1. Einhaltung des Themas .... 1❑ 2❑ 3❑ 4❑ 5❑ 6❑

2. Rhetorik des Referenten .... 1❑ 2❑ 3❑ 4❑ 5❑ 6❑

3. Didaktischer Aufbau des Vortrages .... 1❑ 2❑ 3❑ 4❑ 5❑ 6❑

4. Qualität der Diapositive .... 1❑ 2❑ 3❑ 4❑ 5❑ 6❑

5. Herausarbeiten der wichtigsten Punkte .... 1❑ 2❑ 3❑ 4❑ 5❑ 6❑

6. Bezug des Vortrages zur Klinik .... 1❑ 2❑ 3❑ 4❑ 5❑ 6❑

7. Das Thema sollte bei einem späteren Kurs
   wiederholt werden .... ja ❑   nein ❑

8. Der Referent sollte erneut eingeladen werden .... ja ❑   nein ❑

Ich bin im ______ Jahr der Weiterbildung zum Arzt für Anästhesie.

Ich bin Arzt für Anästhesie seit ______________________________

Ich bin Chefarzt für Anästhesie seit ____________________________

Ich bin kein Anästhesist, sondern ______________________________

Bitte benutzen Sie die Rückseite des Bogens für weitere Kommentare, Vorschläge
und Kritik.
Den ausgefüllten Bewertungsbogen geben Sie bitte gleich hier ab oder schicken es an:

Prof. Dr. R. Purschke
St. Johannes-Hospital Dortmund
Johannesstraße 9–11, 44137 Dortmund

Deutsche Akademie für Anästhesiologische Fortbildung

BEWERTUNGSBOGEN

zum 27. Kurs zur Weiter- und Fortbildung für Anästhesisten
vom 11.–12. Juni 2001 in Nürnberg

Referent: B. FREITAG

Thema: Diabetes mellitus – eine Herausforderung für Anästhesie
und Intensivmedizin

Wir bitten um Ihr Urteil!

Mit der Bewertung helfen Sie uns, den Wert künftiger Kurse für Ihre klinische Tätigkeit
weiter zu verbessern.

Benoten Sie bitte alle nachstehend aufgeführten Kriterien
(beste Note 1; schlechteste Note 6).

1. Einhaltung des Themas .... 1❑ 2❑ 3❑ 4❑ 5❑ 6❑

2. Rhetorik des Referenten .... 1❑ 2❑ 3❑ 4❑ 5❑ 6❑

3. Didaktischer Aufbau des Vortrages .... 1❑ 2❑ 3❑ 4❑ 5❑ 6❑

4. Qualität der Diapositive .... 1❑ 2❑ 3❑ 4❑ 5❑ 6❑

5. Herausarbeiten der wichtigsten Punkte .... 1❑ 2❑ 3❑ 4❑ 5❑ 6❑

6. Bezug des Vortrages zur Klinik .... 1❑ 2❑ 3❑ 4❑ 5❑ 6❑

7. Das Thema sollte bei einem späteren Kurs
   wiederholt werden .... ja❑   nein❑

8. Der Referent sollte erneut eingeladen werden .... ja❑   nein❑

Ich bin im ⸺ Jahr der Weiterbildung zum Arzt für Anästhesie.

Ich bin Arzt für Anästhesie seit ⸺

Ich bin Chefarzt für Anästhesie seit ⸺

Ich bin kein Anästhesist, sondern ⸺

Bitte benutzen Sie die Rückseite des Bogens für weitere Kommentare, Vorschläge
und Kritik.

Den ausgefüllten Bewertungsbogen geben Sie bitte gleich hier ab oder schicken es an:

> Prof. Dr. R. Purschke
> St. Johannes-Hospital Dortmund
> Johannesstraße 9–11, 44137 Dortmund

Deutsche Akademie für Anästhesiologische Fortbildung

BEWERTUNGSBOGEN

zum 27. Kurs zur Weiter- und Fortbildung für Anästhesisten
vom 11.–12. Juni 2001 in Nürnberg

Referent: W. Buhre

Thema: Perioperative arterielle Hypertonie: Diagnose und Management

Wir bitten um Ihr Urteil!

Mit der Bewertung helfen Sie uns, den Wert künftiger Kurse für Ihre klinische Tätigkeit weiter zu verbessern.

Benoten Sie bitte alle nachstehend aufgeführten Kriterien
(beste Note 1; schlechteste Note 6).

1. Einhaltung des Themas .... 1❑ 2❑ 3❑ 4❑ 5❑ 6❑

2. Rhetorik des Referenten .... 1❑ 2❑ 3❑ 4❑ 5❑ 6❑

3. Didaktischer Aufbau des Vortrages .... 1❑ 2❑ 3❑ 4❑ 5❑ 6❑

4. Qualität der Diapositive .... 1❑ 2❑ 3❑ 4❑ 5❑ 6❑

5. Herausarbeiten der wichtigsten Punkte .... 1❑ 2❑ 3❑ 4❑ 5❑ 6❑

6. Bezug des Vortrages zur Klinik .... 1❑ 2❑ 3❑ 4❑ 5❑ 6❑

7. Das Thema sollte bei einem späteren Kurs
   wiederholt werden .... ja❑   nein ❑

8. Der Referent sollte erneut eingeladen werden .... ja❑   nein ❑

Ich bin im ____ Jahr der Weiterbildung zum Arzt für Anästhesie.

Ich bin Arzt für Anästhesie seit ________________________

Ich bin Chefarzt für Anästhesie seit ________________________

Ich bin kein Anästhesist, sondern ________________________

Bitte benutzen Sie die Rückseite des Bogens für weitere Kommentare, Vorschläge und Kritik.

Den ausgefüllten Bewertungsbogen geben Sie bitte gleich hier ab oder schicken es an:

Prof. Dr. R. Purschke
St. Johannes-Hospital Dortmund
Johannesstraße 9–11, 44137 Dortmund

Deutsche Akademie für Anästhesiologische Fortbildung

BEWERTUNGSBOGEN

zum 27. Kurs zur Weiter- und Fortbildung für Anästhesisten
vom 11.–12. Juni 2001 in Nürnberg

Referent: G. GUTSCHER

Thema: Der Kopfschmerz: Diagnose und Therapie

Wir bitten um Ihr Urteil!

Mit der Bewertung helfen Sie uns, den Wert künftiger Kurse für Ihre klinische Tätigkeit
weiter zu verbessern.

Benoten Sie bitte alle nachstehend aufgeführten Kriterien
(beste Note 1; schlechteste Note 6).

1. Einhaltung des Themas . . . . 1❑ 2❑ 3❑ 4❑ 5❑ 6❑

2. Rhetorik des Referenten . . . . 1❑ 2❑ 3❑ 4❑ 5❑ 6❑

3. Didaktischer Aufbau des Vortrages . . . . 1❑ 2❑ 3❑ 4❑ 5❑ 6❑

4. Qualität der Diapositive . . . . 1❑ 2❑ 3❑ 4❑ 5❑ 6❑

5. Herausarbeiten der wichtigsten Punkte . . . . 1❑ 2❑ 3❑ 4❑ 5❑ 6❑

6. Bezug des Vortrages zur Klinik . . . . 1❑ 2❑ 3❑ 4❑ 5❑ 6❑

7. Das Thema sollte bei einem späteren Kurs
    wiederholt werden . . . . ja ❑   nein ❑

8. Der Referent sollte erneut eingeladen werden . . . . ja ❑   nein ❑

Ich bin im ——— Jahr der Weiterbildung zum Arzt für Anästhesie.

Ich bin Arzt für Anästhesie seit ———————————————

Ich bin Chefarzt für Anästhesie seit ———————————————

Ich bin kein Anästhesist, sondern ———————————————

Bitte benutzen Sie die Rückseite des Bogens für weitere Kommentare, Vorschläge
und Kritik.

Den ausgefüllten Bewertungsbogen geben Sie bitte gleich hier ab oder schicken es an:

> Prof. Dr. R. Purschke
> St. Johannes-Hospital Dortmund
> Johannesstraße 9–11, 44137 Dortmund

Deutsche Akademie für Anästhesiologische Fortbildung

BEWERTUNGSBOGEN

zum 27. Kurs zur Weiter- und Fortbildung für Anästhesisten
vom 11.–12. Juni 2001 in Nürnberg

Referent: H. GEHRING

Thema: Monitoring der Beatmung während der Anästhesie

Wir bitten um Ihr Urteil!

Mit der Bewertung helfen Sie uns, den Wert künftiger Kurse für Ihre klinische Tätigkeit
weiter zu verbessern.

Benoten Sie bitte alle nachstehend aufgeführten Kriterien
(beste Note 1; schlechteste Note 6).

1. Einhaltung des Themas .... 1❑ 2❑ 3❑ 4❑ 5❑ 6❑

2. Rhetorik des Referenten .... 1❑ 2❑ 3❑ 4❑ 5❑ 6❑

3. Didaktischer Aufbau des Vortrages .... 1❑ 2❑ 3❑ 4❑ 5❑ 6❑

4. Qualität der Diapositive .... 1❑ 2❑ 3❑ 4❑ 5❑ 6❑

5. Herausarbeiten der wichtigsten Punkte .... 1❑ 2❑ 3❑ 4❑ 5❑ 6❑

6. Bezug des Vortrages zur Klinik .... 1❑ 2❑ 3❑ 4❑ 5❑ 6❑

7. Das Thema sollte bei einem späteren Kurs
   wiederholt werden .... ja ❑   nein ❑

8. Der Referent sollte erneut eingeladen werden .... ja ❑   nein ❑

Ich bin im _____ Jahr der Weiterbildung zum Arzt für Anästhesie.

Ich bin Arzt für Anästhesie seit _______________________________

Ich bin Chefarzt für Anästhesie seit _______________________________

Ich bin kein Anästhesist, sondern _______________________________

Bitte benutzen Sie die Rückseite des Bogens für weitere Kommentare, Vorschläge
und Kritik.

Den ausgefüllten Bewertungsbogen geben Sie bitte gleich hier ab oder schicken es an:

Prof. Dr. R. Purschke
St. Johannes-Hospital Dortmund
Johannesstraße 9–11, 44137 Dortmund

Deutsche Akademie für Anästhesiologische Fortbildung

BEWERTUNGSBOGEN

zum 27. Kurs zur Weiter- und Fortbildung für Anästhesisten
vom 11.–12. Juni 2001 in Nürnberg

Referent: J.B. Brückner, Bärbel Brückner-Schmid

Thema: CSE und andere neue Methoden in der geburtshilflichen Analgesie
und Anästhesie

Wir bitten um Ihr Urteil!

Mit der Bewertung helfen Sie uns, den Wert künftiger Kurse für Ihre klinische Tätigkeit
weiter zu verbessern.

Benoten Sie bitte alle nachstehend aufgeführten Kriterien
(beste Note 1; schlechteste Note 6).

1. Einhaltung des Themas . . . . 1❏ 2❏ 3❏ 4❏ 5❏ 6❏

2. Rhetorik des Referenten . . . . 1❏ 2❏ 3❏ 4❏ 5❏ 6❏

3. Didaktischer Aufbau des Vortrages . . . . 1❏ 2❏ 3❏ 4❏ 5❏ 6❏

4. Qualität der Diapositive . . . . 1❏ 2❏ 3❏ 4❏ 5❏ 6❏

5. Herausarbeiten der wichtigsten Punkte . . . . 1❏ 2❏ 3❏ 4❏ 5❏ 6❏

6. Bezug des Vortrages zur Klinik . . . . 1❏ 2❏ 3❏ 4❏ 5❏ 6❏

7. Das Thema sollte bei einem späteren Kurs
   wiederholt werden . . . . ja ❏   nein ❏

8. Der Referent sollte erneut eingeladen werden . . . . ja ❏   nein ❏

Ich bin im _____ Jahr der Weiterbildung zum Arzt für Anästhesie.

Ich bin Arzt für Anästhesie seit _______________________________________

Ich bin Chefarzt für Anästhesie seit ___________________________________

Ich bin kein Anästhesist, sondern ______________________________________

Bitte benutzen Sie die Rückseite des Bogens für weitere Kommentare, Vorschläge
und Kritik.

Den ausgefüllten Bewertungsbogen geben Sie bitte gleich hier ab oder schicken es an:

Prof. Dr. R. Purschke
St. Johannes-Hospital Dortmund
Johannesstraße 9–11, 44137 Dortmund

Deutsche Akademie für Anästhesiologische Fortbildung

BEWERTUNGSBOGEN

zum 27. Kurs zur Weiter- und Fortbildung für Anästhesisten
vom 11.–12. Juni 2001 in Nürnberg

Referent: J. HOBBHAHN, C. WIESENACK, G. RÖDIG
Thema: Narkoseverfahren und postoperative Erholung

Wir bitten um Ihr Urteil!

Mit der Bewertung helfen Sie uns, den Wert künftiger Kurse für Ihre klinische Tätigkeit
weiter zu verbessern.

Benoten Sie bitte alle nachstehend aufgeführten Kriterien
(beste Note 1; schlechteste Note 6).

1. Einhaltung des Themas . . . . 1❑ 2❑ 3❑ 4❑ 5❑ 6❑

2. Rhetorik des Referenten . . . . 1❑ 2❑ 3❑ 4❑ 5❑ 6❑

3. Didaktischer Aufbau des Vortrages . . . . 1❑ 2❑ 3❑ 4❑ 5❑ 6❑

4. Qualität der Diapositive . . . . 1❑ 2❑ 3❑ 4❑ 5❑ 6❑

5. Herausarbeiten der wichtigsten Punkte . . . . 1❑ 2❑ 3❑ 4❑ 5❑ 6❑

6. Bezug des Vortrages zur Klinik . . . . 1❑ 2❑ 3❑ 4❑ 5❑ 6❑

7. Das Thema sollte bei einem späteren Kurs
   wiederholt werden . . . . ja ❑   nein ❑

8. Der Referent sollte erneut eingeladen werden . . . . ja ❑   nein ❑

Ich bin im ‗‗‗ Jahr der Weiterbildung zum Arzt für Anästhesie.

Ich bin Arzt für Anästhesie seit ‗‗‗‗‗‗‗‗‗‗‗‗‗‗‗‗‗‗

Ich bin Chefarzt für Anästhesie seit ‗‗‗‗‗‗‗‗‗‗‗‗‗‗‗

Ich bin kein Anästhesist, sondern ‗‗‗‗‗‗‗‗‗‗‗‗‗‗‗‗

Bitte benutzen Sie die Rückseite des Bogens für weitere Kommentare, Vorschläge
und Kritik.
Den ausgefüllten Bewertungsbogen geben Sie bitte gleich hier ab oder schicken es an:

> Prof. Dr. R. Purschke
> St. Johannes-Hospital Dortmund
> Johannesstraße 9–11, 44137 Dortmund

Deutsche Akademie für Anästhesiologische Fortbildung

BEWERTUNGSBOGEN

zum 27. Kurs zur Weiter- und Fortbildung für Anästhesisten
vom 11.–12. Juni 2001 in Nürnberg

Referent: M. CALAMINUS

Thema: Pharmakainteraktionen und Anästhesie

Wir bitten um Ihr Urteil!

Mit der Bewertung helfen Sie uns, den Wert künftiger Kurse für Ihre klinische Tätigkeit
weiter zu verbessern.

Benoten Sie bitte alle nachstehend aufgeführten Kriterien
(beste Note 1; schlechteste Note 6).

1. Einhaltung des Themas .... 1❑ 2❑ 3❑ 4❑ 5❑ 6❑

2. Rhetorik des Referenten .... 1❑ 2❑ 3❑ 4❑ 5❑ 6❑

3. Didaktischer Aufbau des Vortrages .... 1❑ 2❑ 3❑ 4❑ 5❑ 6❑

4. Qualität der Diapositive .... 1❑ 2❑ 3❑ 4❑ 5❑ 6❑

5. Herausarbeiten der wichtigsten Punkte .... 1❑ 2❑ 3❑ 4❑ 5❑ 6❑

6. Bezug des Vortrages zur Klinik .... 1❑ 2❑ 3❑ 4❑ 5❑ 6❑

7. Das Thema sollte bei einem späteren Kurs
   wiederholt werden .... ja❑   nein❑

8. Der Referent sollte erneut eingeladen werden .... ja❑   nein❑

Ich bin im ____ Jahr der Weiterbildung zum Arzt für Anästhesie.

Ich bin Arzt für Anästhesie seit ____________________

Ich bin Chefarzt für Anästhesie seit ____________________

Ich bin kein Anästhesist, sondern ____________________

Bitte benutzen Sie die Rückseite des Bogens für weitere Kommentare, Vorschläge
und Kritik.
Den ausgefüllten Bewertungsbogen geben Sie bitte gleich hier ab oder schicken es an:

Prof. Dr. R. Purschke
St. Johannes-Hospital Dortmund
Johannesstraße 9–11, 44137 Dortmund

Deutsche Akademie für Anästhesiologische Fortbildung

BEWERTUNGSBOGEN

zum 27. Kurs zur Weiter- und Fortbildung für Anästhesisten
vom 11.–12. Juni 2001 in Nürnberg

Referent: S. ZIELMANN, T. SCHNEIDER, HEIKE PETROW, KATRIN ZIELMANN
Thema: Analgosedierung in der Intensivmedizin: Wann und wie?

Wir bitten um Ihr Urteil!

Mit der Bewertung helfen Sie uns, den Wert künftiger Kurse für Ihre klinische Tätigkeit
weiter zu verbessern.

Benoten Sie bitte alle nachstehend aufgeführten Kriterien
(beste Note 1; schlechteste Note 6).

1. Einhaltung des Themas .... 1❑ 2❑ 3❑ 4❑ 5❑ 6❑

2. Rhetorik des Referenten .... 1❑ 2❑ 3❑ 4❑ 5❑ 6❑

3. Didaktischer Aufbau des Vortrages .... 1❑ 2❑ 3❑ 4❑ 5❑ 6❑

4. Qualität der Diapositive .... 1❑ 2❑ 3❑ 4❑ 5❑ 6❑

5. Herausarbeiten der wichtigsten Punkte .... 1❑ 2❑ 3❑ 4❑ 5❑ 6❑

6. Bezug des Vortrages zur Klinik .... 1❑ 2❑ 3❑ 4❑ 5❑ 6❑

7. Das Thema sollte bei einem späteren Kurs
   wiederholt werden .... ja❑   nein❑

8. Der Referent sollte erneut eingeladen werden .... ja❑   nein❑

Ich bin im ______ Jahr der Weiterbildung zum Arzt für Anästhesie.

Ich bin Arzt für Anästhesie seit ________________________________

Ich bin Chefarzt für Anästhesie seit ____________________________

Ich bin kein Anästhesist, sondern ______________________________

Bitte benutzen Sie die Rückseite des Bogens für weitere Kommentare, Vorschläge
und Kritik.
Den ausgefüllten Bewertungsbogen geben Sie bitte gleich hier ab oder schicken es an:

Prof. Dr. R. Purschke
St. Johannes-Hospital Dortmund
Johannesstraße 9–11, 44137 Dortmund

Deutsche Akademie für Anästhesiologische Fortbildung

BEWERTUNGSBOGEN

zum 27. Kurs zur Weiter- und Fortbildung für Anästhesisten
vom 11.–12. Juni 2001 in Nürnberg

Referent: H. HENTSCHEL

Thema: Ecstasy und Co. – Sind Partydrogen wirklich harmlos?

Wir bitten um Ihr Urteil!

Mit der Bewertung helfen Sie uns, den Wert künftiger Kurse für Ihre klinische Tätigkeit weiter zu verbessern.

Benoten Sie bitte alle nachstehend aufgeführten Kriterien
(beste Note 1; schlechteste Note 6).

1. Einhaltung des Themas . . . . 1❑ 2❑ 3❑ 4❑ 5❑ 6❑

2. Rhetorik des Referenten . . . . 1❑ 2❑ 3❑ 4❑ 5❑ 6❑

3. Didaktischer Aufbau des Vortrages . . . . 1❑ 2❑ 3❑ 4❑ 5❑ 6❑

4. Qualität der Diapositive . . . . 1❑ 2❑ 3❑ 4❑ 5❑ 6❑

5. Herausarbeiten der wichtigsten Punkte . . . . 1❑ 2❑ 3❑ 4❑ 5❑ 6❑

6. Bezug des Vortrages zur Klinik . . . . 1❑ 2❑ 3❑ 4❑ 5❑ 6❑

7. Das Thema sollte bei einem späteren Kurs
   wiederholt werden . . . .   ja ❑   nein ❑

8. Der Referent sollte erneut eingeladen werden . . . .   ja ❑   nein ❑

Ich bin im ——— Jahr der Weiterbildung zum Arzt für Anästhesie.

Ich bin Arzt für Anästhesie seit ————————————————————

Ich bin Chefarzt für Anästhesie seit ——————————————————

Ich bin kein Anästhesist, sondern ———————————————————

Bitte benutzen Sie die Rückseite des Bogens für weitere Kommentare, Vorschläge und Kritik.

Den ausgefüllten Bewertungsbogen geben Sie bitte gleich hier ab oder schicken es an:

Prof. Dr. R. Purschke
St. Johannes-Hospital Dortmund
Johannesstraße 9–11, 44137 Dortmund

Deutsche Akademie für Anästhesiologische Fortbildung

BEWERTUNGSBOGEN

zum 27. Kurs zur Weiter- und Fortbildung für Anästhesisten
vom 11.–12. Juni 2001 in Nürnberg

Referent: M. THIEVES

Thema: Hygienestrategien auf der Intensivstation

Wir bitten um Ihr Urteil!

Mit der Bewertung helfen Sie uns, den Wert künftiger Kurse für Ihre klinische Tätigkeit
weiter zu verbessern.

Benoten Sie bitte alle nachstehend aufgeführten Kriterien
(beste Note 1; schlechteste Note 6).

1. Einhaltung des Themas .... 1❑ 2❑ 3❑ 4❑ 5❑ 6❑

2. Rhetorik des Referenten .... 1❑ 2❑ 3❑ 4❑ 5❑ 6❑

3. Didaktischer Aufbau des Vortrages .... 1❑ 2❑ 3❑ 4❑ 5❑ 6❑

4. Qualität der Diapositive .... 1❑ 2❑ 3❑ 4❑ 5❑ 6❑

5. Herausarbeiten der wichtigsten Punkte .... 1❑ 2❑ 3❑ 4❑ 5❑ 6❑

6. Bezug des Vortrages zur Klinik .... 1❑ 2❑ 3❑ 4❑ 5❑ 6❑

7. Das Thema sollte bei einem späteren Kurs
   wiederholt werden .... ja ❑   nein ❑

8. Der Referent sollte erneut eingeladen werden .... ja ❑   nein ❑

Ich bin im _____ Jahr der Weiterbildung zum Arzt für Anästhesie.

Ich bin Arzt für Anästhesie seit _____________________________

Ich bin Chefarzt für Anästhesie seit _____________________________

Ich bin kein Anästhesist, sondern _____________________________

Bitte benutzen Sie die Rückseite des Bogens für weitere Kommentare, Vorschläge
und Kritik.

Den ausgefüllten Bewertungsbogen geben Sie bitte gleich hier ab oder schicken es an:

Prof. Dr. R. Purschke
St. Johannes-Hospital Dortmund
Johannesstraße 9–11, 44137 Dortmund

Deutsche Akademie für Anästhesiologische Fortbildung

BEWERTUNGSBOGEN

zum 27. Kurs zur Weiter- und Fortbildung für Anästhesisten
vom 11.–12. Juni 2001 in Nürnberg

Referent: F. Hinder, H.-D. Stubbe, C. Schmidt

Thema: Katecholamin-maskierte Hypovolämie – ein Grundproblem
der Intensivmedizin

Wir bitten um Ihr Urteil!

Mit der Bewertung helfen Sie uns, den Wert künftiger Kurse für Ihre klinische Tätigkeit
weiter zu verbessern.

Benoten Sie bitte alle nachstehend aufgeführten Kriterien
(beste Note 1; schlechteste Note 6).

1. Einhaltung des Themas .... 1❏ 2❏ 3❏ 4❏ 5❏ 6❏

2. Rhetorik des Referenten .... 1❏ 2❏ 3❏ 4❏ 5❏ 6❏

3. Didaktischer Aufbau des Vortrages .... 1❏ 2❏ 3❏ 4❏ 5❏ 6❏

4. Qualität der Diapositive .... 1❏ 2❏ 3❏ 4❏ 5❏ 6❏

5. Herausarbeiten der wichtigsten Punkte .... 1❏ 2❏ 3❏ 4❏ 5❏ 6❏

6. Bezug des Vortrages zur Klinik .... 1❏ 2❏ 3❏ 4❏ 5❏ 6❏

7. Das Thema sollte bei einem späteren Kurs
   wiederholt werden .... ja ❏ nein ❏

8. Der Referent sollte erneut eingeladen werden .... ja ❏ nein ❏

Ich bin im ——— Jahr der Weiterbildung zum Arzt für Anästhesie.

Ich bin Arzt für Anästhesie seit ————————————————————

Ich bin Chefarzt für Anästhesie seit ——————————————————

Ich bin kein Anästhesist, sondern ————————————————————

Bitte benutzen Sie die Rückseite des Bogens für weitere Kommentare, Vorschläge
und Kritik.

Den ausgefüllten Bewertungsbogen geben Sie bitte gleich hier ab oder schicken es an:

Prof. Dr. R. Purschke
St. Johannes-Hospital Dortmund
Johannesstraße 9–11, 44137 Dortmund

Deutsche Akademie für Anästhesiologische Fortbildung

BEWERTUNGSBOGEN

zum 27. Kurs zur Weiter- und Fortbildung für Anästhesisten
vom 11.–12. Juni 2001 in Nürnberg

Referent: J. BUCHMANN

Thema: Zwerchfell – mehr als ein Atemmuskel?

Wir bitten um Ihr Urteil!

Mit der Bewertung helfen Sie uns, den Wert künftiger Kurse für Ihre klinische Tätigkeit
weiter zu verbessern.

Benoten Sie bitte alle nachstehend aufgeführten Kriterien
(beste Note 1; schlechteste Note 6).

1. Einhaltung des Themas .... 1❑ 2❑ 3❑ 4❑ 5❑ 6❑

2. Rhetorik des Referenten .... 1❑ 2❑ 3❑ 4❑ 5❑ 6❑

3. Didaktischer Aufbau des Vortrages .... 1❑ 2❑ 3❑ 4❑ 5❑ 6❑

4. Qualität der Diapositive .... 1❑ 2❑ 3❑ 4❑ 5❑ 6❑

5. Herausarbeiten der wichtigsten Punkte .... 1❑ 2❑ 3❑ 4❑ 5❑ 6❑

6. Bezug des Vortrages zur Klinik .... 1❑ 2❑ 3❑ 4❑ 5❑ 6❑

7. Das Thema sollte bei einem späteren Kurs
   wiederholt werden .... ja❑   nein❑

8. Der Referent sollte erneut eingeladen werden .... ja❑   nein❑

Ich bin im ⎯⎯ Jahr der Weiterbildung zum Arzt für Anästhesie.

Ich bin Arzt für Anästhesie seit ⎯⎯⎯⎯⎯⎯⎯⎯⎯⎯

Ich bin Chefarzt für Anästhesie seit ⎯⎯⎯⎯⎯⎯⎯⎯⎯⎯

Ich bin kein Anästhesist, sondern ⎯⎯⎯⎯⎯⎯⎯⎯⎯⎯

Bitte benutzen Sie die Rückseite des Bogens für weitere Kommentare, Vorschläge
und Kritik.

Den ausgefüllten Bewertungsbogen geben Sie bitte gleich hier ab oder schicken es an:

Prof. Dr. R. Purschke
St. Johannes-Hospital Dortmund
Johannesstraße 9–11, 44137 Dortmund

Deutsche Akademie für Anästhesiologische Fortbildung

BEWERTUNGSBOGEN

zum 27. Kurs zur Weiter- und Fortbildung für Anästhesisten
vom 11.–12. Juni 2001 in Nürnberg

Referent: K. Lewandowski

Thema: Perioperatives Management von Patienten
mit akutem Lungenversagen (ARDS)

Wir bitten um Ihr Urteil!

Mit der Bewertung helfen Sie uns, den Wert künftiger Kurse für Ihre klinische Tätigkeit
weiter zu verbessern.

Benoten Sie bitte alle nachstehend aufgeführten Kriterien
(beste Note 1; schlechteste Note 6).

1. Einhaltung des Themas .... 1❑ 2❑ 3❑ 4❑ 5❑ 6❑

2. Rhetorik des Referenten .... 1❑ 2❑ 3❑ 4❑ 5❑ 6❑

3. Didaktischer Aufbau des Vortrages .... 1❑ 2❑ 3❑ 4❑ 5❑ 6❑

4. Qualität der Diapositive .... 1❑ 2❑ 3❑ 4❑ 5❑ 6❑

5. Herausarbeiten der wichtigsten Punkte .... 1❑ 2❑ 3❑ 4❑ 5❑ 6❑

6. Bezug des Vortrages zur Klinik .... 1❑ 2❑ 3❑ 4❑ 5❑ 6❑

7. Das Thema sollte bei einem späteren Kurs
   wiederholt werden .... ja❑   nein❑

8. Der Referent sollte erneut eingeladen werden .... ja❑   nein❑

Ich bin im ＿＿ Jahr der Weiterbildung zum Arzt für Anästhesie.

Ich bin Arzt für Anästhesie seit ＿＿＿＿＿＿＿＿＿＿＿＿＿＿＿＿＿＿＿＿＿

Ich bin Chefarzt für Anästhesie seit ＿＿＿＿＿＿＿＿＿＿＿＿＿＿＿＿＿＿

Ich bin kein Anästhesist, sondern ＿＿＿＿＿＿＿＿＿＿＿＿＿＿＿＿＿＿

Bitte benutzen Sie die Rückseite des Bogens für weitere Kommentare, Vorschläge
und Kritik.

Den ausgefüllten Bewertungsbogen geben Sie bitte gleich hier ab oder schicken es an:

Prof. Dr. R. Purschke
St. Johannes-Hospital Dortmund
Johannesstraße 9–11, 44137 Dortmund

Deutsche Akademie für Anästhesiologische Fortbildung

BEWERTUNGSBOGEN

zum 27. Kurs zur Weiter- und Fortbildung für Anästhesisten
vom 11.–12. Juni 2001 in Nürnberg

Referent: D. KINDGEN-MILLES
Thema: Nichtinvasive Ventilation

Wir bitten um Ihr Urteil!

Mit der Bewertung helfen Sie uns, den Wert künftiger Kurse für Ihre klinische Tätigkeit
weiter zu verbessern.

Benoten Sie bitte alle nachstehend aufgeführten Kriterien
(beste Note 1; schlechteste Note 6).

1. Einhaltung des Themas .... 1❑ 2❑ 3❑ 4❑ 5❑ 6❑

2. Rhetorik des Referenten .... 1❑ 2❑ 3❑ 4❑ 5❑ 6❑

3. Didaktischer Aufbau des Vortrages .... 1❑ 2❑ 3❑ 4❑ 5❑ 6❑

4. Qualität der Diapositive .... 1❑ 2❑ 3❑ 4❑ 5❑ 6❑

5. Herausarbeiten der wichtigsten Punkte .... 1❑ 2❑ 3❑ 4❑ 5❑ 6❑

6. Bezug des Vortrages zur Klinik .... 1❑ 2❑ 3❑ 4❑ 5❑ 6❑

7. Das Thema sollte bei einem späteren Kurs
   wiederholt werden .... ja❑   nein❑

8. Der Referent sollte erneut eingeladen werden .... ja❑   nein❑

Ich bin im ——— Jahr der Weiterbildung zum Arzt für Anästhesie.

Ich bin Arzt für Anästhesie seit ————————————————

Ich bin Chefarzt für Anästhesie seit ————————————————

Ich bin kein Anästhesist, sondern ————————————————

Bitte benutzen Sie die Rückseite des Bogens für weitere Kommentare, Vorschläge
und Kritik.
Den ausgefüllten Bewertungsbogen geben Sie bitte gleich hier ab oder schicken es an:

> Prof. Dr. R. Purschke
> St. Johannes-Hospital Dortmund
> Johannesstraße 9–11, 44137 Dortmund

Deutsche Akademie für Anästhesiologische Fortbildung

BEWERTUNGSBOGEN

zum 27. Kurs zur Weiter- und Fortbildung für Anästhesisten
vom 11.–12. Juni 2001 in Nürnberg

Referent: H. SCHWILDEN

Thema: Rezeptoren und Anästhesie

Wir bitten um Ihr Urteil!

Mit der Bewertung helfen Sie uns, den Wert künftiger Kurse für Ihre klinische Tätigkeit
weiter zu verbessern.

Benoten Sie bitte alle nachstehend aufgeführten Kriterien
(beste Note 1; schlechteste Note 6).

1. Einhaltung des Themas . . . .   1❑ 2❑ 3❑ 4❑ 5❑ 6❑

2. Rhetorik des Referenten . . . .   1❑ 2❑ 3❑ 4❑ 5❑ 6❑

3. Didaktischer Aufbau des Vortrages . . . .   1❑ 2❑ 3❑ 4❑ 5❑ 6❑

4. Qualität der Diapositive . . . .   1❑ 2❑ 3❑ 4❑ 5❑ 6❑

5. Herausarbeiten der wichtigsten Punkte . . . .   1❑ 2❑ 3❑ 4❑ 5❑ 6❑

6. Bezug des Vortrages zur Klinik . . . .   1❑ 2❑ 3❑ 4❑ 5❑ 6❑

7. Das Thema sollte bei einem späteren Kurs
   wiederholt werden . . . .   ja ❑   nein ❑

8. Der Referent sollte erneut eingeladen werden . . . .   ja ❑   nein ❑

Ich bin im ——— Jahr der Weiterbildung zum Arzt für Anästhesie.

Ich bin Arzt für Anästhesie seit ————————————————

Ich bin Chefarzt für Anästhesie seit ——————————————

Ich bin kein Anästhesist, sondern ——————————————

Bitte benutzen Sie die Rückseite des Bogens für weitere Kommentare, Vorschläge
und Kritik.
Den ausgefüllten Bewertungsbogen geben Sie bitte gleich hier ab oder schicken es an:

> Prof. Dr. R. Purschke
> St. Johannes-Hospital Dortmund
> Johannesstraße 9–11, 44137 Dortmund

Deutsche Akademie für Anästhesiologische Fortbildung

BEWERTUNGSBOGEN

zum 27. Kurs zur Weiter- und Fortbildung für Anästhesisten
vom 11.–12. Juni 2001 in Nürnberg

Referent: S. Tauchert

Thema: Patienten mit Schrittmachern und AICD – wo liegen die Tücken?

Wir bitten um Ihr Urteil!

Mit der Bewertung helfen Sie uns, den Wert künftiger Kurse für Ihre klinische Tätigkeit
weiter zu verbessern.

Benoten Sie bitte alle nachstehend aufgeführten Kriterien
(beste Note 1; schlechteste Note 6).

1. Einhaltung des Themas .... 1❏ 2❏ 3❏ 4❏ 5❏ 6❏

2. Rhetorik des Referenten .... 1❏ 2❏ 3❏ 4❏ 5❏ 6❏

3. Didaktischer Aufbau des Vortrages .... 1❏ 2❏ 3❏ 4❏ 5❏ 6❏

4. Qualität der Diapositive .... 1❏ 2❏ 3❏ 4❏ 5❏ 6❏

5. Herausarbeiten der wichtigsten Punkte .... 1❏ 2❏ 3❏ 4❏ 5❏ 6❏

6. Bezug des Vortrages zur Klinik .... 1❏ 2❏ 3❏ 4❏ 5❏ 6❏

7. Das Thema sollte bei einem späteren Kurs
   wiederholt werden .... ja ❏   nein ❏

8. Der Referent sollte erneut eingeladen werden .... ja ❏   nein ❏

Ich bin im ——— Jahr der Weiterbildung zum Arzt für Anästhesie.

Ich bin Arzt für Anästhesie seit ——————————————————

Ich bin Chefarzt für Anästhesie seit ——————————————————

Ich bin kein Anästhesist, sondern ——————————————————

Bitte benutzen Sie die Rückseite des Bogens für weitere Kommentare, Vorschläge
und Kritik.
Den ausgefüllten Bewertungsbogen geben Sie bitte gleich hier ab oder schicken es an:

Prof. Dr. R. Purschke
St. Johannes-Hospital Dortmund
Johannesstraße 9–11, 44137 Dortmund